Thomas Benzing (Hrsg.)

Therapie-Handbuch – Nephrologie

Thomas Benzing (Hrsg.)

Therapie-Handbuch Nephrologie

Mit Beiträgen von:
Marit Ahrens, Frankfurt/Main; Marcus Benz, Dachau; Lothar Bergmann, Frankfurt/Main; Dirk Bokemeyer, Bochum; Paul Brinkkötter, Köln; Jörg Ellinger, Bonn; Michael Fischereder, München; Jürgen Floege, Aachen; Franziska Grundmann, Köln; Jan Halbritter, Leipzig; Joachim Hoyer, Marburg; Stefan John, Nürnberg; Isabelle Jordans, Berlin; Margarethe Konik, Essen; Herbert J. Kramer†, Bonn; Nina Kubiak, Berlin; Lucas Kühne, Köln; Christine Kurschat, Köln; Dominik Müller, Berlin; Roman-Ulrich Müller, Köln; Stefan C. Müller, Bonn; Ulf Schönermarck, München; Bernd Schröppel, Ulm; Friedrich Thaiss, Hamburg; Lutz T. Weber, Köln; Oliver Witzke, Essen; Gunter Wolf, Jena

ELSEVIER

ELSEVIER
Bernhard-Wicki-Straße 5, 80636 München, Deutschland
Wir freuen uns über Ihr Feedback und Ihre Anregungen an kundendienst@elsevier.com

ISBN 978-3-437-23854-3
eISBN 978-3-437-18332-4

Wichtiger Hinweis für den Benutzer
Die medizinischen Wissenschaften unterliegen einem sehr schnellen Wissenszuwachs. Der stetige Wandel von Methoden, Wirkstoffen und Erkenntnissen ist allen an diesem Werk Beteiligten bewusst. Sowohl der Verlag als auch die Autorinnen und Autoren und alle, die an der Entstehung dieses Werkes beteiligt waren, haben große Sorgfalt darauf verwandt, dass die Angaben zu Methoden, Anweisungen, Produkten, Anwendungen oder Konzepten dem aktuellen Wissensstand zum Zeitpunkt der Fertigstellung des Werkes entsprechen.
Der Verlag kann jedoch keine Gewähr für Angaben zu Dosierung und Applikationsformen übernehmen. Es sollte stets eine unabhängige und sorgfältige Überprüfung von Diagnosen und Arzneimitteldosierungen sowie möglicher Kontraindikationen erfolgen. Jede Dosierung oder Applikation liegt in der Verantwortung der Anwenderin oder des Anwenders. Die Elsevier GmbH, die Autorinnen und Autoren und alle, die an der Entstehung des Werkes mitgewirkt haben, können keinerlei Haftung in Bezug auf jegliche Verletzung und/oder Schäden an Personen oder Eigentum, im Rahmen von Produkthaftung, Fahrlässigkeit oder anderweitig übernehmen.

Für die Vollständigkeit und Auswahl der aufgeführten Medikamente übernimmt der Verlag keine Gewähr.
Geschützte Warennamen (Warenzeichen) werden in der Regel besonders kenntlich gemacht (®). Aus dem Fehlen eines solchen Hinweises kann jedoch nicht automatisch geschlossen werden, dass es sich um einen freien Warennamen handelt.

Bibliografische Information der Deutschen Nationalbibliothek
Die Deutsche Nationalbibliothek verzeichnet diese Publikation in der Deutschen Nationalbibliografie; detaillierte bibliografische Daten sind im Internet über https://www.dnb.de/ abrufbar.

22 23 24 25 5 4 3 2

In ihren Veröffentlichungen verfolgt die Elsevier GmbH das Ziel, genderneutrale Formulierungen für Personengruppen zu verwenden. Um jedoch den Textfluss nicht zu stören sowie die gestalterische Freiheit nicht einzuschränken, wurden bisweilen Kompromisse eingegangen. Selbstverständlich sind **immer alle Geschlechter** gemeint.

Planung: Ursula Jahn, M.A., München
Projektmanagement und Redaktion: Michaela Mohr/Michael Kraft, mimo-booxx | textwerk., Augsburg
Herstellung: Dietmar Radünz, Leipzig; Karin Kühnel, München
Satz: Thomson Digital, Noida/Indien
Druck und Bindung: Rodona Industria Gráfica, S.L., Pamplona/Spanien
Umschlaggestaltung: SpieszDesign, Neu-Ulm
Titelfotografie: © SciePro – stock.adobe.com

Aktuelle Informationen finden Sie im Internet unter **www.elsevier.de.**

Vorwort

Mehr als 10% der Menschen in der westlichen Welt leiden an einer chronischen Nierenerkrankung. In den letzten Jahren wurde klar, dass bereits eine milde eingeschränkte Nierenfunktion zu vielfältigen Komplikationen prädisponiert und sich als unabhängiger schwerer kardiovaskulärer Risikofaktor mit einer erhöhten Rate an Myokardinfarkt, Schlaganfall und Herzinsuffizienz manifestiert. Die letzten Jahre waren geprägt von einem gewaltigen Wissenszuwachs über die Entstehung von Nieren- und Systemerkrankungen und der Zulassung einer Vielzahl neuer Medikamente.

Unser **Therapie-Handbuch Nephrologie** bietet Ihnen einen kompakten Überblick über die Behandlung der häufigsten Erkrankungen und zeigt, welche Therapieoptionen bestehen und wie die Evidenz bei den einzelnen Interventionen zu bewerten ist. Mein Dank gilt deshalb in erster Linie den renommierten und erfahrenen Autorinnen und Autoren, die Ihr Wissen und Ihre Expertise zur Verfügung gestellt haben, um dieses Buch zu ermöglichen. Gemeinsam mit dem Verlag haben wir uns bemüht, Ihnen ein aktuelles und ansprechendes Buch an die Hand zu geben. Falls Sie, verehrte Leserinnen und Leser, noch Anregungen für weitere Folgeauflagen haben, wenden Sie sich hierzu gerne an den Verlag. Besten Dank.

Gedenken wollen wir Herrn Prof. Dr. Herbert Kramer, der über viele Jahre als Herausgeber des Therapie-Handbuchs Nephrologie seine Handschrift als hervorragender Kliniker, engagierter Wissenschaftler und weit bekannter akademischer Lehrer erkennen ließ. Er verstarb im März 2021 im Alter von 81 Jahren.

Köln im November 2021
Thomas Benzing

Herausgeber

Prof. Dr. Thomas Benzing
Klinik II für Innere Medizin: Nephrologie, Rheumatologie,
Diabetologie und Allgemeine Innere Medizin
Universitätsklinik Köln
Kerpener Straße 62
50937 Köln

Autoren

Dr. Marit Ahrens
Innere Medizin, Hämatologie und Onkologie
Palliativmedizin
Uniklinik Frankfurt
Medizinische Klinik II
Theodor-Stern-Kai 7
60590 Frankfurt/Main

Dr. Marcus Benz
Kindernephrologie Dachau
Schleißheimer Straße 12
85221 Dachau

Prof. Dr. Lothar Bergmann
Hämatologie, Onkologie, Rheumatologie, Infektiologie
Universitätsklinikum Frankfurt
Th eodor-Stern-Kai 7
60590 Frankfurt/Main

Prof. Dr. Dirk Bokemeyer
Facharzt für Innere Medizin-Nephrologie-Diabetologie-Hypertensiologie
Augusta-Kranken-Anstalt gGmbH
Akademisches Lehrkrankenhaus
Klinik für Nieren- und Hochdruckkrankheiten, Dialyse
Bergstraße 26
44791 Bochum

Univ.-Prof. Dr. Paul Brinkkötter
Oberarzt
Klinik II für Innere Medizin
Nephrologie, Rheumatologie, Diabetologie und Allgemeine Innere Medizin
Zentrum für Molekulare Medizin Köln (ZMMK)
Uniklinik Köln
Kerpener Straße 62
50937 Köln

Prof. Dr. Jörg Ellinger
Universitätsklinikum Bonn (AöR)
Klinik und Poliklinik für Urologie und Kinderurologie
Venusberg-Campus 1
53127 Bonn

Prof. Dr. Michael Fischereder
Leiter der Nephrologie
Medizinische Klinik und Poliklinik IV
Nephrologisches Zentrum
Klinikum der Universität München - Campus Großhadern Ludwig-Maximilians Universität München
Campus Großhadern
Marchioninistraße 15
81377 München

Univ.-Prof. Dr. Jürgen Floege
Universitätsklinikum Aachen, AöR
Klinik für Nieren- und Hochdruckkrankheiten, rheumatologische und immunologische Ekrankungen
Medizinische Klinik II
Pauwelsstraße 30
52074 Aachen

Dr. Franziska Grundmann
Universitätsklinikum Köln
Klinik II für Innere Medizin – Nephrologie, Rheumatologie, Diabetologie und Allgemeine Innere Medizin
Kerpener Straße 62
50937 Köln

PD Dr. Jan Halbritter
Universitätsmedizin Leipzig
Klinik und Poliklinik für Endokrinologie und Nephrologie
Liebigstraße 20
04103 Leipzig

Prof. Dr. Joachim Hoyer
Universitätsklinikum Marburg
Klinik für Innere Medizin, Nephrologie und Internistische Intensivmedizin
Baldinerstraße 1
35033 Marburg

Prof. Dr. Stefan John
Leitung Abteilung Internistische Intensivmedizin
Universitätsklinik Medizinische Klinik 8 - Kardiologie
Paracelsus Medizinische Privatuniversität Nürnberg & Universität Erlangen-Nürnberg
Klinikum Nürnberg-Süd
Breslauer Straße 201
90471 Nürnberg

Dr. Isabelle Jordans
Bundesvorsitzende
Bundesverband Niere e.V.
Essenheimer Straße 126
55128 Mainz

Dr. Margarethe Konik
Oberärztin der
Klinik für Infektiologie
Universitätsmedizin Essen
Hufelandstraße 55
45147 Essen

Dr. Nina Kubiak
Diplom-Psychologin
Klinik für Pädiatrie m.S. Gastroenterologie, Nephrologie und Stoffwechselerkrankungen
Charité – Universitätsmedizin Berlin
KfH – Nierenzentrum f. Kinder und Jugendliche
Campus Virchow-Klinikum (CVK)
Augustenburger Platz 1/Mittelallee 8
13353 Berlin

Dr. Lucas Kühne
Klinik II für Innere Medizin
Nephrologie, Rheumatologie, Diabetologie und Allgemeine Innere Medizin
Zentrum für Molekulare Medizin Köln (ZMMK)
Uniklinik Köln
Kerpener Straße 62
50937 Köln

Prof. Dr. Christine Kurschat
Universitätsklinikum Köln
Klinik II für Innere Medizin
Kerpener Straße 62
50937 Köln

Prof. Dr. Dominik Müller
Leitender Oberarzt/Sektionsleiter Nephrologie
Klinik für Pädiatrie m.S. Gastroenterologie, Nephrologie und Stoffwechselerkrankungen
Charité – Universitätsmedizin Berlin
KfH – Nierenzentrum f. Kinder und Jugendliche
Campus Virchow-Klinikum (CVK)
Augustenburger Platz 1/Mittelallee 8
13353 Berlin

Prof. Dr. Roman-Ulrich Müller
Universitätsklinikum Köln
Klinik II für Innere Medizin – Nephrologie, Rheumatologie, Diabetologie und Allgemeine Innere Medizin
Kerpener Straße 62
50937 Köln

Prof. Dr. Dr. h.c. Stefan C. Müller, F.E.B.U.
Beta Klinik
Joseph-Schumpeter-Allee 15
53227 Bonn

Dr. Ulf Schönermarck
Oberarzt Nephrologie
Medizinische Klinik und Poliklinik IV
Nephrologisches Zentrum
Klinikum der Universität München – Campus Großhadern Ludwig-Maximilians Universität München
Campus Großhadern
Marchioninistr. 15
81377 München

Prof. Dr. Bernd Schröppel
Leitung Sektion Nephrologie
Klinik für Innere Medizin I
Universität Ulm
Albert-Einstein-Allee 23
89081 Ulm

Prof. Dr. Friedrich Thaiss
III. Medizinische Klinik und Poliklinik
Universitätsklinikum Hamburg-Eppendorf
Martinistraße 52
20246 Hamburg

Prof. Dr. Lutz T. Weber
Geschäftsführender Oberarzt
Ärztlicher Leiter der Kindernephrologie
Klinik und Poliklinik für Kinder- und Jugendmedizin
Uniklinik Köln
Kerpener Straße 62
50937 Köln

Univ.-Prof. Dr. Oliver Witzke
Direktor der Klinik für Infektiologie, Zentrum für Innere Medizin
Direktor Westdeutsches Zentrum für Infektiologie
Facharzt für Innere Medizin & Nephrologie/Infektiologe/Intensivmediziner/Hypertensiologe DHL
Universitätsklinikum Essen
Hufelandstraße 55
45147 Essen

Prof Dr. Gunter Wolf, MHBA
Direktor
Klinik für Innere Medizin III
Universitätsklinikum Jena
Am Klinikum 1
07743 Jena

Abkürzungen

A

A., Aa.	Arteria/e
AA	Amyloid-A-Amyloidose
AAv	adenoassoziierter Virus-Gentransfer
ABPM	ambulante 24-h-Blutdruckmessung
ACE	Angiotensin-Konversionsenzym (Angiotensin Converting Enzyme)
ACEI	ACE-Hemmer
ADPKD	autosomal-dominante polyzystische Nierenerkrankung
ADTKD	autosomal-dominante tubulointerstitielle Nierenerkrankungen
AF	Atemfrequenz
AGT	Alanin-Glyoxylat-Aminotransferase
aHUS	atypisches hämolytisch-urämisches Syndrom
AIDS	Acquired Immunodeficiency Syndrome (erworbenes Immunschwächesyndrom)
AK	Antikörper
AKD	akute Nierenerkrankung
AKI	akute Nierenschädigung/-versagen/-erkrankung (Acute Kidney Injury)
AM	Acceptable-Mismatch-Programm
ANV	akutes Nierenversagen
APD	automatisierte Peritonealdialyse
ARB	Angiotensin-II-Rezeptorblocker
ARPKD	autosomal-rezessive polyzystische Nierenerkrankung
ATN	akute Tubulusnekrose
AVK	arterielle Verschlusskrankheit
AZ	Allgemeinzustand
Aza	Azathioprin

B

BB	Blutbild
BBS	Biedl-Bardet-Syndrom
BCG	Bacille-Calmette-Guérin
BGA	Blutgasanalyse
BHD	Birt-Hogg-Dubé-Syndrom
BMI	Body-Mass-Index
BSG	Blutkörperchensenkungsgeschwindigkeit
BTP	Berliner TransitionsProgramm
BZ	Blutzucker

C

CA-AKI	kontrastmittelassoziierte Nephropathie (Contrast-associated AKI)
CAPD	kontinuierliche ambulante Peritonealdialyse
cAVK	zerebrale arterielle VerschlusskrankheiT
CCPD	kontinuierliche Cycler-Peritonealdialyse
ccRCC	klarzelliges Nierenzellkarzinom
CKD	chronische Niereninsuffizienz/-erkrankung (Chronic Kidney Disease)
CKD-EPI	Chronic Kidney Disease – Epidemiology Collaboration
CMV	Zytomegalievirus
CNI	Calcineurin-Inhibitor
CRRT	kontinuierliche Nierenersatztherapie (Continuous Renal Replacement Therapy)
CRS	Kkardiorenales Syndrom
CT	Computertomographie, Computertomogramm
CVVH	kontinuierliche venovenöse Hämofiltration
CyA	Cyclosporin A

D

DAPT	duale Aggregationshemmung
DD	Differenzialdiagnose/n
DGF	verzögerte Transplantatfunktion (Delayed Graft Function)
DN	diabetische Nephropathie
DOAK	direktes Antikoagulans

E

EAU	European Assocition of Urology
EBV	Epstein-Barr-Virus
E. coli	Escherichia coli
ED	Einzeldosis
eGFR	geschätzte glomeruläre Filtartionsrate
EH	enterische Hyperoxalurie
E'lyte	Elektrolyte
ESBL	Extended Spectrum β-Laktamasen
ESP	Eurotransplant-Senior-Programm
EUCAST	European Committee on Antimicrobial Susceptibilty Testing

F

FENa	fraktionelle Natriumausscheidung
FFP	Fresh Frozen Plasma

G

GCS	Glasgow Coma Scale
GFR	glomeruläre Filtrationsrate
GLA	α-Galaktosidase-A-Gen
GN	Glomerulonephritis
GO	Glykolat-Oxidase
GWAS	Genome-wide Association Studies

H

HAV	Hepatitis-A-Virus
HBPM	häusliche Blutdruckmessung
HBV	Hepatitis-B-Virus
HCC	hepatozelluläres Karzinom
HD	Hämodialyse
HDV	Hepatitis-Delta-Virus
HF	Herzfrequenz
HIVAN	HIV-assoziierte Nephropathie
HLA	Human Leukocyte Antigen
HPF	High Power Field
HPV	humane Papillomaviren
HRS	hepatorenales Syndrom
HSV	Herpes-simplex-Virus
htATTR	hereditäre Transthyretin-Amyloidose
HU	High Urgency
HUS	hämolytisch-urämisches Syndrom
HVHF	High-Volume-Hämofiltration
HWI	Harnwegsinfektion/en

I	
IE	internationale Einheit
ICH	idiopathische Hyperoxalurie
IFTA	Interstitielle Fibrose undssss tubuläre Atrophie
IHD	intermittierende Hämodialyse
i.m.	intramuskulär
INR	International Normalized Ratio
IO	Immuncheckpoint-Inhibitor/en
iPSC	induzierte patientenspezifische pluripotente Stammzelle
irAEs	immunassoziierte Nebenwirkungen
ITS	Intensivstation
i. v.	intravenös
J	
JBTS	Joubert-Syndrom
K	
KBE	koloniebildende Einheiten
KfH	Kuratorium für Dialyse und Nierentransplantation e.V.
KG	Körpergewicht
KHK	koronare Herzkrankheit
KI	Kontraindikation
KM	Kontrastmittel
KO	Komplikation
KOF	Körperoberfläche
Krea	Kreatinin
L	
Lj.	Lebensjahr
M	
M., Mm.	Musculus/Musculi
MACE	Major Adverse Cardiovascular Events
MAP	mittlerer arterieller Blutdruck
MCKD	medullär-zystische Nierenerkrankung
MCU	Miktionszystourographie
MDRD abb	abbreviated Modified Diet in Renal Disease
MGRS	Monoclonal Gammopathy of Renal Significance
MGUS	Monoclonal Gammopathy of Undetermined Significance
MIBG	Metajodbenzylguanidin-Szintigraphie
MIDD	Monoclonal Ig Deposition Disease
MKS	Meckel-(Gruber-)Syndrom
MIg	monoklonale Gammopathie/n
MM	multiples Myelom (Multiple Myeloma)
MMF	Mycophenolat-Mofetil
MPGN	membranoproliferative Glomerulonephritis
MRGN	multiresistente gramnegative Erreger
mRNA	Messenger-Ribonukleinsäure
MRT	Magnetresonanztomographie, Magnetresonanztomogramm
MUS	Miktionsurosonographie
N	
nccRCC	nicht klarzelliges Nierenzellkarzinom
ND	Normaldosierung
NMSC	nichtmelanozytärer Hautkrebs
NNH	Nasennebenhöhlen
NPHP	Nephronophthise
NSAID	nichtsteroidale Antiphlogistika
NSAR	nichtsteroidale Antirheumatika
NTX	Nierentransplantation
NW	Nebenwirkung
O	
OP	Operation
OS	Gesamtüberleben
OSAS	obstruktives Schlafapnoe-Syndrom
P	
PDD	photodynamische Diagnostik
PEG	perkutane Enterogastrostomie
PGNMID	proliferative GN mit MIg-Deposits
PH	primäre Hyperoxalurie
p. o.	per os
PPI	Protonenpumpeninhibitor/en
PTH	Parathormon
PTLD	Postransplantationslymphom/e
Q	
qSOFA	quick Sequential (Sepsis-related) Organ Function Assessment
R	
RAAS	Renin-Angiotensin-Aldosteron-System
RCA	regionale Citratantikoagulation
RCC	Nierenzellkarzinom/e
RCT	randomisierte kontrollierte Studie/n
ROKS	Recurrence of Kidney Stone
RPGN	rapid progressive Glomerulonephritis
RR	Blutdruck nach Riva-Rocci
RTA	renal tubuläre Azidose
S	
SBP	subakute bakterielle Peritonitis
siRNA	small interfering RNA
SLEDD	Slow Low Efficient Daily Dialysis
SLSN	Senior-Loken-Syndrom
SMM	Smoldering Multiple Myeloma
SPK	kombinierte Nieren-Pankreas-Transplantation
SRNS	steroidresistentes nephrotisches Syndrom
SRTD	Short-rib Thoracic Dysplasia Syndrome
SSRI	Serotonin-Wiederaufnahmehemmer
SSW	Schwangerschaftswoche
SU	Sammelurin
T	
Tac	Tacrolimus
TIA	transiente ischämische Attacke
TINU	tubulointerstitielle Nephritis mit Uveitis
TIPS	transjugulärer intrahepatischer portosystemischer Shunt
TKI	Tyrosinkinasehemmer
TMA	thrombotische Mikroangiopathie
TMP	Trimethoprim
TPR	tubuläre Phosphatreabsorptionsrate
Trpf.	Tropfen
TSC	tuberöse Sklerose
TTP	thrombozytopenische Purpura
TURB	transurethrale Resektion des Blasentumors
U	
UPJ	Obstruktion des ureteropelvinen Übergangs
US	Ultraschall
V	
V. a.	Verdacht auf

VEGF Vascular Endothelial Growth Factor
VHL Von-Hippel-Lindau-Syndrom
VUR vesikoureterorenaler Reflux
VZV Varizella-Zoster-Virus

W

wtATTR Wild-Typ-Transthyretin-Amyloidose

X

XOR Xanthinxidoreduktase

Z

Z. n. Zustand nach

Abbildungsverzeichnis

Der Verweis auf die jeweilige Abbildungsquelle befindet sich bei allen Abbildungen im Werk am Ende des Legendentextes in eckigen Klammern.

E499-002 Stuart Ralston /et al.: Davidson's Principles and Practice of Medicine, Twenty-Third Edition, Elsevier, 2018

F201-034 Schmiemann, G./et al.: The Diagnosis of Urinary Tract Infection.A Systematic Review. In: Dtsch Arztebl Int 2010. Issue 107, Volume 21, Pages 361-7. 2010

F779-002 KDIGO 2012 Clinical Practice Guideline for the Evaluation and Management of Chronic Kidney Disease. In: Kidney International Supplements. Volume 3, Issue 1, Pages 1-150. Elsevier, January 2013

F844-001 Bienholz, A./Kribben, A.: KDIGO-Leitlinien zum akuten Nierenversagen. In: Der Nephrologe. Volume 8, Issue 3, Pages 247–251. Springer, May 2013.

F871-003 Kurschat, C. E./et al.: An approach to cystic kidney diseases: the clinician's view. In: Nature Reviews. Nephrology. Volume 10, Issue 12, pages 687-699. Springer Nature, December 2014

F909-002 Andrew D. Rule/et al.: The ROKS Nomogram for Predicting a Second Symptomatic Stone Episode. In: Journal of the American Society of Nephrology. Vol. 25, Issue 12, Pages 2878-2886. American Society of Nephrology, December 2014

L231 Stefan Dangl, München

P1011 Prof. Dr. Michael Fischereder, München

P1034 Dr. Jörg Ellinger, Bonn

P726 Prof. Dr. Dirk Bokemeyer, Bochum

P727 Prof. Dr. med. Herbert J. Kramer, Bonn

T436 Prof. em. Dr. med. Tilman Sauerbruch, Bonn

T939 PD Dr. T. Persigehl, Institut für Diagnostische und Interventionelle Radiologie, Uniklinik Köln

T939-004 Frau Dr. Göbel, Institut für Pathologie, Uniklinik Köln

W891-00 Ana Flores-Mireles/et al.: Pathophysiology, Treatment, and Prevention of Catheter-Associated Urinary Tract Infection. In: Top Spinal Cord Inj Rehabil. Issue 25, Volume 3, Pages 228–240, June 2019

W1032 Bundesärztekammer (BÄK), Kassenärztliche Bundesvereinigung (KBV), Arbeitsgemeinschaft der Wissenschaftlichen Medizinischen Fachgesellschaften (AWMF). Nationale VersorgungsLeitlinie Nierenerkrankungen bei Diabetes im Erwachsenenalter - Langfassung, 1. Auflage. Version 6. 2010, zuletzt verändert: September 2015

W1162 C. Türk/et al.: Metabolic Evaluation and Recurrence Prevention. In: Urolithiasis. EAU Guidelines. Edn. presented at the EAU Annual Congress Milan 2021

Fehler gefunden?

An unsere Inhalte haben wir sehr hohe Ansprüche. Trotz aller Sorgfalt kann es jedoch passieren, dass sich ein Fehler einschleicht oder fachlich-inhaltliche Aktualisierungen notwendig geworden sind.
Sobald ein relevanter Fehler entdeckt wird, stellen wir eine Korrektur zur Verfügung. Mit diesem QR-Code gelingt der schnelle Zugriff.

https://else4.de/978-3-437-23854-3

Wir sind dankbar für jeden Hinweis, der uns hilft, dieses Werk zu verbessern. Bitte richten Sie Ihre Anregungen, Lob und Kritik an folgende E-Mailadresse: kundendienst@elsevier.com

Inhaltsverzeichnis

KAPITEL

1

Jürgen Floege[1]

Glomeruläre Erkrankungen

Kernaussagen

- Die genaue **Diagnose** glomerulärer Erkrankungen erfolgt in nahezu allen Fällen mithilfe einer Nierenbiopsie.
- Die **Prognose** glomerulärer Erkrankungen wird zentral durch das Ausmaß der Hypertonie sowie der Proteinurie, v.a. der mittleren Proteinurie über mehrere Monate, bestimmt. Eine Proteinurie von ≥ 0,5–1 g/d heißt „signifikant", ≥ 3,5 g/d „nephrotisch".
- Bei **sekundären glomerulären Erkrankungen,** insbesondere bei der Erstmanifestation einer Glomerulonephritis steht zunächst die Identifikation und Behandlung der Grundkrankheit im Vordergrund der Therapie.
- **Supportive Therapiemaßnahmen** sind bei glomerulären Krankheiten nahezu immer indiziert. Hierzu zählen antihypertensive und antiproteinurische Maßnahmen, die Gabe von Diuretika, diätetische Maßnahmen: Salz- und Proteinrestriktion, Nikotinverzicht, bei stärkeren Ödemen Einschränkung der Trinkmenge.
- Die **Therapie** von Patienten mit chronischen glomerulären Erkrankungen sollte vorzugsweise durch spezialisierte Zentren bzw. Nephrologen, am besten im Rahmen von klinischen Studien, erfolgen.
- Die **Minimal-change-Glomerulonephritis** ist die häufigste Glomerulonephritis im Kindesalter. Sie kann gut mit Kortikosteroiden behandelt werden.
- Die **fokal segmental sklerosierende Glomerulonephritis** kann mit einer Prednisolon-Monotherapie behandelt werden.
- Bei der **membranösen Glomerulonephritis** gibt es eine hohe Rate an Spontanremissionen. Die Indikation zur immunsuppressiven Therapie ist daher restriktiv zu stellen. Zur Behand-

[1] Autor der Vorauflage: Thomas Nicolai

1

lung werden Rituximab, Cyclophosphamid + Kortikosteroide oder Calcineurin-Hemmer eingesetzt.
- Der sehr seltenen **membranoproliferativen Glomerulonephritis (MPGN)** liegen meist Immunkomplex-Ablagerungen bei Infektion oder Gammopathie zugrunde oder Störungen im Komplementsystem (C3-Glomerulopathien).
- Bei der **mesangioproliferativen Glomerulonephritis** handelt es sich überwiegend um eine IgA-Nephropathie, d.h. die häufigste Glomerulonephritisform. Sie verläuft klinisch meist oligosymptomatisch und hat häufig eine günstige Prognose. Hier sollten in besonderer Weise die supportiven Therapieoptionen ausgeschöpft werden, bevor eine immunsuppressive Therapie diskutiert wird.
- Die **rapid progressive Glomerulonephritis** (RPGN, drei Typen) stellt einen nephrologischen Notfall dar. Behandelt wird mit einer Steroidpulstherapie, Prednisolon und Cyclophosphamid.
- Bei **post- und periinfektiösen Glomerulonephritiden** steht die Behandlung der primären Infektion im Vordergrund.
- Die **thrombotischen Mikroangiopathien** inklusive hämolytisch-urämisches Syndrom (HUS) und thrombozytopenische Purpura (TTP) stellen ebenfalls einen nephrologischen Notfall dar. Diese polyätiologischen Krankheitsbilder sollten im Idealfall pathogeneseorientiert behandelt werden. Häufig besteht die Initialtherapie aus der Gabe von Frischplasma mittels Plasmapherese.

1.1 Diagnostik

Die Therapie glomerulärer Erkrankungen, insbesondere die spezifische, immunsuppressive Therapie, setzt i.d.R. eine eindeutige **Klärung der Krankheitsentität**, d.h. meist eine Nierenbiopsie, voraus. Sonderfälle sind die **Erstmanifestation** eines nephrotischen Syndroms im Kindesalter, die einen Steroidversuch auch ohne Biopsie rechtfertigt, sowie – dies wird jedoch kontrovers – die membranöse Glomerulonephritis und Systemkrankheiten, die serologisch diagnostiziert werden können. Selbst in letzteren Fällen ermöglicht jedoch die Nierenbiopsie neben der Diagnosesicherung die wesentliche Aussage, ob bereits irreversible, narbige Veränderungen dominieren und damit der Erfolg einer immunsuppressiven Therapie fragwürdig wird.

In großen klinischen Studien führte die **Nierenbiopsie** bei Auswertung durch einen Nephropathologen und sog. Triple-Diagnostik (Licht- und Elektronenmikroskopie sowie Immunhistologie) in ca. 40% der Fälle zu einer Korrektur der klinischen Diagnose und in ca. 20% zu einer Änderung der Therapie.

Weitgehender Konsens besteht bei den Biopsieindikationen, die in ➤ Tab. 1.1 dargestellt sind. Unter optimalen Bedingungen – keine Gerinnungshemmer, gute Blutdruckeinstellung, normale plasmatische und zelluläre Gerinnung, Verwendung einer 18-, allenfalls 16-Gauge-Nadel sowie eines Biopsie-Automaten – ist die Gefahr schwerer Komplikationen bei einer Nierenbiopsie gering.

1.2 Klinik

Viele glomeruläre Erkrankungen führen nur bei der **Minderheit** der Patienten zur **progredienten Niereninsuffizienz.** Die **Abschätzung der Prognose** stellt daher ein wichtiges klinisches Problem dar. Für die große Mehrzahl der glomerulären Erkrankungen gilt, dass die Prognose zentral durch das Ausmaß der Hypertonie sowie der Proteinurie, v.a. der mittleren Proteinurie über mehrere Monate, bestimmt wird.

In den meisten Studien wird willkürlich eine **Proteinurie** > 0,5–1 g/d als „signifikant" und eine Proteinurie von > 3,5 g/d als „nephrotisch", d.h. prognostisch besonders ungünstig, definiert. Weitere **Risikofaktoren** sind
- männliches Geschlecht,
- Nikotinkonsum,
- Adipositas,
- eine bereits manifeste Erhöhung der Retentionswerte sowie
- der bioptische Nachweis einer renalen Vernarbung – einer Glomerulosklerose und/oder tubulointerstitiellen Fibrose.

Im Einzelfall, v.a., wenn Patienten weder eine eindeutig gute noch eine schlechte Prognose aufweisen, kann die individuelle Risikoabschätzung jedoch Schwierigkeiten bereiten.

Als **prognostisch günstig** sind
- eine isolierte glomeruläre Mikrohämaturie sowie
- eine isolierte Proteinurie < 0,5–1 g/d.

Tab. 1.1 Indikationen und Komplikationen der Nierenbiopsie

Indikationen	
Normale Nierenfunktion	• Mikrohämaturie u. Proteinurie > 1 g/d • Isolierte Proteinurie > 1–2 g/d • Rascher Funktionsabfall bei V.a. RPGN
GFR 30–80 ml/Min.	• Proteinurie > 1 g/d u. normal große Nieren • Hämaturie und Proteinurie > 1 g/d u. positive ANCA o. DNA-AK
GFR < 30 ml/Min.	Akutes Nierenversagen, normal große Nieren, keine Remission nach 4 Wo.
Mögliche Komplikationen [%]	
Kleine intra- o. perirenale Hämatome	60–80
AV-Fisteln; meist spontaner Verschluss	4–18
Makrohämaturie	3–8
Blutung mit Blutdruckabfall	1
Transfusionsbedürftige Blutung	0,2
Operationspflichtige Blutung	0,2
Nephrektomie	0,06

anzusehen. In beiden Fällen ist bei Fehlen anderer Befunde eine abwartende Haltung mit intermittierenden Kontrollen gerechtfertigt.

ALS FAUSTREGEL GILT

Neben der prognostischen Einschätzung sollte im Vorfeld unbedingt geklärt werden, ob eine **idiopathische glomeruläre Erkrankung** oder Hinweise auf eine **sekundäre glomeruläre Beteiligung** vorliegen.

1.3 Kausale Therapiemaßnahmen

Wird eine glomeruläre Erkrankung als sekundär klassifiziert, können evtl. kausale Therapieoptionen ausgeschöpft werden. In besonderem Maße gilt dies für die Erstmanifestation einer membranösen Glomerulonephritis. Notwendig sind:

- **Tumorsuche** bei älteren Patienten entsprechend den altersentsprechenden Empfehlungen für die Allgemeinbevölkerung,
- diagnostische Maßnahmen zum Nachweis einer **Autoimmunerkrankung,** z. B. antinukleäre Antikörper, oder einer **Infektionskrankheit,** z. B. Hepatitis B oder Hepatitis C, sowie
- Fragen zur Exposition mit **krankheitsauslösenden Medikamenten,** z. B. Pamidronat oder Interferon.

In solchen Fällen steht zunächst die Therapie der Grundkrankheit im Vordergrund, da es bei erfolgreicher Therapie oft zur Remission der Glomerulonephritis kommt oder vice versa eine unnötige Immunsuppression den Verlauf der Grundkrankheit potenziell aggravieren kann.

1.4 Allgemeine, supportive Therapiemaßnahmen

ALS FAUSTREGEL GILT

Supportive Therapiemaßnahmen sind bei glomerulären Krankheiten **immer indiziert**, sofern keine prognostisch günstigen Befunde vorliegen (➤ Kap. 1.2), die eine abwartende Haltung rechtfertigen.

Bei allen Patienten mit **prognostisch ungünstigen Befunden** sind je nach klinischer Symptomatik die nachfolgend beschriebenen supportiven Maßnahmen indiziert. Zusätzlich sollte gemäß Bundesmantelvertrag (Anhang 9.1.6: Konsiliarische Kooperation nach § 3 Abs. 1) spätestens bei Auftreten einer Nierenfunktionseinschränkung oder einer höhergradigen Proteinurie eine nephrologische (Mit-)Betreuung erfolgen.

Wegen der Besonderheiten der Therapie beim nephrotischen Syndrom – Proteinurie > 3,5 g/d, Hypalbuminämie, Ödeme, Hypercholesterinämie – wird auf die therapeutischen Maßnahmen in dieser Situation getrennt eingegangen (➤ Kap. 1.5).

1.4.1 Blutdruckeinstellung

ALS FAUSTREGEL GILT

- Bei hypertensiven Patienten mit glomerulären Erkrankungen sollte ein **Zielblutdruck** < 130/80 mmHg angestrebt werden.
- Liegt die Proteinurie > 0,5–1 g/d, sollte unabhängig von der Blutdruckausgangslage, d.h. selbst bei formal normotensiven Patienten, ein Zielblutdruck von 125/75 mmHg angestrebt werden.

Alle Klassen von Antihypertensiva können eingesetzt werden, vorrangig empfiehlt sich wegen der guten antiproteinurischen Wirkung ein **langwirksamer ACE-Hemmer oder AT_1-Rezeptorenblocker** – bei Frauen im gebärfähigen Alter muss unter Therapie mit beiden Substanzklassen eine Kontrazeption gewährleistet sein! – ggf. in Kombination mit einem Diuretikum.

Die Gefahr einer ACE-Hemmer- oder AT_1-Rezeptorenblocker-induzierten Hyperkaliämie bei fortgeschrittener Niereninsuffizienz kann oftmals durch eine Komedikation mit einem Schleifendiuretikum reduziert werden.

Eine Kochsalzrestriktion auf < 10 g/d – ideal 5–6 g/d – sollte ebenfalls angestrebt werden.

1.4.2 Diuretika

Entweder im Rahmen der antihypertensiven Therapie oder bei Patienten mit manifesten Ödemen sollten Diuretika eingesetzt werden.

Cave

Kaliumsparende Diuretika und Aldosteronantagonisten sind bei **stark eingeschränkter Nierenfunktion** und/oder gleichzeitiger ACE-Hemmergabe **kontraindiziert.**

1.4.3 Nikotinkarenz

Nikotinkonsum erhöht das Risiko eines terminalen Nierenversagens deutlich und sollte daher wenn irgend möglich eingestellt werden.

1.4.4 Diätetische Maßnahmen

Diese sollten neben einer Salzrestriktion (➤ Kap. 1.4.1) eine **Proteinrestriktion** bei **progredientem Nierenfunktionsverlust** beinhalten. Zusätzlich sollte eine Gewichtsreduktion bei Übergewicht angestrebt werden.

Angesichts der eher schwachen Datenlage und dem Risiko einer Malnutrition bei fortgeschrittener Niereninsuffizienz empfiehlt sich eine moderate Restriktion auf 0,8 g Protein/kg KG/d.

Die **Trinkmenge** sollte üblicherweise 1,5–2,0 l/d betragen und nur bei stärkeren Ödemen eingeschränkt werden. Eine Trinkmenge > 2–2,5 l/d ist nicht mit einem besseren Verlauf der Nierenkrankheit assoziiert und sollte vermieden werden (Ausnahmen: rez. Harnwegsinfekte, Nephrolithiasis, genetisch bedingte Zystennieren).

1.4.5 Hyperlipidämie

Die Therapie der Hyperlipidämie richtet sich nach den allgemeinen kardiovaskulären Empfehlungen.

Ein Einfluss der Hyperlipidämie und ihrer Therapie auf die Progression von Nierenkrankheiten ist bis heute beim Menschen nicht eindeutig erwiesen. Angesichts des wesentlichen kardiovaskulären Benefits einer lipidsenkenden Therapie erscheint letztere Frage jedoch vorwiegend akademischer Natur.

1.4.6 Hyperurikämie

Eine Behandlung der Hyperurikämie sollte bei ausgeprägter Hyperurikämie – Serumkonzentration > 10 mg/dl oder 600 µmol/l –, Harnsäure-Nephrolithiasis oder rezidivierenden Gichtanfällen erfolgen. Mehrere Studien zeigten keinen Benefit einer harnsäuresenkende Therapie in Hinblick auf den renalen Funktionsverlust.

1.4.7 Azidose

Es existieren (überwiegend experimentelle) Hinweise, dass selbst bei milder Niereninsuffizienz und Proteinurie die Gabe von oralem Natriumbikarbonat den renalen Funktionsverlust bremsen kann. Spätestens jedoch bei Manifestation einer metabolischen Azidose im Rahmen der reduzierten glomerulären Filtrationsrate (GFR) sollte eine Bikarbonat- oder Zitratgabe erfolgen.

1.4.8 Nephrotoxische Substanzen

Meiden zusätzlicher nephrotoxischer Substanzen oder – sofern unvermeidbar – gute Prophylaxe gegen ein akutes Nierenversagen durch ausreichende Hydrierung sind unerlässlich.

1.5 Therapeutische Maßnahmen bei nephrotischem Syndrom

1.5.1 Blutdruckeinstellung

Entsprechend o.g. Prinzipien (➤ Kap. 1.4.1).

1.5.2 Diuretika

Bei ausgeprägtem nephrotischem Syndrom sind meist **Schleifendiuretika** notwendig, wegen der oft vorhandenen Diuretika-Resistenz evtl. in hoher Dosierung und/oder parenteral.

Eine **Kombination von Schleifendiuretika mit Thiaziddiuretika** ist selbst bei stark eingeschränkter Nierenfunktion noch sinnvoll, wenn mit Schleifendiuretika allein keine suffiziente Diurese erreicht werden kann.

Die Diurese **bei ausgeprägten Ödemen** sollte jedoch angesichts des Risikos von Thrombosen (➤ Kap. 1.5.4) sowie eines prärenalen Nierenversagens durch intravasale Volumendepletion vorsichtig und einschleichend erfolgen. Angestrebter Gewichtsverlust: 0,5–1 kg/d.

1.5.3 Diätetische Maßnahmen

Bei nephrotischem Syndrom sollte keine gesteigerte diätetische Proteinzufuhr erfolgen. Eine **diätetische Proteinrestriktion** auf 0,8 g/kg/d, mit oder ohne Ergänzung der renalen Proteinverluste, kann unter engen Kontrollen eingesetzt werden.

Bei ausgeprägten renalen Proteinverlusten besteht jedoch i.d.R. eine katabole Stoffwechselsituation, sodass bei gleichzeitiger Proteinrestriktion mittelfristig das Risiko einer Malnutrition existiert.

Eine **parenterale Proteinzufuhr** – Albumin oder Fresh Frozen Plasma – ist nur in Extremfällen mit drohendem prärenalem Nierenversagen oder Lungenödem indiziert.

Eine **Natrium- und Flüssigkeitsrestriktion** ist bei Ödemen sinnvoll.

1.5.4 Antikoagulanzien

ALS FAUSTREGEL GILT

Eine **Antikoagulation** zur Prophylaxe spontaner arterieller oder venöser Thrombosen, inklusive Nierenvenenthrombosen, **muss bei ausgeprägtem nephrotischem Syndrom erwogen werden.**

Die **Pathogenese der erhöhten Thromboseneigung** ist äußerst komplex und umfasst neben dem renalen Verlust von antithrombotischen Faktoren, z. B. AT III,

- eine erhöhte hepatische Synthese einzelner Gerinnungsfaktoren,
- thrombozytäre Funktionsstörungen
- endotheliale Dysfunktion, z. B. im Rahmen der Hyperlipidämie, sowie
- Immobilität und Hämokonzentration.

Dementsprechend existieren keine gesicherten klinischen oder biochemischen Parameter, anhand derer das Thromboserisiko abgeschätzt werden kann.

Therapeutisch sinnvoll erscheint es, in jedem Fall zunächst unspezifische Maßnahmen einzuleiten: Maßnahmen zur Proteinurie-Reduktion z. B. in Form einer ACE-Hemmer-Therapie, Vermeiden von Hämokonzentration und Immobilisation.

Der Wert einer prophylaktischen Antikoagulation bei mäßiger Hypoproteinämie ist ungesichert.

In Fällen einer ausgeprägten Proteinurie mit schwerer Hypalbuminämie kann die Kosten-Nutzen-Ratio einer Antikoagulation mithilfe eines Webrechners ermittelt werden: www.med.unc.edu/gntools

In unserer Praxis hat sich bewährt, die **Höhe des Serumalbumins** als Surrogatparameter zur Abschätzung des Thromboserisikos zu nutzen und

- bei einem S-Albumin zwischen **20 und 25 g/l eine Low-dose-Heparinisierung** mit einem niedermolekularen Heparin einzuleiten.

- Bei einem S-Albumin < **20 g/l** empfiehlt sich eine **volle Antikoagulation** entweder mit niedermolekularem Heparin (bei ausreichenden AT-III-Spiegeln) oder Vitamin-K-Antagonisten.

1.5.5 Infekte

Durch den meist ausgeprägten Verlust von Immunglobulinen findet sich eine deutlich erhöhte Infektneigung, sodass diese rasch und konsequent behandelt werden sollten.

1.5.6 Nephrektomie

In den extrem seltenen Fällen eines nicht beherrschbaren, lebensbedrohlichen renalen Proteinverlusts kann als Ultima Ratio eine funktionelle (z. B. via nichtsteroidale Antiphlogistika) oder interventionelle Nephrektomie sinnvoll werden.

Cave

Nichtsteroidale Antiphlogistika können gerade in der Situation des schwerst nephrotischen Patienten mit reduziertem Plasmavolumen ein **oligo-anurisches Nierenversagen induzieren.**

1.6 Immunsuppressive und spezifische Therapie

Angesichts der Seltenheit vieler glomerulärer Erkrankungen liegen für viele klinische Situationen keine eindeutigen Therapieempfehlungen vor. Während die initiale Therapie bei Erstmanifestation der Erkrankung meist noch relativ gut durch die Literatur abgesichert ist, lassen sich gerade Fragen zur langfristigen Therapie der meist chronisch verlaufenden Erkrankungen wie z. B. Fragen zur remissionserhaltenden Therapie bzw. der Therapie von Rezidiven anhand der Literatur oft kaum beantworten. Die nachfolgenden Empfehlungen halten sich weitgehend an die Empfehlungen der Kidney Diseases Improving Global Outcome (KDIGO)-Gruppe, die 2020 überarbeitet werden (www.kdigo.org).

ALS FAUSTREGEL GILT

- Die Therapie von Patienten mit chronischen glomerulären Erkrankungen sollte vorzugsweise **durch spezialisierte Zentren und Nephrologen** erfolgen.
- Zusätzlich sollte immer geprüft werden, ob solche Patienten im Rahmen von **Studienprotokollen** behandelt werden können.

Grundsätzlich muss vor der Entscheidung zur immunsuppressiven Therapie glomerulärer Erkrankungen eine Nutzen-Risiko-Abschätzung erfolgen. Hierzu ist zunächst eine **Einschätzung der Prognose** notwendig (s.o.), da insbesondere milde Verlaufsformen oft keiner oder lediglich einer supportiven Therapie bedürfen. Eine immunsuppressive Therapie erscheint ebenfalls nicht indiziert, wenn die GFR < ca. 30 ml/Min. gesunken ist. Ausnahme: **ANCA-positive Vaskulitis,** bei der auch bei weit fortgeschrittener Niereninsuffizienz noch ein Behandlungsversuch sinnvoll sein kann, sofern sich bioptisch Aktivitätszeichen finden.

1.6.1 Durchführung

ALS FAUSTREGEL GILT

Vor Beginn einer Immunsuppression müssen **präexistente Infekte und potenzielle Infektquellen** ausgeschlossen werden.

Bei entsprechender Anamnese ist eine Prophylaxe gegen die **Exazerbation einer Tuberkulose** z. B. mit 300 mg/d Isoniazid erforderlich.

Treten **bedrohliche Infektionen** unter einer immunsuppressiven Therapie bei glomerulären Erkrankungen auf, sollte die Therapie frühzeitig abgebrochen werden.

Zur Vermeidung von Infekten sollte die Leukozytenzahl unter einer immunsuppressiven Therapie **nicht < 3000/mm³** abfallen.

Patienten müssen im Rahmen der Aufklärung auf die Gefahr der **Gonadentoxizität** hingewiesen werden und bei Männern sollte die Möglichkeit einer Spermakonservierung vor Therapie erwogen werden.

Bei Frauen im gebärfähigen Alter wird i.d.R. eine **sichere Kontrazeption** bis 12 Mon. nach Ende der Therapie empfohlen.

Bei der Gabe von **Ciclosporin** oder **Tacrolimus** muss v.a. deren **blutdrucksteigernder** und/oder prodiabetogener Effekt beachtet werden. Bei den heute eingesetzten niedrigen Dosierungen von Ciclosporin mit Vollblut-Talspiegel von 100–120 ng/ml und Tacrolimus-Talspiegel 5–8 ng/ml ist das nephrotoxische Risiko beider Calcineurin-Inhibitoren gering, sodass nur noch in Einzelfällen, z. B. bei unklarem Kreatinin-Anstieg, eine Kontrollnierenbiopsie notwendig erscheint.

Bei der Gabe von **Rituximab** über längere Zeiträume muss die **Serum-IgG-Konzentration** überwacht werden, um eine persistierende Hypogammaglobulinämie rechtzeitig zu erkennen.

Für den Einsatz von Sirolimus, Mycophenolat-Mofetil und neueren Immunsuppressiva bestehen im Kollektiv der Patienten mit glomerulären Erkrankungen i.d.R. nur geringe Erfahrungen, sodass diese Medikamente nachfolgend nicht näher besprochen werden.

1.6.2 Minimal-change-Glomerulonephritis im Erwachsenenalter

Klinik

Die Erkrankung manifestiert sich ähnlich wie bei Kindern, jedoch seltener mit einer selektiven Proteinurie. Im Gegensatz zu Kindern sollte eine immunsuppressive Therapie immer **erst nach nierenbioptischer Diagnosesicherung** erfolgen.

Therapie

Analog zu Kindern sollten auch Erwachsene primär für 4 Wo. mit **hoch dosierten Kortikosteroiden** behandelt werden: 1 mg/kg/d (max. 80 mg) oder alternierende Gabe von 2 mg/kg alle 48 h (max. 120 mg). Falls es nicht zur raschen Remission kommt, kann die Dosierung bis zu 16 Wo. fortgeführt werden.

Frühestens **1 Wo. nach Eintreten einer Remission** wird die Dosierung im Verlauf der folgenden 24 Wo. langsam reduziert.

Cave

Ein zu **schnelles oder zu abruptes Absetzen** der Steroide kann ein **Rezidiv** zur Folge haben.

Sollten **Kontraindikationen** gegen eine hoch dosierte Kortikosteroid-Therapie bestehen oder schwere Nebenwirkungen auftreten – z. B. unkontrollierter Diabetes, psychiatrische Nebenwirkungen oder schwere Osteoporose –, kommen eine niedrig dosierte Dauertherapie mit Steroiden, oralem Cyclophosphamid oder einem Calcineurin-Hemmer zum Einsatz. Auch im Fall von Rezidiven oder einer Steroidabhängigkeit wird analog zu Kindern (s.o.) vorgegangen. Sollte Cyclophosphamid abgelehnt werden bzw. nicht wirken, kann alternativ auch Rituximab eingesetzt werden (allerdings off label).

Bei Patienten, die durch keine der genannten Maßnahmen in eine Remission des nephrotischen Syndroms gelangen, sollte durch eine **Kontrollnierenbiopsie** geklärt werden, ob z. B. eine initiale Fehlklassifikation vorlag und es sich um eine fokal segmental sklerosierende Glomerulonephritis (FSGS = fokal segmentale Glomerulosklerose) handelt.

1.6.3 Fokal segmental sklerosierende Glomerulonephritis

Klinik

Das klinische Krankheitsbild der fokal segmentalen Glomerulosklerose (FSGS) stellt eine häufige Ursache für ein nephrotisches Syndrom im jungen Erwachsenenalter dar. In dieser Situation, v.a. aber bei Kindern, finden sich nicht selten genetische Ursachen (s.u.). Zunehmend bedeutsamer werden sekundäre Formen, z. B. bei Adipositas, die oft ohne nephrotisches Syndrom und oft auch mit nicht nephrotischer Proteinurie einhergehen. Neben der Adipositas findet sich eine sekundäre FSGS infolge

- von Medikamenten, z. B. Pamidronat, Alendronat, Anabolika, Heroin, Interferone, Lithium,
- von reduzierter Nierenmasse z. B. bei fortgeschrittenem Lebensalter, Frühgeburt, Refluxnephropathie,
- von Infekten, z. B. HIV, Parvovirus B19.

Solche **sekundären Varianten** müssen unbedingt vor Einleitung einer immunsuppressiven Therapie **ausgeschlossen** werden.

Vor allem bei seltenen familiären Formen der FSGS, aber zunehmend häufig auch bei sporadischen Formen sind Mutationen in podozytären Proteinen – z. B. Nephrin, Podocin, α-Aktinin-4, CD2AP, WT1, TRPC-6, Formin, PLC#e#1 – nachgewiesen worden. Möglicherweise liegen solche Mutationen vermehrt den therapierefraktären Fällen zugrunde. Einzelne genetische Labors bieten bereits entsprechende Testungen an, dennoch empfehlen die aktuellen Leitlinien (KDIGO) angesichts der Seltenheit solcher Mutationen bei Erwachsenen mit FSGS, die keine entsprechende Familienanamnese und keine Zeichen eines Syndroms aufweisen, derzeit keine routinemäßige genetische Testung.

MERKE

Die klinische Krankheitsentität sollte **nicht** mit dem beschreibenden pathologischen Terminus fokal segmentale Glomerulosklerose, d.h. der Beschreibung der glomerulären Narbe **verwechselt werden,** die im Rahmen jeder progredienten Nierenerkrankung auftreten kann.

Die Erkrankung wird offenbar zumindest in einem Teil der Fälle durch einen T-lymphozytär sezernierten Faktor hervorgerufen. Dieser bis heute nicht genau charakterisierte Faktor ist auch für viele der Krankheitsrezidive nach Nierentransplantation verantwortlich.

Im Gegensatz zur Minimal-change-Glomerulonephritis bei Kindern findet sich eine unselektive Proteinurie und bei ca. 30–50% der Betroffenen ein progredienter Nierenfunktionsverlust.

Therapie

Patienten **ohne Zeichen eines nephrotischen Syndroms** sollten nur supportiv behandelt werden (s.o.). Bei **sekundären Formen** steht die Therapie der Grundkrankheit im Vordergrund.

Wird bei V.a. primäre FSGS die Entscheidung zur **Immunsuppression** getroffen, kann v.a. in Frühfällen mit noch geringen morphologischen Schäden und/oder selektiver glomerulärer Proteinurie eine hoch dosierte Prednisolon-Monotherapie – 1 mg/kg/d (max. 80 mg), alternativ 2 mg/kg (max. 120 mg) jeden 2. d – erfolgreich sein. Diese Dosis sollte für mind. 4 Wo. beibehalten werden. Eine Fortsetzung für insgesamt 16 Wo. – sofern toleriert – oder bis zum Erreichen einer kompletten Remission ist sinnvoll. Danach sollte die Therapie über 3–6 Mon. ausgeschlichen werden.

Eine **Primärtherapie** mit Calcineurin-Hemmern empfiehlt sich bei Patienten mit relativen Kontraindikationen gegen eine Hochdosis-Steroidtherapie oder schweren Nebenwirkungen.

Rezidive sollten analog zur Minimal-change-Nephropathie therapiert werden.

Bei **steroidabhängigen und -resistenten Patienten** oder **bei häufigen Rezidiven** führt die Kombination von niedrig dosierten Steroiden mit Ciclosporin-A – 3–5 mg/kg/d, Zielspiegel 125–175 ng/ml initial – oder Tacrolimus – 0,1–0,2 mg/kg/d, Zielspiegel 5–10 ng/ml initial – über 6–12 Mon. in > 50% der Fälle zu einer Voll- oder zumindest Teilremission des nephrotischen Syndroms.

Nach Absetzen der Steroide oder des Ciclosporins bei den steroidresistenten Patienten in der Remission kommt es **häufig zu einem Rezidiv.**

Cave

Cyclophosphamid, Chlorambucil, Sirolimus, Mycophenolat-Mofetil oder Rituximab sind trotz gelegentlicher Berichte aus Fallserien oder unkontrollierten Studien bei Patienten mit FSGS nicht gesichert wirksam. Ihr Einsatz sollte immer sorgfältig gegen das Risiko schwerer Nebenwirkungen abgewogen werden und spezialisierten Zentren vorbehalten bleiben.

Durch eine **Plasmapherese** oder **Immunadsorption mit Protein A** kann v.a. bei rekurrenter fokaler Glomerulosklerose nach Transplantation in einigen, jedoch nicht allen Fällen, eine Reduktion der Proteinurie erreicht werden. Offenbar bindet der pathogenetisch bedeutsame Faktor (s.o.) an Immunglobuline und kann dementsprechend mit ihnen entfernt werden.

1.6.4 Membranöse Glomerulonephritis

Klinik

Die membranöse Glomerulonephritis ist vorwiegend eine Erkrankung des **höheren Lebensalters.** Sie ist charakterisiert durch die subepitheliale Ablagerung und Bildung von Immunkomplexen, in denen sich im Fall einer Assoziation z. B. mit Infekten oder Tumoren Erreger- bzw. Tumorantigene nachweisen lassen. Die Mehrzahl der primären Fälle resultiert offenbar aus einer **Autoimmunreaktion** gegen podozytär lokalisierten Phospholipase-A2-Rezeptor.

Zusätzlich kann sich die Erkrankung im Rahmen eines **systemischen Lupus erythematodes** finden (Lupus-Nephritis Typ V).

Die Erkrankung ist meist durch eine **höhergradige Proteinurie,** oft ein nephrotisches Syndrom, gekennzeichnet. **Spontanremissionen** des nephrotischen Syndroms finden sich in ca. 25% der Fälle, während sich in ca. 40% der Fälle ein **progredienter Nierenfunktionsverlust** entwickelt.

Therapie

ALS FAUSTREGEL GILT

Angesichts der potenziellen Toxizität einer immunsuppressiven Therapie und der hohen Rate an Spontanremissionen sollte eine **Immunsuppression restriktiv verordnet werden.** Zusätzlich müssen **unbedingt sekundäre Formen ausgeschlossen** werden.

Bei allen Patienten ist eine supportive Therapie sinnvoll (➤ Kap. 1.4). Eine **immunsuppressive Therapie** sollte **nur bei nephrotischen Patienten** erwogen werden, wenn folgende Umstände vorliegen:

- Proteinurie persistierend > 4 g/d und persistierend > 50% der initialen Proteinurie und fehlender Trend nach unten trotz supportiver Therapie für 6 Mon.
- Schwerstes nephrotisches Syndrom mit schweren Komplikationen.
- Anstieg des Serum-Kreatinins um > 30% in den ersten 6–12 Mon.; jedoch nur wenn die GFR noch > 25–30 ml/Min./1,73 m^2 liegt und wenn dieser Anstieg nicht durch Komplikationen oder andere Faktoren zu erklären ist.

Regelmäßig sollten Autoantikörpertiter überwacht werden, da ihr Absinken deutlich früher als die Proteinurie ein Ansprechen auf die Immunsuppression anzeigt. Liegt eine **höhergradige Niereninsuffizienz** (GFR < 30 ml/Min.) vor und wenn sich sonographisch deutlich verkleinerte Nieren finden, sollte **keine immunsuppressive Therapie** mehr erwogen werden.

Bei lebensbedrohlichem nephrotischem Syndrom oder raschem Absinken der GFR sollte die Immunsuppression Cyclophosphamid beinhalten, da nur für Cyclophosphamid Evidenz für einen langfristigen Nierenfunktionserhalt existiert:

- **Cyclophosphamid + Kortikosteroide**:
  - Während der Monate 1, 3 und 5 wird das Kortikosteroid verabreicht: 1 g Methylprednisolon i.v. an 3 aufeinanderfolgenden Tagen, gefolgt von 0,4 mg/kg/d Prednison p.o. für 27 d.
  - Während der Monate 2, 4 und 6 wird Cyclophosphamid 1,5–2,5 mg/kg/d p.o. gegeben.
    Beide Medikamente sollten entsprechend der GFR bzw. dem Patientenalter dosisadjustiert werden. Eine kontinuierliche 6- bis 12-monatige p.o. Gabe ist ebenfalls effektiv, aber toxischer.
  - Über den Erfolg der Therapie kann erst nach 12 Mon. abschließend geurteilt werden. Bei raschem GFR-Abfall, der nicht durch ein schwerstes nephrotisches Syndrom erklärt werden kann, sollte eine Rebiopsie erfolgen.

In weniger schweren Fällen wird heute weitestgehend eine Therapie mit Rituximab oder Calcineurin-Hemmern eingesetzt:

- Rituximab wird meist als 1 g i.v. an d 1 und 14 gegeben. Ob IgG-Verluste in den Urin bei nephrotischem Syndrom ausgeglichen werden sollten, ist derzeit unklar.
- **Ciclosporin** oder **Tacrolimus** – 6 bis > 12 Mon. je nach Ansprechen – bieten sich als Alternative an. Rezidive des nephrotischen Syndroms nach Ende der Therapie sind häufig.

Im Vergleich zu Cyclophosphamid + Steroid ist jedoch die langfristige Wirksamkeit von Rituximab und Ciclosporin weniger gut belegt.

Bei Nichtansprechen und Rezidiv nach erfolgreicher o.g. Therapie kann die jeweils andere Option eingesetzt werden. Alternativ kann bei einem Rezidiv die initial erfolgreiche Therapie einmal wiederholt werden.

Eine initiale Monotherapie mit Kortikosteroiden, Mycophenolat-Mofetil oder adrenocorticotropem Hormon (ACTH) erscheint nicht sinnvoll.

1.6.5 Membranoproliferative Glomerulonephritis

Klinik

Die membranoproliferative Glomerulonephritis (MPGN) ist – ähnlich wie die FSGS – eher als histologische Reaktionsform denn als eigenständige Erkrankung zu sehen. Nach jüngster Terminologie werden folgende Entitäten unterschieden, die ein MPGN-Muster in der Histologie bieten können:

Immunglobulin- oder Immunkomplex-mediierte Glomerulonephritis:

- Ablagerung von Immunkomplexen im Gefolge von Infektionen oder Autoimmunkrankheiten
- Ablagerung von monoklonalen Antikörpern bei Gammopathie (z. B. als monoklonale Gammopathie renaler Signifikanz; MGRS)
- Fibrilläre GN

Komplementvermittelte Erkrankungen: C3-Glomerulonephritis und Dense Deposit Disease:
- **MPGN ohne Immunkomplexe im Gefolge diverser Erkrankungen** (z. B. thrombotische Mikroangiopathie, Antiphospholipid-Syndrom, Knochenmarktransplantation u.a.)
- **„Idiopathische" MPGN** (nach Ausschluss aller o.g. Erkrankungen)

Klinisch und laborchemisch finden sich Mikrohämaturie und Proteinurie variablen Ausmaßes, ein Komplementverbrauch, evtl. assoziiert mit dem Nachweis eines Nephritisfaktors, sowie in 50% der Fälle ein progredienter Nierenfunktionsverlust.

Therapie

MERKE
Vor jeder Therapie muss intensiv nach einer **sekundären Ursache gefahndet** werden um evtl. eine kausale Therapie zu initiieren.

Bei idiopathischer MPGN und einer nephrotischen Proteinurie und/oder progredientem Nierenfunktionsverlust wird – bei allerdings schwacher Evidenzlage – häufig eine Immunsuppression eingesetzt. Angesichts der großen Seltenheit dieser Erkrankung, sollte die Therapie nur von spezialisierten Zentren übernommen werden.

1.6.6 Mesangioproliferative Glomerulonephritis, IgA-Nephropathie

Klinik

Bei den primären mesangioproliferativen Glomerulonephritiden handelt es sich meist um die **IgA-Nephropathie,** die **häufigste Glomerulonephritisform** der westlichen Welt, die durch mesangiale IgA-Ablagerungen charakterisiert ist. Die Mehrheit der Erkrankungen tritt idiopathisch auf; sekundäre Formen finden sich z. B. bei Lebererkrankungen, rheumatischen oder chronisch-entzündlichen Darmkrankheiten.

Non-IgA mesangioproliferative Glomerulonephritiden finden sich vorwiegend als **sekundäre Erkrankung,** z. B. peri- oder postinfektiös oder bei Lupus erythematodes (Lupus-Nephritis Typ II). Primäre Non-IgA mesangioproliferative Glomerulonephritiden sind so selten, dass keine Studien zur Therapie existieren und sie daher i.d.R. wie die IgA-Nephropathie behandelt werden.

Die IgA-Nephropathie tritt meist sporadisch, selten familiär auf und führt in ca. 25% der Fälle zum langsam progredienten Nierenfunktionsverlust.

Sie manifestiert sich klinisch i.d.R. als oligosymptomatische Glomerulonephritis mit Mikrohämaturie, nichtnephrotischer Proteinurie und/oder Hypertonie.

Bei **Infekten** können v.a. bei Kindern und Jugendlichen passagere Makrohämaturien auftreten, im Rahmen derer ein akutes, tubulotoxisches Nierenversagen droht. Von vielen Autoren wird die **Purpura Schoenlein-Henoch** (➤ Kap. 1.6.10) als systemische Form der IgA-Nephropathie angesehen.

Therapie

ALS FAUSTREGEL GILT
Angesichts des klinisch meist blanden und häufig prognostisch günstigen Verlaufs sollten im Fall der IgA-Nephropathie in besonderer Weise **zunächst alle supportiven Therapieoptionen ausgeschöpft werden,** bevor eine immunsuppressive Therapie erwogen wird.

Eine Steroidtherapie sollte erst erfolgen, wenn durch eine **aggressive supportive Therapie** die Proteinurie nicht < 0,5–1 g/d reduziert werden kann und/oder sich ein progredienter Verlust an Nierenfunktion findet.

Sofern die **GFR noch > 30 ml/Min.** liegt, kann eine 6-monatige **Prednisolontherapie** die Proteinurie reduzieren und die Nierenfunktion langfristig stabilisieren. Etablierte Protokolle sind die p.o. Gabe von 0,8–1 mg/kg/d für 2 Mon. und dann monatliche Reduktion um 0,2 mg/kg/d oder die Kombination von Methylprednisolon-Pulsen (1 g für 3 d im Mon. 1, 3 und 5) und Prednison p.o. für die restlichen Tage der 6 Mon. (0,5 mg/kg jeden 2. d).

Eine **höhergradige Immunsuppression,** z. B. die Kombination von Kortikosteroiden mit Azathioprin, Mycophenolat-Mofetil, Rituximab oder Cyclophosphamid, wird bei kaukasischen Patienten nicht empfohlen werden, sofern kein rapid progressiver Verlauf mit glomerulären Halbmonden vorliegt.

Bei einer **GFR < 30 ml/Min.** sollte keine Kortikosteroid- oder immunsuppressive Therapie mehr erfolgen.

Im Fall eines zeitlichen Zusammenhangs von Makrohämaturien mit Infektionen sollten Letztere rasch beseitigt werden. In dieser klinischen Situation – nicht aber routinemäßig – ist eventuell zusätzlich eine **Tonsillektomie** indiziert.

Bei anhaltenden Makrohämaturien, die von einem akuten Nierenversagen kompliziert werden können, sollten bei erhaltener Diurese Trinkmengen > 3 l/d und im Fall inadäquater Urinvolumina eine diuretische Therapie verordnet werden. **Bei Persistenz des Nierenversagens** sollte eine erneute Nierenbiopsie erfolgen.

1.6.7 Rapid progressive Glomerulonephritis (RPGN)

Klinik

Die RPGN ist ein **nephrologischer Notfall,** da sie unbehandelt **in ca. 90% der Fälle** innerhalb von Wochen bis Monaten in eine **terminale Niereninsuffizienz** mündet. Es handelt sich um ein ätiologisch uneinheitliches Krankheitsbild, das meist im Rahmen von Systemerkrankungen auftritt. Basierend auf immunhistologischen Kriterien existieren drei Gruppen:
- Gruppe A: lineare IgG-Ablagerungen entlang der glomerulären Basalmembran. Anti-GBM-Nephritis oder – bei zusätzlicher Lungenbeteiligung – Goodpasture-Syndrom (pulmorenales Syndrom)
- Gruppe B: fehlende Immunglobulin- oder Komplementablagerungen. RPGN im Rahmen einer ANCA-assoziierten Vaskulitis wie Morbus Wegener oder einer mikroskopischen Polyangiitis

- Gruppe C: granuläre Immundepots. RPGN als Verlaufsvariante primärer Glomerulonephritisformen, im Rahmen von Infekten oder eines systemischen Lupus erythematodes.

Neben der serologischen Diagnostik – ANA-, ANCA-, Anti-GBM-Antikörper-Nachweis – spielt die **Biopsie** in der Therapieentscheidung eine essenzielle Rolle. In allen Fällen ist der Erfolg der immunsuppressiven Behandlung von der raschen Diagnosestellung abhängig.

Antibasalmembran-Antikörpernephritis (Anti-GBM-Nephritis)

Bei bereits eingetretener Oligurie oder Azotämie sollte i.d.R. keine aggressive Therapie mehr erfolgen.

In den anderen Fällen beinhaltet die Therapie Plasmapheresen sowie eine sofortige Steroidpulstherapie für mind. 3 d, gefolgt von 1 mg/kg/d Prednisolon p.o. und anschließender Dosisreduktion je nach Verlauf.

Parallel dazu empfiehlt sich eine Cyclophosphamidgabe:

- p.o.: 2 mg/kg KG. Reduktion je nach Leukozytenzahlen und Nierenfunktion oder
- als monatliche i.v. Bolusgaben: 0,5–1 g/m^2 KOF, je nach Nierenfunktion und Leukozyten-Nadir.

Die Cyclophosphamidgabe sollte bei initial gutem Ansprechen über 3 Mon. erfolgen und dann beendet werden. In refraktären Fällen kann Rituximab erwogen werden.

Therapie anderer RPGN-Formen

Die therapeutischen Konzepte bei der Behandlung der ANCA-assoziierten Vaskulitis und der Lupus-Nephritis sind an anderer Stelle dargestellt.

Aufgrund der Seltenheit und Heterogenität der übrigen Glomerulonephritiden der Gruppe C und der relativ positiven Erfahrungen mit der immunsuppressiven Therapie fehlen kontrollierte Studien, die den natürlichen Verlauf mit dem Verlauf unter immunsuppressiver Behandlung vergleichen. Es gibt im Wesentlichen drei mögliche Arten des therapeutischen Vorgehens:

- Steroidpulstherapie
- Steroidpulstherapie kombiniert mit einer Cyclophosphamidtherapie
- Keine RPGN-spezifische Therapie, sondern Behandlung analog zur primären Glomerulonephritisform (➤ Kap. 1.6.3)

Die Frage, wann und in welcher Form eine intensivierte immunsuppressive Therapie indiziert ist, kann anhand der vorliegenden nicht kontrollierten Studien nicht abschließend beantwortet werden. Die positiven Erfahrungen mit einer kombinierten Steroid-Cyclophosphamidtherapie bei Patienten mit ANCA- oder Lupus-assoziierten RPGN-Typen haben bei Patienten mit RPGN-Formen der Gruppe C oft zu einem analogen Therapieansatz geführt.

1.6.8 Post- und periinfektiöse Glomerulonephritis

Poststreptokokken-Glomerulonephritis

Diese inzwischen sehr seltene Glomerulonephritisform manifestiert sich typischerweise bei Kindern und Jugendlichen ca. 10–14 d nach einer Infektion mit **β-hämolysierenden Streptokokken** (Gruppe A) mit Ödemen, Mikrohämaturie, milder Proteinurie, evtl. Hypertonie und Nierenfunktionseinschränkung.

Laborchemisch findet sich ein Komplementverbrauch.

Die **Prognose** ist ganz überwiegend gut. Die Therapie zielt auf die Beseitigung eines evtl. noch persistierenden Infekts ab. Findet sich bei der Poststreptokokken-Glomerulonephritis keine aktive Infektion mehr, ist lediglich eine supportive Therapie indiziert. Nur im Fall einer RPGN-Verlaufsform, die durch einen raschen Serum-Kreatinin-Anstieg gekennzeichnet ist – Nierenbiopsie! –, ist eine Immunsuppression (➤ Kap. 1.6.1) gerechtfertigt.

ALS FAUSTREGEL GILT

Nachuntersuchungen der Patienten sollten über mehrere Jahre erfolgen, um chronische Schäden nicht zu übersehen.

Andere peri- und postinfektiöse Glomerulonephritiden

Therapeutisch steht wiederum die effiziente antibiotische und operative Behandlung der Infektquelle im Vordergrund. Nach Beseitigung der Infektquelle kann es zur Remission der Glomerulonephritis kommen, obwohl v.a. in Fällen mit initialem akutem Nierenversagen auch eine terminale Niereninsuffizienz persistieren kann.

Eine besondere Situation liegt im Fall einer **hepatitisinduzierten Polyangiitis** oder einer **Kryoglobulinämie** mit Nierenbeteiligung vor, da Steroide und Immunsuppressiva zu einem Anstieg der Virusreplikation führen können. Daher sollte die Viruselimination im Vordergrund stehen.

Cave

Der **Einsatz von Steroiden und Immunsuppressiva** sollte nur in Fällen schwerster oder lebensbedrohlicher Manifestationen der virusinduzierten Polyangiitis oder Kryoglobulinämie erfolgen.

Bei einer kryoglobulinämieinduzierten Glomerulonephritis kann durch eine Kryofiltration – weniger effektiv durch eine Plasmapherese – akut eine Reduktion der Kryoglobuline und damit der klinischen Symptome erreicht werden.

1.6.9 Diabetische Nephropathie

Neben einer optimalen Blutzuckereinstellung entspricht die Therapie der diabetischen Nephropathie (➤ Kap. 5) weitgehend den oben genannten supportiven Maßnahmen.

Eine Therapie mit ACE-Hemmern oder AT_1-Rezeptorenblockern oder sonstige antiproteinurische Therapie sollte jedoch nicht erst bei einer Proteinurie > 1 g/d, sondern bereits bei Auftreten einer persistierenden Mikroalbuminurie initiiert werden. Mit der breiten Einführung von SGLT-2-Hemmern und GLP-1-Agonisten wird sich die Therapie der diabetischen Nephropathie in der Zukunft wesentlich verändern.

1.6.10 Andere Systemkrankheiten

In vielen der nachfolgenden Situationen, v.a. bei den sekundären Glomerulonephritiden im Rahmen von Systemkrankheiten, existieren kaum oder keine eigenständigen Therapiestudien. Sofern keine Remission der Glomerulonephritis mit der erfolgreichen Behandlung der Grundkrankheit eintritt und eine behandlungsbedürftige Befundkonstellation persistiert, orientiert sich die Therapie i.d.R. an der Therapie der primären, idiopathischen Erkrankung.

Undifferenzierte Kollagenosen, Mixed Connective Tissue Disease (Sharp-Syndrom)

Die Behandlung bei glomerulärer Beteiligung entspricht, je nach bioptischem Befund, weitgehend der Therapie der Lupus-Nephritis.

Sklerodermie

Bei ca. 50% aller Sklerodermiepatienten kommt es zu einer Einschränkung der Nierenfunktion. Von besonderer Bedeutung ist das Auftreten sog. **renaler Krisen,** d. h. akuter Nierenfunktionsverschlechterung begleitet von hypertensiver Entgleisung. In diesen Krisen werden allenfalls eine subnephrotische Proteinurie und eine Mikrohämaturie beobachtet.

Die Therapie beinhaltet vordringlich eine **Blutdrucksenkung**, vorzugsweise durch Gabe von ACE-Hemmern.

Cave

Aufgrund der vaskulären Veränderungen im Rahmen der Sklerodermie ist besonderes Augenmerk auf **bestehende Nierenarterienstenosen** zu legen, die bei Gabe von ACE-Hemmern eine weitere Nierenfunktionsverschlechterung bedingen können.

Die Gabe von Steroiden in höherer Dosierung > 15 mg/d wird bei Sklerodermie nicht empfohlen, da sich in einer Studie eine solche Therapie als nachteilig erwiesen hat.

Purpura Schoenlein-Henoch

Die Erkrankung, die vorwiegend im Kindesalter auftritt, ist durch die Kombination von Purpura, Polyarthralgien sowie abdominellen Schmerzen durch eine intestinale Vaskulitis, evtl. mit blutigen Diarrhöen, charakterisiert. Eine Nephritis im Rahmen der Purpura Schoenlein-Henoch manifestiert sich als **IgA-Nephropathie.** Da v.a. im Erwachsenenalter keine Therapiestudien zur Schoenlein-Henoch-Nephritis vorliegen, orientiert sich die Therapie an der IgA-Nephropathie (➤ Kap. 1.6.6).

Rheumatoide Arthritis

Vermutlich existiert eine eigenständige, durch die rheumatoide Arthritis (RA) induzierte Immunkomplex-Glomerulonephritis. Diese meist mesangioproliferativen, IgA-negativen Glomerulonephritiden verlaufen oft mild. Die Therapie entspricht der der idiopathischen Erkrankung (➤ Kap. 1.6.5).

Sehr selten finden sich andere Glomerulonephritiden, z. B. Minimal-change-Glomerulonephritis induziert durch nichtsteroidale Antiphlogistika oder eine RPGN im Rahmen einer rheumatischen Vaskulitis.

Spondylarthropathien, Morbus Bechterew

Am häufigsten findet sich in der Assoziation mit diesen immunologischen Systemerkrankungen eine IgA-Nephropathie (➤ Kap. 1.6.5).

1.6.11 Thrombotische Mikroangiopathien

Thrombotische Mikroangiopathie (TMA) beschreibt ein akutes Syndrom aus mikroangiopathischer hämolytischer Anämie, Thrombozytopenie und Organmanifestationen. Pathogenetisch liegt allen TMA-Formen ein toxischer, mechanischer und/oder immunologisch vermittelter **Endothelschaden** zugrunde, der dessen antithrombotische Eigenschaften beeinträchtigt und zu Mikrothrombosen führt, die wiederum ursächlich der Hämolyse zugrunde liegen. Im Fall des **hämolytisch-urämischen Syndroms** (HUS) findet sich vorrangig eine renale Beteiligung, während die **thrombotisch-thrombozytopenische Purpura** (TTP; Morbus Moschkowitz) durch vorwiegende zerebrale Störungen charakterisiert ist. Ebenfalls zu den thrombotischen Mikroangiopathien gehört das **HELLP-Syndrom** (Hemolysis, Elevated Liver Enzymes, Low Platelets). Neben den eher historisch begründeten Termini HUS und TTP setzt sich zunehmend eine pathogenetisch orientierte Nomenklatur durch.

Die **TMA-Diagnose** ergibt sich aus der Kombination von

- i.d.R. coombsnegativer Hämolyse mit Hämoglobin im Urin,
- abfallenden Hb-Werten im Blut,
- hoher LDH,
- stark erniedrigtem Haptoglobin,
- den typischen, eierschalenförmigen Erythrozytenfragmenten – Fragmentozyten, Schistozyten – im Blutausstrich sowie
- der begleitenden Thrombopenie, z. B. Verbrauch in den Nierenkapillaren, bei normaler plasmatischer Gerinnung.

Innerhalb der thrombotischen Mikroangiopathien kommt v.a. anamnestischen Daten – vorausgehende Diarrhö-Episode, Infekte, Systemkrankheit – eine zentrale Rolle in der Subklassifizierung zu.

Tab. 1.2 Verlaufsformen, Pathogenese und Therapie der thrombotischen Mikroangiopathie

TMA-Verlaufsform	Pathogenetisches Prinzip	Therapie
Infektassoziierte Formen		
Shigatoxinassoziiert HUS (D+ HUS)	Shiga-Toxin, u.a. aus E. coli O157:H7, Shigella dysenteriae Typ 1, schädigt Endothel	• Supportiv • Plasmatherapie in schweren Fällen • Antibiotika nur bei schwerer Bakteriämie • Motilitätshemmende Medikamente meiden.
Neuraminidase-assoziierte TMA	Unbekannt; seltene Komplikation einer Infektion mit *Streptococcus pneumoniae*	• Antibiotika • Plasmatherapie kontrovers
TMA assoziiert mit ADAMTS 13 oder Komplementabnormalitäten		
ADAMTS-13-assoziierte TTP	Genetischer Mangel o. Autoantikörper gegen ADAMTS 13. Spontan o. medikamentenassoziiert, z. B. Ticlopidin, Clopidogrel	• Plasmatherapie bei Mangel • Plasmatherapie + Immunsuppression bei Autoantikörpern • Therapie mit einem humanisierten Anti-von-Willebrand-Faktor-Nanobody (Caplazizumab) u. bei Nachweis von ADAMTS-13-Autoantikörpern B-Zell-Depletion mit Rituximab
HUS-assoziiert mit Komplementdefekten	Mangel o. reduzierte Bioaktivität von Faktor I, B, H o. Membrane Cofactor Protein (MCP)	• Plasmatherapie; nicht erfolgreich bei MCP-Mutation • Therapie mit Antikörpern gegen Komplement C5 (Eculizumab, Ravalizumab)
TMA assoziiert mit Schwangerschaft		
TTP, HUS o. HELLP	Weitgehend unbekannt	• Plasmatherapie, ggf. Caplazizumab bei TTP • Entbindung bei HELLP • Supportiv + evtl. Plasmatherapie + evtl. Eculizumab bei HUS
TMA assoziiert mit Systemkrankheiten, HIV, Malignomen		
• Autoimmunkrankheiten • Maligne Hypertonie • HIV • Malignome		• Plasmatherapie • RR-Kontrolle • Plasmatherapie (?) • Keine effektive Therapie
TMA assoziiert mit Medikamenten		
Mitomycin C, Ticlopidin, Clopidogrel, Chinin, Interferon-α, Calcineurin-Hemmer, östrogenhaltige orale Kontrazeptiva		Plasmatherapie bei einzelnen Medikamenten effektiv, bei anderen ineffektiv
TMA nach Organtransplantation		
• Solide Organe • Knochenmark-Transplantation		• Calcineurin-Inhibitoren absetzen, Plasmatherapie, evtl. i.v. IgG • Keine effektive Therapie

Zunehmend gewinnen **laborchemische** Befunde, insbesondere die Bestimmung der ADAMTS-13-Aktivität, ADAMTS-13-Antikörpern sowie der Nachweis von Defekten im Komplementsystem an Bedeutung. Keinesfalls sollte aber diese Diagnostik zu einer Verzögerung der Initialtherapie (➤ Tab. 1.2) führen.

MERKE

In **schweren Fällen** ist die **Plasmainfusion** oder **Plasmapherese** die Initialtherapie der TMA.

Nur in Einzelsituationen – z. B. typisches HUS im Gefolge einer diarrhöassoziierten enterohämorrhagischen Kolitis bei Kindern (➤ Tab. 1.2) – kann einer rein supportiven, beobachtenden Therapie der Vorzug gegeben werden.

Zur Plasmatherapie empfiehlt sich in Anlehnung an den Dialysestandard und den Apheresestandard der Deutschen Gesellschaft für Nephrologie (DGfN) folgendes Vorgehen:

- Täglich mindestens ein Plasma-Volumen-Austausch gegen Fresh Frozen Plasma (FFP).
- Bei **Non-Respondern** kann versuchsweise als Alternative zu FFP der Kryo-Überstand von Plasma mit reduziertem vWF-Multimer-, Fibrinogen- und Fibronektin-Gehalt eingesetzt werden.
- Fortführung mind. 2 Wo., solange Symptomatik besteht bzw. bis 2–3 d nach Normalisierung der Thrombozytenzahlen.

Der Wert einer zusätzlichen Steroidgabe ist ungesichert, kann aber konzeptionell – z. B. bei Antikörpern gegen ADAMTS-13 – sinnvoll sein.

Aspirin, Dipyridamol, Heparin und Streptokinase sind ebenfalls von ungesichertem Wert und sollten wegen des Blutungsrisikos eher gemieden werden.

Cave

Andere **thrombozytenhemmende Substanzen** wie Ticlopidin können sogar eine **TTP induzieren.** Thrombozytengaben sollten auf Situationen mit lebensbedrohlichen Blutungen beschränkt werden.

Die weitere Therapie richtet sich nach der klinischen Situation und diagnostischen Test-Ergebnissen und ist in ➤ Tab. 1.2 dargestellt.

1

Essentials für die Hausarztpraxis

- Die genaue **Diagnose** glomerulärer Erkrankungen erfolgt in nahezu allen Fällen mithilfe einer Nierenbiopsie.
- Die **Prognose** glomerulärer Erkrankungen wird zentral durch das Ausmaß der Hypertonie sowie der Proteinurie, v.a. der mittleren Proteinurie über mehrere Monate, bestimmt. Eine Proteinurie von ≥ 0,5–1 g/d heißt „signifikant“, ≥ 3,5 g/d „nephrotisch“.
- **Supportive Therapiemaßnahmen** sind bei glomerulären Krankheiten nahezu immer indiziert. Hierzu zählen antihypertensive und antiproteinurische Maßnahmen, die Gabe von Diuretika, diätetische Maßnahmen: Salz- und Proteinrestriktion, Nikotinverzicht, bei stärkeren Ödemen Einschränkung der Trinkmenge.
- Die **Therapie** von Patienten mit chronischen glomerulären Erkrankungen sollte vorzugsweise durch spezialisierte Zentren bzw. Nephrologen, am besten im Rahmen von klinischen Studien, erfolgen.

LITERATUR

Feehally J, Floege J, Tonelli M, Johnson RJ: Comprehensive clinical nephrology. 6. A. Elsevier, St.Louis (2018).

Leitlinien der „Kidney Disease: Improving Global Outcomes“ (KDIGO)-Initiative: www.kdigo.org.

KAPITEL

2 Tubulopathien

Joachim Hoyer[1]

Kernaussagen

- Die **Bartter-Syndrome** sind sog. Salzverlustsyndrome, die klinisch zu hypokaliämer Alkalose, Polyurie und Polydipsie sowie Dehydratationsrisiko, Normo- bis Hypotension führen. Typenspezifisch treten Hyperkalziurie mit Nephrokalzinoserisiko und Hypomagnesiämie auf. Es kommt früh zu einer Wachstumsstörung und kann mit einer geistigen Retardierung einhergehen.
- Bei **antenataler Manifestation** eines Bartter-Syndroms kommt es in utero zu ausgeprägtem Polyhydramnion durch die fetale Polyurie, Frühgeburten sind häufig.
- Das **Gitelman-Syndrom** ist ebenfalls eine Salzverlusttubulopathie und manifestiert sich im Jugend- oder Erwachsenenalter mit hypokaliämer Alkalose, Hypochlorämie und Hypomagnesiämie sowie Hypokalziurie, die zu Muskelschwäche, Abgeschlagenheit, Durst und Polydipsie führen.
- Die **Therapie des Bartter-Syndroms** erfolgt durch Natrium-, Kalium- und Magnesiumsubstitution. Bei Hyperprostaglandin-E-Syndrom soll die Gabe von Indometacin versucht werden. Beim **Gitelman-Syndrom** werden Natrium, Kalium und Magnesium substituiert.
- Die **hereditäre Vitamin-D-resistenten Rachitis** (Phosphatdiabetes) führt zu einer Hypophosphatämie mit nachfolgender Rachitis bzw. Osteomalazie. Sie wird durch hohe Gaben von Phosphat und Substitution mit 1,25-Dihydroxy-Cholecalciferol oder 1-Hydroxy-Cholecalciferol behandelt.

[1] Autor der Vorauflage: Herbert J. Kramer†

2

- Der **Pseudohypoparathyreoidismus** beruht auf einer tubulären Resistenz gegenüber Parathormon und ist durch niedrige Serumkalziumkonzentrationen und hohe Phosphatkonzentrationen, die zur Tetanie führen, gekennzeichnet.
- In der **Dauertherapie des Pseudohypoparathyreoidismus** kommen Kalziumsubstitution und Cholecalciferol bzw. Cholecalciferolmetaboliten zum Einsatz. Ferner muss die Serumphosphatkonzentration durch phosphatarme Diät und Phosphatbinder normalisiert werden.
- Die **renal-tubulären Azidosen** sind gekennzeichnet durch eine hyperchlorämische Azidose mit normaler Anionenlücke aufgrund eines angeborenen oder erworbenen Defekts in der renalen Säure-Basen-Regulation und treten zusammen mit Störungen des Kaliumhaushalts auf.
- Die **Therapie der renal-tubulären Azidosen** erfolgt mittels Ausgleich einer Dehydratation, einer Kaliumsubstitution bei hypokaliämer RTA und typenspezifisch evtl. einer Bikarbonatsubstitution. In Fällen eines Hypoaldosteronismus erfolgt die Substitution mit Mineralokortikoidpräparaten.
- Der **Diabetes insipidus renalis** ist klinisch charakterisiert durch Polyurie, Polydipsie, Ausscheidung eines hypoosmolalen Urins, Gefahr der Hypernatriämie und Hypokaliämie. Bei den seltenen hereditären Formen liegen Mutationen im Vasopressinrezeptor oder Aquaporin-2-Wasserkanal im Sammelrohr vor, bei der häufigeren sekundären Form funktionell eine Vasopressin-Resistenz des Sammelrohrs.
- Die **Therapie des Diabetes insipidus renalis** basiert auf einer salzarmern Diät und Thiazidmedikation. Bei Hypokaliämie erfolgt die Kaliumsubstitution, ggf. kann die Gabe kaliumsparender Diuretika versucht werden. Die Vasopressingabe ist i.d.R. nicht erfolgreich.
- Bei den **Aminoazidurien** handelt es sich meist um autosomal-rezessiv vererbte Störungen des Aminosäurestoffwechsels, die durch eine gesteigerte Urinausscheidung von Aminosäuren charakterisiert sind.
- Die **Aminoazidurien** verlaufen häufig und je nach betroffener Aminosäure asymptomatisch. Sie können jedoch eine **Reihe von Komplikationen** hervorrufen: Steinbildung (Zystinurie, Glycinurie), Lethargie und geistige und physische Retardierung, Nierenschädigung sowie Pellagra (Hartnup-Krankheit).
- Eine **kausale Therapie** der angeborenen Stoffwechseldefekte ist nicht möglich, die **symptomatische Therapie** zielt auf die Reduktion der Ansammlung toxischer Stoffwechselprodukte. **Therapeutische Maßnahmen** umfassen proteinarme Diät, reichliche Flüssigkeitszufuhr und Harnalkalisierung (Cystinurie) und Substitution von Vitamin B_{12} (Methylmalonazidurie) oder Nicotinamid (Hartnup-Krankheit).
- Ein **Fanconi-Syndrom** kann durch vielfältige Ursachen ausgelöst werden. Neben verschiedenen renalen Erkrankungen und Stoffwechselstörungen können exogene Noxen wie Schwermetallintoxikation und Medikamente auslösende Ursachen sein.
- Ein **Fanconi-Syndrom** ist charakterisiert durch multiple renale Verluste (Proteinurie, Aminoazidurie, Glukosurie, Proteinurie, Bikarbonaturie, Phosphaturie sowie Elektrolytverluste), die zu **schwerwiegenden klinischen Symptomen** führen können (Rachitis bzw. Osteomalazie, ggf. Wachstumsretardierung, Dehydratation, Elektrolytstörungen und metabolische Azidose).
- Die **Therapie beim Fanconi-Syndrom** zielt auf die Prophylaxe bzw. Therapie der Rachitis mit Cholecalciferol oder Cholecalciferolmetaboliten, der Hypophosphatämie durch Phosphatsubstitution, der metabolischen Azidose durch Gabe von alkalisierenden Natrium-, Kalium- oder Kalziumsalzen sowie der Hypokaliämie durch Kaliumsubstitution.

2.1 Tubulopathien mit Störungen des Elektrolyttransport

2.1.1 Bartter-Syndrome

Bei den Bartter-Syndromen handelt es sich um monogene autosomal-rezessiv vererbte Störungen (Bartter V autosomal-dominant) des Elektrolyttransports im aufsteigenden Ast der Henle-Schleife. Die Genmutationen betreffen

- den Na-K-2Cl-Co-Transporter (NaKCC2; Bartter I),
- den Kaliumkanal (ROMK) an der luminalen (tubulären) Membran (Bartter II),
- den Chloridkanal (CClKb) an der basolateralen (interstitiumseitigen) Membran,
- die regulatorische β-Untereinheit (Barttin) des Chloridkanals (Bartter IV) oder
- den intrazellulären Calcium-sensing Rezeptor (CaSR) oder ein intrazelluläres Protein MAGED2, die beide den intrazellulären Transport und die Membraninsertion eines NKCC2-Inhibitors und des ROMK (Bartter V) hemmen.

Bei einigen Bartter-Typen, insbesondere Bartter IV bzw. besonders den antenatalen Formen, kann ein **Hyperprostaglandin-E-Syndrom** bestehen.

Das Bartter-Syndrom IV tritt i.d.R. mit einer schweren antenatalen Manifestation auf und ist vergesellschaftet mit einer Innenohrschwerhörigkeit (Barttin-Mutation des CClKb im Innenohr). Auch das Bartter-Syndrom V tritt mit einer schweren antenatalen Manifestation mit Polyhydramnion und Frühgeburtlichkeit auf.

Die **Störungen des Elektrolyttransports,** spezifisch das Bartter-Syndrom Typ 1, spiegeln sich in wesentlichen Teilen in der Wirkung von Furosemid wider, welches spezifisch den Na-K-2Cl-Co-Transporter inhibiert. Deshalb wird auch von einer Furosemid-ähnlichen Tubulopathie gesprochen.

Die Bartter-Syndrome stellen sog. **Salzverlustsyndrome** dar, die durch

- eine Hypokaliämie,
- eine metabolische Alkalose,

- eine Hypochlorämie,
- einen sekundären Hyperaldosteronismus (Renin und Aldosteron erhöht),
- einen normalen oder niedrigen Blutdruck,
- eine erhöhte Kalium-, Natrium- und Kalzium- und ggf. Magnesiumausscheidung und eine erhöhte Urinosmolalität sowie
- eine erhöhte Nephrokalzinoserisiko

charakterisiert sind.

Das Ausmaß der Hyperkalziurie und Hypermagnesiurie unterscheidet sich zwischen den einzelnen Typen. Zum Beispiel ist die Hypomagnesiämie beim Bartter-Syndrom Typ I und II nur gering ausgeprägt, demgegenüber bei Bartter III oder bei bestehendem Hyperprostglandin-E-Syndrom typisch.

Klinisch manifestieren sich die Bartter-Syndrome im frühen Kindesalter durch

- Polyurie, Polydipsie,
- Dehydratation und
- Erbrechen.

Zudem treten Muskelkrämpfe und Muskelhypotonie und Abgeschlagenheit auf. Es bestehen ein „Kochsalzhunger", Dyssensibilitäten, Zephalgien, Schwindel und Verwirrtheit, zudem Gelenkschmerzen und Wachstumsretardierung. Die Hyperkalziurie führt selten auch zu einer Nephrokalzinose.

Bei der **antenatalen Form** des Bartter-Syndroms kommt es zu einem ausgeprägten Polyhydramnion und Frühgeburtlichkeit sowie einer Nephrokalzinose beim Neugeborenen. In der Regel besteht ein Hyperprostaglandin-E-Syndrom.

Des Weiteren wurde eine passagere Bartter-Form durch eine funktionell ungeklärte Mutation (MAGE-D2) mit schwerem Polyhydramnion beschrieben.

Medikamentös können Aminoglykoside (Störung der interzellulären Junction-Funktion) ein Bartter-Syndrom (vornehmlich Hypokalzämie und Hypomagnesiämie) hervorrufen, welches insbesondere durch eine Hypokalzämie und Hypomagnesiämie manifestiert. Es bildet sich nach Absetzen zurück.

Therapie:

Die rein **symptomatische Therapie** fokussiert im Wesentlichen auf die Elektrolytsubstitution und bei vorhandendem Hyperprostaglandin-E-Syndrom in der Zyklooxygenasehemmung durch ein nichtsteroidales Antiphlogistikum.

- Natriumchloridsubstitution erfolgt bis auf niedrig normale Serumnatriumwerte: 2–4(–8) mmol/kg KG bzw. 100–200 mmol/d nach Bedarf.
- Kaliumsubstitution erfolgt bis auf niedrig normale und leicht erniedrigte Serumkaliumwerte (≥ 2,5 anstreben, wenn möglich ≥ 3 mmol/l): Kaliumchlorid 2–8 mmol/kg KG bzw. 40–80 mmol/d.
- Zyklooxygenasehemmung mit NSAID: z.B. Indometazin 1 × 25–50(–100) mg/d.

2.1.2 Gitelman-Syndrom

Das Gitelman-Syndrom ist eine autosomal-rezessiv vererbte Störung des Elektrolyttransports im distalen Tubulus. Die Genmutationen betreffen den Natrium-Chlorid-Co-Transporter (NCCT).

Die Störungen des Elektrolyttransports spiegeln sich in wesentlichen Teilen in der Wirkung von Thiaziden wider, sodass von einer **Thiazid-ähnlichen Tubulopathie** gesprochen wird.

Die fehlende Natriumreabsorption durch den mutierten Transporter kann durch eine verstärkte Natriumreabsorption im nachfolgenden Sammelrohr kompensiert werden. Dies erfolgt jedoch im Austausch mit einer gesteigerten Kalium- und H^+-Ionen-Sekretion.

Funktionell kommt es zur gleichzeitigen Herabregulation des Magnesiumtransporters (TRPM6). Die Prostaglandinsynthese ist nicht verändert.

Das **Gitelman-Syndrom**hat einen weniger ausgeprägten Phänotyp als die Bartter-Syndrome. Es ist **charakterisiert durch**

- Hypokaliämie (schwergradig),
- metabolische Alkalose (mittelgradig),
- sekundären Hyperaldosteronismus (mittelgradig),
- normalen oder niedrigen Blutdruck,
- Hypomagnesiämie (mittelgradig),
- Hypochlorämie sowie
- erhöhte Kalium- und Magnesiumausscheidung und normale Urinosmolalität.

Klinisch fällt es auf durch

- Muskelschwäche,
- Müdigkeit, Abgeschlagenheit,
- Tetanie (seltener),
- Rhabdomyolyse (selten),
- Bauchschmerzen, Erbrechen (seltener) und
- Salzhunger.

Im Gegensatz zu den Bartter-Syndromen entwickelt sich kein Polyhydramnion, keine Wachstumsretardierung, weniger Polyurie und Dehydrierung sowie keine Hyperkalziurie und somit keine Nephrokalzinose.

Pathognomonisch ist eine Hypokalziurie in Kombination mit einer hypermagnesurischen Hypomagnesiämie.

Therapie:

Die rein **symptomatische Therapie** besteht in der Elektrolytsubstitution. Die Hemmung der Prostaglandinsynthese bleibt ohne Effekt. Der Einsatz kaliumsparender Diuretika kann versucht werden, ist häufig aber erfolglos.

- Kaliumsubstitution auf leicht erniedrigte Serumkaliumwerte (≥ 2,5 anstreben, wenn möglich ≥ 3 mmol/l): Kaliumchlorid 2–8 mmol/kg KG bzw. 40–80 mmol/d.
- Magnesiumsubstitution auf niedrig normale oder leicht erniedrigte Serumwerte: Magnesiumaspartat oder -oxid 5–15 mmol/d sofern keine abdominellen Beschwerden bzw. Diarrhoen therapielimitierend sind.

2.1.3 Liddle-Syndrom (Pseudohyperaldosteronismus)

Das Liddle-Syndrom ist eine sehr seltene autosomal-dominant vererbte Tubulopathie, deren Aufklärung jedoch sehr zum Verständnis von vielfältigen Natriumresorptionsstörungen im Sammelrohr beigetragen hat. Das Liddle-Syndrom wird durch eine aktivierende

Mutation des epithelialen Natriumkanal ENaC-Gens (β- oder γ-Untereinheit) in Sammelrohrhauptzellen hervorgerufen.

Dadurch entstehen über die mit der Natriumreabsorption verknüpfte Wasserresorption und Volumenexpansion ein schwerer therapieresistenter Hypertonus und konsekutiv

- eine Hypokaliämie,
- eine metabolische Alkalose und
- supprimierte Renin- und Aldosteronserumspiegel.

Klinisch symptomatisch wird das Liddle-Symptom

- durch schwere hypertensive Endorganschäden
  - unbehandelt häufig mit zerebralem Insult und/oder Blutung
  - unbehandelt häufig Nierenschädigung mit CKD ≥3
- Symptomatik der Hypokaliämie (s.o., weniger stark ausgeprägt als bei Bartter- oder Gitelman-Syndrom)

Therapie:

- Diätetisch: natriumarme Ernährung.
- Kaliumsparende Diuretika: Amilorid oder Triamteren.
- Intensive antihypertensive Therapie: RAS-Blocker, Kalziumkanalblocker, Betablocker.
- Aldosteronantagonisten sind beim Liddle-Syndrom unwirksam.
- Kaliumchloridsubstitution: 1–2 mmol/kg KG bzw. 30–60 mmol/d KCI .o.

Bei dialysepflichtiger Nierenerkrankung mindert sich der jedoch schon fixierte Hypertonus. In beschriebenen Einzelfällen führte eine Nierentransplantation quasi kurativ zur Normalisierung des Blutdrucks.

2.1.4 Pseudohypoaldosteronismus

Pseudohypoaldosteronismus Typ 1

Dem. sog. klassischen Pseudohypoaldosteronismus Typ 1 liegt eine hereditäre amilorid-ähnliche Salzverlusttubulopathie zugrunde. Die Erkrankung wird hervorgerufen durch eine inaktivierende Mutation des epithelialen Natriumkanal (ENaC) des Sammelrohrs mit konsekutiver Resistenz der distalen Tubuluszelle gegenüber Aldosteron.

Dies induziert zum renalen Natriumverlust mit

- Hyponatriämie,
- Hyperkaliämie und
- hyperchlorämischer metabolischer Azidose.

Extrarenale Manifestationen treten an Haut und Lunge auf.

Therapie:

Additive NaCl-Zufuhr: ≥ 1–2 mmol/kg KG bzw. 85 mmol Natriumchlorid (5 g NaCI) täglich und Flüssigkeitssubstitution.

Ausgeprägte Hyperkaliämie: p.o. Gabe von Ionenaustauschern: Zirkonium-Cyclosilikat (1–2 × 5 bzw. 10 mg/d), Patiromer (1–2 × 8,4 mg/d).

Eine zweite Form des Pseudohypoaldosteronismus I beruht auf einem Defekt des Mineralokortikoidrezeptors. Dies ist jedoch keine direkte Störung des Natriumtransporters.

Pseudohypoaldosteronismus Typ 2 (Gordon's Syndrome)

Pseudohypoaldosteronismus Typ 2, auch als Gordon's Syndrome beschrieben, liegt eine Störung der Natrium- und Chlorid- sowie der Kaliumreabsorption im distalen Tubulus zugrunde. Er beruht auf Genmutationen

- zweier WNK-Kinasen (WNK1 oder WNK4), wodurch eine
- Entkoppelung des NCC-Transporters von der Inhibition durch WNK4 und/oder
- Entkoppelung des Kaliumkanals ROMK von der Inhibition durch WNK4 oder
- die Inhibition der WNK 4 durch WNK 1 unterbunden ist.

Dadurch entstehen eine

- erhöhte Natriumreabsorption mit volumeninduzierter Hypertonie,
- Hyperkaliämie und
- hyperchlorämische metabolische Azidose.

Therapie:

- Behandlung mit einem Thiaziddiuretikum (Hydrochlorothiazid, Chlorthalidon, Indapamid)
- Ggf. 80–100 mmol Natriumbikarbonat oder Natriumsulfat
- Ggf. Behandlung mit einem Diuretikum, z.B. Furosemid oder Thiazid

2.1.5 Hyperkalziurie

Eine Hyperkalziurie besteht bei einer täglichen Kalziumausscheidung > 4 mg/kg KG. Sie führt dann häufig zu Urolithiasis und/oder einer Nephrokalzinose.

Eine Hyperkalziurie kann multiple **Ursachen** haben:

- Hyperparathyreoidismus
- Sarkoidose
- Malignome
- Vitamin-D-Überdosierung
- Salzverlust-Tubulopathien
- renal-tubuläre Azidose

Therapie:

Die Kalziumzufuhr soll auf ca. 1000 mg/d (bei Erwachsenen) und die Kochsalzzufuhr auf 1–2 mmol/kg KG/d bzw. 100 mmol/d (ca. 6 g) reduziert werden.

Falls diese Maßnahmen erfolglos sind, sollten **Thiazide** in niedriger Dosierung eingesetzt werden. Thiazide können die Rate an Urolithiasiskomplikationen um bis zu 60% reduzieren.

2.1.6 Idiopathische Hyperkalziurie

Eine idiopathische Hyperkalziurie kann auf einem renalen Kalziumverlust (renale Form) oder auf einer erhöhten intestinalen Kalziumresorption (hyperabsorptive Form) beruhen.

Therapie: ➤ Kap. 2.1.5.

2.1.7 Familiäre Hypomagnesiämie mit Hyperkalziurie und Nephrokalzinose

Es handelt sich um eine komplexe, autosomal-rezessiv vererbte tubuläre Funktionsstörung mit

- Hypomagnesiämie als Folge einer erhöhten Magnesiumexkretion sowie
- Hyperkalziurie und progredientem Nierenversagen während der Kindheit oder im Adoleszentenalter.

Neben Symptomen der Hypomagnesiämie finden sich eine Polyurie mit Hyposthenurie, Nephrokalzinose und erniedrigter glomerulärer Filtrationsrate (GFR).

Mutationen im Gen für Paracellin-1, einem für die Funktion der interzellulären Tight Junctions wichtigen Protein, führen zu einem Verlust der parazellulären Magnesium (und Kalzium)-Resorption im aufsteigenden Teil der Henle-Schleife und im distalen Tubulus.

Therapie:

Die **Magnesiumsubstitution** wird symptomorientiert bis zur intestinalen Toleranzgrenze (Diarrhö) versucht. Eine Normalisierung des Serummagnesiums wird i.d.R. nicht bzw. erst bei stark eingeschränkter Nierenfunktion (CKD ≥ 4) erreicht.

2.1.8 Phosphatdiabetes (Vitamin-D-resistente Rachitis)

Der X-chromosomal-dominant vererbten familiären hypophosphatämischen (Vitamin-D-resistenten) Rachitis liegen eine angeborene verminderte renal-tubuläre Phosphatrückresorption und eine verminderte intestinale Resorption von Phosphat und Kalzium aufgrund von Mutationen im PHEX-Gen zugrunde. Sie führen zur Hypophosphatämie und dadurch zur hypophosphatämischen Rachitis bzw. Osteomalazie.

Da das PHEX-Gen nicht in der Niere exprimiert wird, handelt es sich um eine **sekundäre Tubulusfunktionsstörung.**

Die seltene Form des autosomal-dominanten Phosphatdiabetes zeigt eine variable Penetranz.

Eine dritte, vermutlich autosomal-rezessive Form geht mit einer Hyperkalziurie bei erhöhten 1,25-Dihydroxy-Vitamin-D_3-Serumspiegeln einher.

Therapie:

- Phosphatsubstitution möglichst gleichmäßig über den Tag verteilt mit 1–3 g/d (Erwachsene bis 6 g; Reducto® Spezial 613 mg (6,4 mmol) Phosphat/Drg.; ➤ Kap. 2.5.1).
- 1,25-Dihydroxy-Cholecalciferol (Rocaltrol®) oder 1α-Hydroxy-Cholecalciferol (Eins-Alpha®) in einer Dosierung von 0,2 µg, beim Erwachsenen bis zu 1 µg/d (nicht bei Formen mit Hyperkalziurie).

2.1.9 Pseudohypoparathyreoidismus

Beim Pseudohypoparathyreoidismus, der zweimal häufiger bei Frauen als bei Männern vorkommt, liegt eine tubuläre **Resistenz gegenüber Parathormon** vor. Nach Gabe von Parathormon erfolgt

- beim Typ 1 kein Anstieg der cAMP-Ausscheidung im Urin,
- beim Typ 2 steigt zwar die cAMP-Ausscheidung im Urin an, jedoch ohne Zunahme der Phosphatausscheidung.

Biochemisch finden sich niedrige Serumkalziumkonzentrationen und hohe Phosphatkonzentrationen, die zur Tetanie führen.

Die hereditäre **Albright-Osteodystrophie** mit untersetztem Körperbau, Minderwuchs, geistiger Retardierung, Dyschondroplasie mit Verkürzung des 4. Mittelhandknochens und Übergewicht findet sich nur beim Pseudohypoparathyreoidismus Typ 1a.

Stammganglienverkalkung und subkutane Kalkablagerungen sind beiden Formen gemeinsam.

Ohne biochemische oder klinische Manifestationen spricht man vom Pseudo-Pseudohypoparathyreoidismus.

Therapie:

- Akuttherapie bei Tetanie: 1–2 ml/kg KG Kalziumglukonat 10% i.v.
- Dauertherapie:
  - 0,5–1,0 g/d Kalzium und
  - 50 µg/kg KG/d Cholecalciferol (Vitamin D_3; Erwachsene 5000–10.000 E) oder 50 ng/kg KG/d 1,25-Dihydroxy-Cholecalciferol (Rocaltrol®; Erwachsene 0,5–3 µg) bzw. 1α-Hydroxy-Cholecalciferol (Eins-Alpha®).

Hydroxylierte Vitamin-D_3-Metabolite sind besser steuerbar.

Die Dosierung richtet sich streng nach Serumkalzium- und Phosphatkonzentrationen (Serumkalzium max. 2,5 mmol/l).

Zur Vermeidung einer Hyperkalziurie soll die Urin-Kalziumausscheidung < 0,1 mmol/kg (4 mg/kg) bzw. 0,7 mol/mol Kreatinin (0,25 mg/mg) liegen.

Daneben sind zur Senkung der erhöhten Serumphosphatkonzentration eine diätetische Phosphatrestriktion (z.B. 1200 mg/d) und die Hemmung der intestinalen Phosphatresorption durch Phosphatbinder (z.B. Kalziumkarbonat oder -azetat) erforderlich.

2.2 Tubulopathien mit Störungen des Säure-Basen-Haushalt

2.2.1 Renal-tubuläre Azidose (RTA)

Die renal-tubulären Azidosen gehören zu den hyperchlorämischen Azidosen mit normaler Anionenlücke. Sie beruhen auf Störungen der Tubulusfunktion bzgl. der Protonensekretion, der Bikarbonatregeneration und der Natriumreabsorption und werden anhand der Lokalisation der tubulären Störung in die Typen 1, 2 und 4 aufgeteilt; die ursprüngliche RTA Typ 3 entspricht, mit Ausnahme von seltenen Fällen einer autosomal-rezessiven Erkrankung, nicht einer spezifischen Entität, sondern spiegelt die reduzierte Tubulusfunktion bei einer fortgeschrittenen Nierenerkrankung (CKD ≥ 4) wider. Sie sind i.d.R. von einer Hypokaliämie begleitet, jedoch gibt es bei RTA 4 auch eine hyperkaliäme Form mit gestörter distaler Kaliumsekretion. Die RTA 1 und 2 sind im Erwachsenenalter relativ selten, während die RTA 4 mit den zwei Subtypen relativ häufig auch im Zusammenhang mit anderen Erkrankungen auftritt.

2

2.2.2 Distale renal-tubuläre Azidose (RTA Typ 1)

Bei einer distalen renal-tubulären Azidose liegt die Störung in
- einem Defekt der H^+-Sekretion (Defekt der H^+-Pumpe) im distalen Tubulus,
- einem defekten H^+-Ionen-Gradient mit parazellulärem Protonenreflux aus dem Tubuluslumen,
- einer gestörten Natriumreabsorption und konsekutiv reduzierter Protonensekretion.

Laborchemisch und klinisch bestehen
- hyperchlorämische Azidose,
- Urin-pH > 5,5
- Hypokaliämie,
- häufig Hyperkalziurie mit konsekutiver Nephrokalzinose oder Nephrolithiasis.
- Zusätzlich ist eine Hypophosphatämie mit Wachstumsstörungen möglich.

Die distale renal-tubuläre Azidose kann
- hereditär oder
- sekundär erworben sein:
  - Medikamentös bzw. toxisch (Amphotericin B, Cyclamat, Toluene),
  - tubulointerstitielle Erkrankungen,
  - SLE, Sjögren-Syndrom,
  - Paraproteinnämien,
  - Hyperkalziurie und Hyperparathyreoidismus.

Therapie:
- Behandlung der zugrunde liegenden Erkrankung
- Kaliumsubstitition bei Serumkalium < 3 mmol/l, durch Kaliumcitrat (2–4 mmol/kg KG), z.B. 4–6 Kalinor®-Br./d
- Kalziumarme Diät und ausreichende Trinkmenge
- Ggf. Ausgleich einer Hypophosphatämie

2.2.3 Proximale renal-tubuläre Azidose (RTA Typ 2)

Bei der proximalen renal-tubulären Azidose liegt im proximalen Tubulus ein Defekt der Bikarbonatreabsorption durch eine Hemmung der Carboanhydraseaktivität vor. Dies führt zu einer erheblichen Bikarbonaturie des proximalen Tubulus, die jedoch durch verstärkte Bikarbonatreabsorption in nachfolgenden Tubulusabschnitten kompensiert werden kann. Deshalb ist der Urin fast bikarbonatfrei und der Urin-pH sauer, häufig mit einem pH-Wert < 5,5. Im proximalen Tubulus fehlt jedoch die Regeneration von Bikarbonat für die Blutbahn. Dadurch entsteht ein neues Steady State für Bikarbonat von ca. 15–18 mmol/l HCO_{3-} und eine metabolische Azidose. Damit assoziiert ist eine Hypokaliämie infolge renaler Kaliumverluste.

Charakteristika sind:
- Hyperchlorämische Azidose
- HCO_{3-} in BGA: 15–18 mmol/l,
- Urin-pH ≤ 5,5
- Hypokaliämie

Die proximale renal-tubuläre Azidose kann isoliert auftreten oder ist Teil einer generalisierten Störung des proximalen Tubulus, die sich z.B. als Fanconi-Syndrom (➤ Kap. 2.5.1) manifestiert.

Die isolierte proximale renal-tubuläre Azidose tritt idiopathisch auf oder wird autosomal-dominant vererbt. Sie führt im Kindesalter u.a. zur Wachstumsretardierung.

Die erworbene proximale renal-tubuläre Azidose tritt meist i.R. einer komplexeren Störung der proximalen Tubulusfunktion auf:
- Renal: Fanconi-Syndrom/Zystinose, Morbus Dent (Mutation Chloridkanal SLC4A4), Mutation des HCO_3^--Kotransporters
- Extrarenal: Morbus Lowe, Morbus Wilson, Glykogenspeichererkrankung, Fruktoseintoleranz
- Intoxikationen
  - mit Schwermetallen (Blei, Kadmium, Quecksilber)
  - medikamentös (Aminoglykoside, Paraquat, Mercaptopurin)
- Bei Dysproteinämien (multiples Myelom, Amyloidose, monoklonale Gammopathie)
- Immunopathien (SLE, Sjögren, chronisch aktive Hepatitis u.a.)
- Interstitiellen Nierenerkrankungen
- Nach Nierentransplantation
- Bei Tumorerkrankungen (Nierenzellkarzinome, Lymphome)

Therapie:
- Behandlung der zugrunde liegenden Ursache.
- Eine orale Bikarbonatsubstitution zum Ausgleich der metabolischen Azidose kann versucht werden.
- Ausgleich einer Hypokaliämie (< 3 mmol/l).

2.2.4 Hyperkaliämische distale renal-tubuläre Azidose (RTA Typ 4)

Hierbei findet sich
- eine gestörte Protonen- und NH_4-Ausscheidung (normokaliäme RTA 4) oder
- eine reduzierte Kaliumsekretion durch Störung der Mineralokortikoidachse (hyperkaliäme RTA 4).

Charakteristika sind:
- Hyperchlorämische Azidose
- Hyperkaliämie
- Urin -pH < 5,5 bei Kaliumsekretionsstörung
- Niedrig normales Kalium
- Urin-pH > 5,5 bei gestörter Protonen- und NH_4-Sekretion

Ursachen sind:
- Primärer Hyperaldosteronismus
- Sekundärer Hypoaldosteronismus (Diabetes mellitus, interstitielle Neprhritis, medikamentös durch RAAS-Blocker, NSAID)
- Pseudohypoaldosteronismus Typ 1 und 2
- Mineralokortikoidrezeptorresistenz (interstitielle Nephritis, Amyloidose, Sichelzellanämie, Refluxnephropathie, medikamentös)

Therapie:
- Behandlung der zugrunde liegenden Erkrankung
- Ggf. orale Kaliumaustauscher (Patiromer, Zirconiumsilicat, s.o.)
- Ggf. orale Bikarbonatsubstitution ohne Evidenz.

2.3 Tubulopathien mit Störungen des Wasseraushalt

2.3.1 Diabetes insipidus renalis

Der Diabetes insipidus renalis kann selten hereditär bedingt sein, ist jedoch weit häufiger sekundär erworben. Die angeborene Form beruht auf einer autosomal- oder X-chromosomal-rezessiven Mutation des Arginin-Vasopressin-Rezeptors oder des Aquaporin-2-Wasserkanals im Sammelrohr. In beiden Fällen liegt funktionell eine Resistenz gegenüber Vasopressin (ADH) vor.

Die Erkrankung geht einher mit

- Polyurie,
- Polydipsie und
- Ausscheidung eines hypotonen Urins

und führt bei den Neugeborenen zu einer Hypernatriämie und Hyperthermie. Weitere klinische Zeichen können z.B.

- Nykturie,
- Enuresis nocturna,
- Gedeihstörungen,
- verminderte Konzentrationsfähigkeit oder
- hypertone Dehydratation bei gastrointestinalen Infektionen sein.

Weitaus häufiger sind erworbene Formen des Diabetes insipidus renalis durch erworbene renale oder systemische Erkrankungen sowie medikamentöse Ursachen. Dabei bleibt i.d.R. eine residuelle Konzentrationsfähigkeit vorhanden, sodass sie phänotypisch deutlich weniger ausgeprägt sind als die genetischen Formen.

Die häufigste Ursache für den erworbenen Diabetes insipidus renalis ist die Therapie mit Lithium, das über eine Hemmung der Adenylatcyclase zu einer Herabregulation des Aquaporin-2-Wasserkanals bzw. dessen Membraninsertion führt.

Eine Hyperkalziämie oder Hypokaliämie bewirken ebenfalls über eine reduzierte Adenylatcylclaseaktivität und reduzierte Expression des Aquaporin-2-Kanals einen Diabetes insipidus renalis.

Durch medulläre Schädigung aufgrund von Sichelzellanämie, Amyloidose, Sarkoidose, Sjögren-Syndrom und ausgeprägte Mangelernährung entsteht ebenfalls eine vasopressinresistente Polyurie. Diese Formen beruhen aber auf einer gestörten medullären Konzentrationsfähigkeit, d.h. es liegt kein Diabetes insipidus renalis im engeren Sinne vor.

Therapie:
An erster Stelle der Therapie steht die Korrektur der auslösenden Ursache bzw. Medikation.

Therapeutisch wird symptomatisch versucht mit Thiaziddiuretika (z.B. Hydrochlorothiazid 2–3 mg/kg KG bei Kindern bzw. 25–100 mg/d) eine Reduktion der täglichen Urinmenge zu erreichen. Ihr Wirkungsmechanismus beruht auf der Induktion eines relativen Volumen- und Natriummangels, der zur gesteigerten Natrium- und Wasserresorption in weiter proximalen Tubulusabschnitten führt. Um einer Hypokaliämie entgegenzuwirken, kann eine Kaliumsubstitution mit erfolgen.

Auch können Thiazide mit kaliumsparenden Diuretika (Amilorid 5–15 mg/d, Triamteren 4 mg/kg KG bzw. 50–150 mg/d) kombiniert werden.

Die diuretische Therapie ist unbedingt mit einer kochsalzarmen Diät zu verknüpfen, die ggf. auf eine eiweißreduzierte Diät erweitert werden kann.

Höhere Dosen DDAVP können gelegentlich, bei partieller Resistenz gegenüber Vasopression/ADH bei sekundären Diabetes insipidus renalis, wirksam sein.

Unter Umständen kann auch der Einsatz von Indomethacin (2–3 mg/kg KG bzw. 50–200 mg/d) bei persistierender Polyurie und erhöhter Prostaglandin-E-Ausscheidung erwogen werden (**cave:** Gefahr intestinaler Blutungen!). Die therapeutischen Maßnahmen führen zwar nicht zu einem Anstieg der Urinosmolalität über die Serumosmolalität, können aber die Polyurie deutlich reduzieren und somit weiteren tubulären Schaden verhindern.

Eine Hypokaliämie wird standardmäßig supplementiert (Kaliumchlorid 30–60 mmol/d). Bei Erwachsenen ist in aller Regel das Durstgefühl so stark, dass über das Trinken Hypernatriämien vermieden werden. Besonders für Reisen müssen Patienten über die unbedingte Notwendigkeit eines freien Zugangs zu Wasser unterrichtet werden.

Prophylaktisch sollten die Patienten bzgl. ihres Miktionsverhalten geschult werden. Bei hohen Diuresevolumina ist auf vollständige Blasenentleerungen, ggf. Doppelmiktion, zu achten, um einer übermäßige Blasenüberdehnung und einem retrograden Ureterstau vorzubeugen.

2.4 Tubulopathien mit Störungen des Aminosäuretransports (Aminoazidurien)

2.4.1 Zystinurie

Durch autosomal-rezessiv vererbte Mutation des natriumgekoppelten Transporters im proximalen Tubulus ist die Resorption der dibasischen Aminosäuren Zystin, Lysin, Arginin und Ornithin gestört.

Nicht die erhöhte Aminosäurenausscheidung, die Stoffwechselfolge bleibt, sondern die Nephrolithoiasis, die bei 3% der Patienten als Komplikation auftritt, steht im Vordergrund.

Die klassische Zystinurie (Typ 1) tritt meist vor dem 10. Lj. auf.

Therapie:
Wichtigste Maßnahme zur Verhinderung der Steinbildung ist die reichliche Flüssigkeitszufuhr von 3–4 l/d über 24 h verteilt.

Die Alkalisierung des Urins auf einen pH von wenigstens 7,5 erfolgt durch die Einnahme von:

- Kalzium-Natriumhydrogencitrat (z.B. Acetolyt®; ➤ Kap. 2.5.1) oder Natriumbikarbonat. **Dosierung:** 1–2 mmol/kg KG bzw. 80–100 mmol/d Bikarbonatäquivalent.

Cave

Wegen der Gefahr der Herzinsuffizienz, Ödembildung oder Blutdruckerhöhung ist die mit der Gabe von Natriumsalzen verbundene hohe Natriumzufuhr nicht unproblematisch.

- Acetazolamid (Diamox®). **Dosierung:** 125–250 mg abends zur Verhinderung des nächtlichen Urin-pH-Abfalls.
- Bei dennoch persistierender Steinbildung kann eine Behandlung mit D-Penicillamin (z.B. Metalcaptase®) erwogen werden. **Dosierung:** 300–1800 mg in 3–4 Dosen/d.

2

Cave

Nebenwirkungen von D-Penicillamin sind nephrotisches Syndrom bei perimembranöser Glomerulonephritis, Exanthem, Fieber und Pyridoxinmangel (Pellagra). Letzterer erfordert die Substitution mit Pyridoxin (100 mg/d).

- Nebenwirkungsärmer ist Tiopronin (Mercaptopropionylglycin, Captimer®). **Dosierung:** 7–10 mg/kg KG in 3–4 Dosen/d.

2.4.2 Iminoglyzinurie

Durch autosomal-rezessiv vererbte Mutation des natriumgekoppelten Transporters ist die Resorption von Prolin, Hydroxyprolin und Glyzin im proximalen Tubulus gestört. Dies bleibt jedoch klinisch folgenlos.

Therapie: keine.

Glyzinurie

Der sehr seltenen Glyzinurie liegt ein tubulärer Glyzintransportdefekt in der Niere zugrunde, der zur Steinbildung (Glyzinsteine) führen kann.

Therapie: Ggf. Steinprophylaxe durch erhöhte Trink- und Diuresemenge.

2.4.3 Methylmalonazidurie

Hierbei findet sich keine primäre Tubulopathie, sondern es kommt hier ebenfalls durch Störung des Aminosäuremetabolismus sekundär zur Nierenschädigung.

Es handelt sich um eine ketotische Form der Hyperglyzinämie als Folge eines angeborenen autosomal-rezessiv vererbten Enzymdefekts der Vitamin-B_{12}-abhängigen Methylmalonyl-CoA-Mutase (Isomerase) mit Abbaustörung von Methylmalonyl-CoA zu Succinyl-CoA sowie der Aminosäuren Isoleucin (Isomerisierung von Leucin), Threonin, Methionin und Valin. Es kommt zu einer stark vermehrten Ausscheidung von Methylmalonsäure im Urin.

Die Inzidenz liegt bei etwa 1 : 50.000 bis 1 : 90.000.

Klinisch weist die Symptomatik eine große Variabilität auf, von praktisch fehlenden Symptomen bis hin zu Lethargie, Koma, geistiger und physischer Retardierung sowie einer Ketoazidose.

In der Niere kommt es bei fortschreitender tubulointerstitieller Nephritis zu interstitieller Fibrose und Tubulusatrophie.

Häufig finden sich verminderte GFR, Hyporeninismus, Hyperkaliämie, Hyperchlorämie, metabolische Azidose bei defekter Harnazidifizierung.

Die strukturelle Ähnlichkeit mit Maleinsäure lässt Methylmalonsäure als das ursächliche Nephrotoxin vermuten.

Therapie: proteinarme Diät mit beschränkter Zufuhr von Isoleucin, Threonin und Valin; daneben Verabreichung hoher Dosen von Vitamin B_{12}.

2.4.4 Dikarboxylaminoazidurie

Eine sehr seltenen Aminoazidurie mit vermehrter Ausscheidung der basischen Aminosäuren Aspartin- und Glutaminsäure. Dies bleibt klinisch folgenlos.

2.4.5 Hartnup-Krankheit

Eine Hartnup-Erkrankung führt eine autosomal-rezessiv vererbte Mutation eines im Intestinum und im proximalen Tubulus vorkommenden Transporters SLC6A19 zur vermehrten Ausscheidung von neutralen Aminosäuren bei deren gleichzeitig verminderter intestinaler Resorption.

Bedeutend ist dabei die gestörte Tryptophanresorption, die zu einem Nicotinamidmangel führt.

Die Erkrankung manifestiert sich klinisch nur bei einem Teil der Patienten durch Pellagra-ähnliche Symptomatik mit Erythem im Gesicht und an den Extremitäten sowie durch anfallsweise zerebellare Ataxie.

Therapie:

- Vermeidung längerer Sonnenlichtexposition
- Reichliche Flüssigkeitszufuhr oral oder parenteral bei zerebellaren Anfällen
- Nicotinamid, 100–600 mg/d bei Vorliegen einer Pellagra
- Unter Umständen Neomycin 3–5 g/d zur Darmsterilisation und Elimination von Indolsäuren mit dem Urin

Cave

- Interaktion mit **Tranylcyprominsulfat** (z.B. Parnate®) und anderen Monoaminooxidasehemmern.
- Bei Behandlung mit **INH** (Isonicotinsäurehydrazid) ist die prophylaktische Gabe von Pyridoxin 80–160 mg/d und Nicotinamid 100–600 mg/d angezeigt.

2.5 Tubulopathien mit einzelnen oder komplexen Transportstörungen

2.5.1 Fanconi-Syndrom (De-Toni-Debré-Fanconi Syndrom)

Unter dem Begriff wird eine umfassende Störung der proximalen Tubulusfunktion beschrieben, bei der es zu einer ausgeprägten Urinausscheidung von Aminosäuren, Glukose, Phosphat, Bikarbonat,

Harnsäure und anderen Substanzen kommen kann. Dadurch werden in unterschiedlichem Ausmaß eine Azidose, Dehydatation, Rachitis, Wachstumsverzögerung, Osteomalazie hervorgerufen.

Für das ursprünglich als „nephrotisch-glykosurischer Zwergwuchs mit hypophosphatämischer Rachitis" beschriebene Syndrom ist eine Vielzahl von Mutationen verschiedener Transporter nachgewiesen worden. Häufiger entsteht es sekundär im Rahmen verschiedener Erkrankungen oder Noxen.

Es handelt sich um einen generalisierten proximal-tubulären Transportdefekt, der sich auszeichnet durch Proteinurie, Glukosurie und Aminoazidurie. Dabei finden sich auch

- Bikarbonaturie und
- Phosphaturie sowie
- Verluste von Elektrolyten und anderen anorganischen und organische Substanzen.

Diese renalen Verluste führen zu den **klinischen Symptomen** von

- Rachitis bzw. Osteomalazie sowie zu
- Wachstumsretardierung,
- Dehydratation,
- Elektrolytstörungen und
- metabolischer Azidose.

Das Fanconi-Syndrom kann sich als komplette Form manifestieren, häufiger entwickelt sich jedoch eine inkomplette Form des Fanconi-Syndrom.

Ursachen: Das Fanconi-Syndrom stellt eine relativ uniforme Reaktion des proximalen Tubulus auf verschiedene endogene oder exogene Noxen dar.

Hereditäres Fanconi-Syndrom

Es sind verschiedene Erbgänge beschrieben worden (autosomal-dominant, autosomal-rezessiv, X-chromosomal-rezessiv).

Ein sekundäres, hereditäres Fanconi-Syndrom kann durch unterschiedliche Stoffwechselstörungen ausgelöst werden (häufig bei Zystinose, zudem bei Lowe-Syndrom, Dent-Erkrankung, Morbus Wilson u.a.)

Erworbenes Fanconi-Syndrom

Ein erworbenes Fanconi-Syndrom kann im Rahmen anderer Nierenerkrankungen auftreten: bei akuter Nierenschädigung (AKI), bei interstitieller Nephritis oder FSGS, selten auch in Transplantatnieren oder bei paroxysmaler nächtlicher Hämaturie, auch bei der Balkan-Nephritis ist es beschrieben worden.

Para- und Dysproteinämien können ein Fanconi-Syndrom auslösen. Dies tritt auch im Rahmen eines Sjögren-Syndroms oder einer Amyloidose auf.

Medikamentös kann ein Fanconi-Syndrom durch Azathioprin, Ranitidin, überalterte Tetrazykline, Valproat, Isfosfamid u.a. ausgelöst werden.

Schwermetallintoxikationen, durch Kadmium, Blei, Quecksilber u.a., können ein Fanconi-Syndrom auslösen.

Ein idiopathisches Fanconi-Syndrom kann sich in jedem Alter entwickeln und tritt meistens sporadisch auf.

Therapie:

- Symptomatische Behandlung der Rachitis:
  - Cholecalciferol (Vitamin D_3) 5000–10.000 E/d und/oder
  - 1,25-Dihydroxy-Cholecalciferol (Rocaltrol®) oder 1α-Hydroxy-Cholecalciferol (Eins-Alpha®) 0,25–0,5 µg/d.
- Hypophosphatämie:
  - Phosphatsubstitution 1–3 g/d
  - Redukto spezial®: 1 Drg. = 613 mg (6,4 mmol) Phosphat
  - Phosphatlösung: Rp: 34 g $NaHPO_4 \times 12\ H_2O$, 17 g H_3PO_4 ad 250 ml; 10 ml enthalten 340 mg = 11 mmol Phosphat.
- Metabolische Azidose (proximale renal-tubuläre Azidose):
  - Alkaligabe 2–10 mmol/kg KG/d, z.B.
  - Natriumhydrogenkarbonat (Nephrotrans®)
  - Kaliumnatriumhydrogencitrat (Uralyt U®)
  - Kalziumnatriumhydrogencitrat (Acetolyt®)
- Hypokaliämie: Kaliumsubstitution p.o. mit 1–3 mmol/kg KG bzw. 30–90 mmol/d durch:
  - Kaliumhydrogenkarbonat: 1 g ≙ 9,99 mmol K^+ (Kalitrans®).
  - Kaliumcitrat: 1 g ≙ 3,08 mmol K^+ – (Kalium Verla Granulat®).

2.5.2 Zystinose

Es handelt sich um eine erbliche Störung des Zystin-Stoffwechsels mit Ablagerung von Zystin in Kornea, retikuloendothelialem System (in Leber, Milz, Lymphknoten, Intestinum), im ZNS und in proximalen Tubuluszellen, wobei klinisch die renale Störung im Vordergrund steht.

Sie manifestiert sich meist in Form eines progredienten Fanconi-Syndroms im frühen Kindesalter mit Entwicklung einer chronischen Niereninsuffizienz und ausgeprägtem Minderwuchs.

Therapie:

- Symptomatisch s.o.
- Die Behandlung mit Cysteaminbitartrat (Cystagon®; 1,3 g/m^2 in 4 Dosen, einschleichend dosiert) kann eine Progredienz der Niereninsuffizienz und möglicherweise der ZNS-Symptomatik verlangsamen.
- Dabei sollten die intrazellulären Zystinspiegel in Leukozyten in regelmäßigen Abständen kontrolliert werden: Angestrebt wird ein Zystinspiegel < 1 nmol Halbzystein/mg Protein.

Hauptnebenwirkungen sind gastrointestinale Unverträglichkeiten.

Zusätzlich ist eine lokale Behandlung mit Cysteamin-Augentropfen alle 2 h zur Reduktion der Zystin-Kristallablagerung in der Kornea erforderlich.

2.5.3 Wilson-Erkrankung (hepatolentikuläre Degeneration)

Dieser rezessiv vererbte Mangel an Coeruloplasmin führt zur Kupferablagerung in Leber, Hirn, Kornea und Nieren. Deren **klinisches Erkrankungskorrelat** sind

- Leberzirrhose,

- extrapyramidale neurologische Ausfälle,
- Kayser-Fleischer-Kornealring und
- in der Folge unterschiedlich ausgeprägte proximal-tubuläre renale Defekte

Therapie:
- Kupferarme Diät
- Kaliumsulfid 60 mg p.o. oder Zinksulfat 600 mg/d zur Hemmung der intestinalen Kupferresorption
- D-Penicillamin (Metalcaptase®) 600–1800 mg/d zur Kupferelimination

2.5.4 Tyrosinämie

Der erbliche Mangel an p-Hydroxyphenylpyruvat-Oxidase führt neben Leberzirrhose mit portaler Hypertension zu renal-tubulären Transportdefekten insbesondere der Phosphatresorption, woraus eine hypophosphatämische Rachitis bzw. Osteomalazie resultiert.

Therapie:
- Tyrosin- und phenylalaninarme Diät.
- Evtl. symptomatische Therapie wie bei Rachitis (➤ Kap. 2.5.1).

2.5.5 Lowe-Syndrom (okulozerebrales Syndrom)

Das X-chromosomal-rezessiv vererbte Syndrom manifestiert sich primär durch renal-tubuläre Defekte ähnlich dem Fanconi-Syndrom mit zusätzlicher Störung der distal-tubulären Funktion (gestörte Harnansäuerung und herabgesetztes Konzentrationsvermögen der Niere) in Kombination mit einer Proteinurie sowie einer progressiven Einschränkung der glomerulären Filtration. Daneben finden sich
- kongenitale Katarakte und Glaukom,
- mentale Retardierung,
- muskuläre Hypotonie und
- abgeschwächte Muskeleigenreflexe.

Beziehungen bestehen zur Dent-Krankheit hinsichtlich Mutationen im X-chromosomalen OCRL-Gen (OCRL = okulo-zerebrorenales Lowe-Syndrom) und/oder im Chlorid-Kanal CLC-5.

Therapie: Symptomatisch wie beim Fanconi-Syndrom (➤ Kap. 2.5.1).

2.5.6 Dent-Erkrankung (X-chromosomal-rezessive Nephrolithiasis mit Niereninsuffizienz)

Es handelt sich um eine X-chromosomal-rezessiv vererbte Störung der proximalen Tubulusfunktion, die durch eine Hyperkalziurie und Nephrolithiasis, eine niedermolekulare (LMW-)Proteinurie und ein langsam progredientes Nierenversagen gekennzeichnet ist. Genetisch beruht die Dent-Erkrankung auf Mutationen im Chlorid-Kanal CLC-5.

Die Erkrankung manifestiert sich klinisch in der Kindheit, Adoleszenz oder jungen Erwachsenenalter mit einer
- Polyurie,
- Mikrohämaturie,
- Proteinurie oder
- mit Nierensteinen bzw. Nephrokalzinose (aktivierter Parathormonrezeptor).

Weitere Symptome i.S. eines Fanconi-Syndroms wie Aminoazidurie, Glukosurie, renaler Kaliumverlust, mäßig ausgeprägte Polyurie oder renal-tubuläre Azidose finden sich in wechselnder Ausprägung.

Die Dent-Erkrankung Typ 2 mit Mutationen im OCLR-1-Gen (➤ Kap. 2.5.5) manifestiert sich ohne Augen- oder neurologische Symptome und ohne renal-tubuläre Azidose (RTA).

Therapie: symptomatisch wie beim Fanconi-Syndrom (➤ Kap. 2.5.1).

2.5.7 Renale Glukosurie

Die autosomal-rezessiv vererbte Mutation des Na-Glukose-Transporters (SGLT-2) im proximalen Tubulus führt zu einer Glukosurie und damit assoziierter osmotischer Diurese. Dies kann je nach Ausmaß des Transporterdefekts symptomlos bleiben oder seltener mit einer Hypoglykämiesymptomatik einhergehen. Die Krankheit spiegelt sich in der Therapie durch SGLT2-Inhibitoren, die den gleichen Transportertyp inhibieren.

Therapie: Zufuhr von Kohlenhydraten in zahlreichen kleinen Mahlzeiten.

2.5.8 Hereditäre Fruktoseintoleranz

Der rezessiv vererbte Mangel an Fruktose-1-Phosphat Aldolase B führt zur Akkumulation von Fruktose-1-Phosphat insbesondere in Geweben, die Fruktose rasch zu Glukose (Leber, Nierentubulus) metabolisieren.

Nach Einnahme von Fruktose treten starkes Erbrechen, Diarrhö, Hypoglykämie und Koma auf.

Chronische Ingestion führt zur Hepatomegalie, Leberzirrhose und einem renalen Fanconi-Syndrom.

Therapie:
- Vermeiden von Fruktose (Lävulose) und Saccharose (Disaccharid aus Glukose und Fruktose).
- Evtl. symptomatische Behandlung wie beim Fanconi-Syndrom (➤ Kap. 2.5.1).

2.5.9 Glykogenose (Fanconi-Bickel-Syndrom)

Die Glykogenose mit Fanconi-Syndrom (Glykogenose Typ XI) ist selten. Sie wird autosomal-rezessiv vererbt und manifestiert sich neben den typischen Zeichen der Glykogenose durch eine massive Glukosurie sowie ein schweres Fanconi-Syndrom.

Selten tritt ein Fanconi-Syndrom auch bei der Glykogenose Typ 1 (Gierke) auf. Ihr liegt eine autosomal-rezessiv vererbte Störung der Glukose-6-Phosphatase zugrunde.

Glykogen wird v.a. in Leber, Niere und Darm in erhöhtem Maße abgelagert. Als klinische Manifestationen treten
- Hypoglykämien,
- Wachstumsverzögerung,
- Hepatomegalie,

- Hyperlipidämie,
- Hyperurikämie und
- Laktatazidose auf.

Da die höchste Glukose-6-Phosphatase-Aktivität in den proximalen Tubuli vorliegt, lässt sich bei diesen Patienten auch eine Störung der proximal-tubulären Funktion mit Glukosurie und Aminoazidurie nachweisen.

Die o.g. Stoffwechselstörungen sowie die Wachstumsretardierung lassen sich durch die nachfolgend genannten Maßnahmen korrigieren bzw. vermeiden.

Therapie:
- Kohlenhydratzufuhr zur Erhaltung einer Serumglukosekonzentration > 70 mg/100 ml durch regelmäßige Glukosezufuhr, ggf. durch Sondenernährung über Nacht.
- Evtl. Diazoxid zur Suppression der Insulinsekretion.
- Hyperurikämie:
  - Probenecid 500–2000 mg/d
  - Allopurinol 100–300 mg/d

2.5.10 Galaktosämie

Es handelt sich um einen rezessiv vererbten Mangel an Galaktose-1-Phosphat-Uridyltransferase, der sich klinisch manifestiert in
- Wachstumsstörung
- Anorexie
- Geistiger Retardierung
- Hepatomegalie
- Katarakt
- Proximal-tubulären Transportdefekt ähnlich dem Fanconi-Syndrom

Therapie:
- Galaktose- und laktosefreie Diät
- Evtl. zusätzlich symptomatische Behandlung wie beim Fanconi-Syndrom (➤ Kap. 2.5.1)

Essentials für die Hausaztpraxis

- Die **Therapie des Bartter-Syndroms** erfolgt durch Natrium-, Kalium- und Magnesiumsubstitution. Bei Hyperprostaglandin-E-Syndrom soll die Gabe von Indometacin versucht werden.
- Beim **Gitelman-Syndrom** werden Natrium, Kalium und Magnesium substituiert.
- Die **hereditäre Vitamin-D-resistenten Rachitis** wird durch hohe Gaben von Phosphat und Substitution mit 1,25-Dihydroxy-Cholecalciferol oder 1-Hydroxy-Cholecalciferol behandelt.
- In der **Dauertherapie des Pseudohypoparathyreoidismus** kommen Kalziumsubstitution und Cholecalciferol bzw. Cholecalciferolmetaboliten zum Einsatz.
- Ein **Fanconi-Syndrom** kann durch vielfältige Ursachen ausgelöst werden. Die **Therapie** zielt auf die Prophylaxe bzw. Therapie der Rachitis, der Hypophosphatämie, der metabolischen Azidose sowie der Hypokaliämie durch Kaliumsubstitution.

LITERATUR

Batlle D, Haque SK: Genetic causes and mechanisms of distal renal tubular acidosis. Nephrol Dial Transplant 27 (2012) 3691.
Bichet DG: Nephrogenic diabetes insipidus. Am J Med 105 (1998) 431–442.
Blanchard A, Bockenhauer D, Bolignano D et al.: Gitelman syndrome: consensus and guidance from a Kidney Disease: Improving Global Outcomes (KDIGO) Controversies Conference. Kidney Int 91(1) (2017) 24–33.
Bockenhauer D, Bokenkamp A, van't Hoff W et al.: Renal phenotype in Lowe Syndrome: a selective proximal tubular dysfunction. Clin J Am Soc Nephrol. 3(5) (2008) 1430–1436.
Brakemeier S, Si H, Gollasch M et al.: Dent's disease: identification of a novel mutation in the renal chloride channel CLCN5. Clin Nephrol 62(5) (2004) 387–390.
Brodehl J: Fanconi syndrome. In: Davison AM, Cameron SC, Grünfeld J-P, et al. (Hrsg.): Oxford Textbook of Clinical Nephrology. 2nd ed. Oxford University Press, Oxford (1998) 1018–1037.
Bruce LJ, Cope DL, Jones GK et al.: Familial distal renal tubular acidosis is associated with mutations in the red cell anion exchanger (Band 3, AE1) gene. J Clin Invest 100 (1997) 1693–1707.
Cui Y, Tong A, Jiang J et al.: Liddle syndrome: clinical and genetic profiles. J Clin Hypertens (Greenwich) 19 (2017) 524.
Downie ML, Lopez Garcia SC, Kleta R, Bockenhauer D: Inherited Tubulopathies of the Kidney: Insights from Genetics. Clin J Am Soc Nephrol 16 (2021) 620.
Gahl WA, Thoene JG, Schneider JA. Cystinosis. N Engl J Med 347 (2002) 111.
Hansson JH, Nelson-Williams C, Suzuki H et al.: Hypertension caused by a truncated epithelial sodium channel gamma subunit: genetic heterogeneity of Liddle syndrome. Nat Genet 11 (1995) 76.
Konrad M, Nijenhuis T, Ariceta G et al.: Diagnosis and management of Bartter syndrome: executive summary of the consensus and recommendations from the European Rare Kidney Disease Reference Network Working Group for Tubular Disorders. Kidney Int 99 (2021) 324.
Khosravi M, Walsh SB: The long-term complications of the inherited tubulopathies: an adult perspective Pediatr Nephrol 30(3) (2015) 385–395.
Leung JC: Inherited renal diseases. Curr Pediatr Rev 10(2) (2014) 95–100.
Maier T, Hoyer T: Monogenetische Hypertonie. Dtsch Med Wochenschr 131(46) (2006) 2601–2604.
Magaldi AJ: New insights into the paradoxical effect of thiazides in diabetes insipidus therapy. Nephrol Dial Transplant 15 (2000) 1903–1905.
Manz F, Gretz N: Cystinosis in the Federal Republic of Germany. Coordination and analysis of the data. J Inherit Metab Dis 8 (1985) 2
Palazzo V, Provenzano A, Becherucci F et al.: The genetic and clinical spectrum of a large cohort of patients with distal renal tubular acidosis. Kidney Int 91 (2017) 1243.
Praga M, Vara J, González-Parra E et al.: Familial hypomagnesemia with hypercalciuria and nephrocalcinosis. Kidney Int 47 (1995) 1419–1425.
Quinlan C, Guegan K, Offiah A et al.: Growth in PHEX-associated X-linked hypophosphatemic rickets: the importance of early treatment. Pediatr Nephrol 27 (2012) 581–588.
Rodríguez Soriano J. Renal tubular acidosis: the clinical entity. J Am Soc Nephrol 13 (2002) 2160; 91 (2017) 24.
Rose BD, Post TW: Clinical Physiology of Acid-Base and Electrolyte Disorders, 5th ed, McGraw-Hill, New York (2001) 900.
Schlingmann KP, Weber S, Peters M et al.: Hypomagnesemia with secondary hypocalcemia is caused by mutations in TRPM6, a new member of the TRPM gene family. Genet 31 (2002) 166–170.
Scheinman SJ: X-linked hypercalciuric nephrolithiasis: Clinical syndromes and chlorid channel mutations. Kidney Int 53 (1998) 3–17.
Seyberth HW. Pathophysiological and clinical presentationi of salt-losing tubulopathies. Pediatr Nephrol 31(3) (2016) 407–418.

KAPITEL

3 Nephropathien bei Störungen des Elektrolythaushalts

Dirk Bokemeyer

Kernaussagen

- **Hyperkalzämie** wird meist durch Malignome oder einen primären Hyperparathyreoidismus verursacht und führt zunächst zu **funktionellen Veränderungen** und im Verlauf zu **strukturellen Schäden der Niere.**
- Bei einem **Serumkalzium > 3,5 mmol/l** droht eine lebensbedrohliche hyperkalzämische Krise.
- **Wesentliche Säulen der Therapie** sind gesteigerte Kalziumelimination (forcierte Diurese), Hemmung der ossären Kalziumfreisetzung (Bisphosphonate) und Hemmung der intestinalen Kalziumaufnahme (Steroide).
- **Hypokaliämien** führen zu einer Vasopressin-resistenten Polyurie und im Verlauf zu einer interstitiellen Fibrose mit Bildung von Vakuolen im Bereich der proximalen Tubuli.
- **Kaliumsubstitution** sollte durch Kaliumchlorid bei Vorliegen einer metabolischen hypochlorämischen Alkalose erfolgen, bei Azotämie jedoch durch Kaliumsalze organischer Säuren und Kaliumbikarbonat.

3.1 Hyperkalzämische Nephropathien

3.1.1 Vorbemerkungen

Eine Hyperkalzämie kann zu verschiedenen zunächst funktionellen Veränderungen der Nierenfunktion führen, welche im Verlauf einer persistierenden Hyperkalzämie auch in chronisch strukturelle Schäden der Niere übergehen können. Die **frühzeitige Diagnosestellung** stellt daher die **Voraussetzung für eine effektive und die Nierenfunktion erhaltende Therapie** dar.

Ursachen

Die möglichen Ursachen einer Hyperkalzämie sind in ➤ Tab. 3.1 zusammengefasst. In > 80% aller Fälle ist eine Hyperkalzämie zurückzuführen auf eine **maligne Erkrankung**, die entweder durch Infiltrationen des Skeletts oder durch Produktion eines Parathormon-ähnlichen Peptides (paraneoplastisches Syndrom) zum Anstieg des Serumkalziumspiegels führt, oder einen **primären Hyperparathyreoidismus**.

Folgen

Eine Hyperkalzämie führt zu einer **Abnahme der glomerulären Filtrationsrate** durch eine renale Vasokonstriktion, einer **Abnahme des glomerulären Ultrafiltrationskoeffizienten** und einer **Abnahme des Blutvolumens** als Folge einer **Vasopressin-resistenten Polyurie.**

Darüber hinaus kann es **im Verlauf** zu einer **Nephrokalzinose** mit Ablagerungen von Kalziumsalzen insbesondere im Bereich der distalen Tubuli und der Sammelrohre kommen. Diese Kalziumniederschläge können zur **Infiltration von mononukleären Zellen** und letztendlich zur **Tubulusnekrose** führen. Auch findet man gehäuft eine **Nephrolithiasis** und verschiedenartige Störungen des Säure-Basen-Haushalts bei Patienten mit Hyperkalzämie.

Extrarenale Symptome

Im Gastrointestinaltrakt können sich Erbrechen, Oberbauchbeschwerden, Pankreatitis und Obstipation bis hin zum paralytischen Ileus manifestieren. Hinzu kommen allgemeine Abgeschlagenheit mit Muskelschwäche; eine QT-Zeit Verkürzung im EKG, neurologische Symptome mit Depressionen und Bewusstseinsstörungen bis hin zum Koma.

Tab. 3.1 Ursachen einer Hyperkalzämie

Häufig	• Primärer Hyperparathyreoidismus • Maligne Grunderkrankung
Selten	
Endokrine Ursachen	• Hyperthyreose • Phäochromozytom • Morbus Addison
Granulomatöse Erkrankungen	• Sarkoidose • Tuberkulose
Medikamente	• Vitamin-D_3-Überdosierung
	• Thiazide
	• Kalziumhaltige Medikamente, insbesondere Phosphatbinder
Familiäre hypokalziurische Hyperkalzämie	

Cave

Bei **Erhöhung des Serumkalziums auf > 3,5 mmol/l** droht eine **lebensbedrohliche hyperkalzämische Krise.**

3.1.2 Diagnostik

Bei der Beurteilung der üblicherweise gemessenen **Serumkalziumkonzentrationen** (Normwert: 2,25 – 2,6 mmol/l) muss berücksichtigt werden, dass nur etwa 50% des Serumkalziums in der ionisierten und damit biologisch aktiven Form vorliegen, während das restliche Kalzium zum größten Teil an Eiweiß gebunden ist.

Falls möglich ist daher die **Bestimmung des ionisierten Kalziums** zu empfehlen.

Ansonsten muss die **Serumeiweiß- bzw. Albuminkonzentration berücksichtigt** werden.

ALS FAUSTREGEL GILT

Eine **Erhöhung des Serumalbumins um 1 g/dl** geht mit einem **Anstieg des Serumkalziums von 0,2 mmol/l** (0,8 mg/dl) einher.

Neben dem Serumkalzium sollten die **Nierenfunktionsparameter** (Serumkreatinin und -harnstoff) und die **Konzentrationsfähigkeit der Nieren** kontrolliert werden. Darüber hinaus muss abgeklärt werden, welche **zugrunde liegende Erkrankung** zum Anstieg des Serumkalziums geführt hat, da sich hieraus Konsequenzen für die Therapie der Hyperkalzämie ergeben (➤ Kap. 3.1.3).

3.1.3 Therapie

Zum einen sollte bei der Therapie einer hyperkalzämischen Nephropathie eine **Behandlung der zugrunde liegenden Erkrankung** angestrebt werden. Bei frühzeitiger Diagnose ergibt sich die Möglichkeit zur raschen und effektiven Behandlung der die Hyperkalzämie unterhaltenden Erkrankung (z. B. durch eine Adenomektomie beim primären Hyperparathyreoidismus).

Zum anderen muss eine **rasche Senkung der Serumkalziumkonzentration** erreicht werden, um lebensbedrohliche Komplikationen zu vermeiden und die Nierenfunktion zu verbessern.

Hierzu stehen verschiedene therapeutische Ansätze zur Verfügung.

Rehydrierung und Steigerung der renalen Kalziumelimination

Eine der effektivsten Maßnahmen zur Senkung des Serumkalziums stellt die Steigerung der renalen Kalziumelimination durch eine **forcierte Diurese** dar. Hierbei erfolgt die Substitution des ausgeschiedenen kalziumhaltigen Harns durch kalziumfreie Lösungen.

Cave

Es ist zu beachten, dass es **bei Hyperkalzämie** über renale Salzverluste, Vasopressin-resistente Polyurie sowie Erbrechen **häufig** zu einem **intravasalen Volumenmangel** kommt. **Vor Steigerung der Diurese** ist daher eine **ausreichende Rehydrierung** durch Gabe von 0,9-prozentiger NaCl-Lösung unabdingbar.

Kein kalziumhaltiger Volumenersatz wie z. B. Ringer-Lösung!

Je nach Ausprägungsgrad der Hyperkalzämie ist zur Kontrolle des Volumenstatus und bei einer forcierten Diurese von mehr als 3 l/d eine **intensivmedizinische Überwachung** mit **Bilanzierung der Ein- und Ausfuhr** sowie Anlage eines zentralvenösen Katheters zur Bestimmung des zentralvenösen Drucks notwendig.

Auch muss eine **regelmäßige Kontrolle des Elekrolythaushalts** erfolgen: So wird im Allgemeinen eine **Kaliumsubstitution unter forcierter Diurese** notwendig.

Cave

Eine **große Gefahr unter forcierter Diurese** stellt eine **zunehmende Niereninsuffizienz mit Oligurie bis Anurie** dar, weil es in dieser Situation rasch zu einer lebensbedrohlichen Überwässerung kommen kann. Dies unterstreicht nochmals die Notwendigkeit einer **engmaschigen Bilanzierung des Volumenhaushalts.**

NaCl-Lösung (0,9%)

Die eingesetzte **Infusionsmenge variiert stark** in Abhängigkeit vom Ausprägungsgrad der Hyperkalzämie, der kardialen Funktion und dem Volumenstatus.

Es sollten Harnmengen von mehr als 5 l/d angestrebt werden. Unter intensivmedizinischer Kontrolle kann die Ein- bzw. Ausfuhr vorübergehend auf bis zu 500 ml/h gesteigert werden.

Bei Herzinsuffizienz oder Anurie ist die Verabreichung von NaCl-Lösung kontraindiziert.

3

Schleifendiuretika

Nach Rehydrierung sollten Schleifendiuretika (z. B. Furosemid [Lasix®]) zur **Steigerung der Harnausscheidung** bei forcierter Diurese unter exakter Kontrolle des Volumenstatus zum Einsatz kommen. Darüber hinaus **steigern Schleifendiuretika die Kalziurie** und tragen hierdurch zur Senkung des Serumkalziums bei.

Cave

Kontraindiziert sind Thiaziddiuretika, da diese die Kalziurie reduzieren und hierdurch zur **Zunahme der Hyperkalzämie** beitragen.

3

In Abhängigkeit von Volumenstatus und Nierenfunktion wird z. B. ≥ 20 mg Furosemid (Lasix®) i.v. in 4-stündigem Intervall oder über Perfusor gegeben. Als Nebenwirkungen sind Dehydratation und Hypokaliämie bekannt.

Hemmung der intestinalen Kalziumaufnahme

Diät

Durch eine **milch- und käsefreie Kost** kann eine Reduktion der Kalziumaufnahme erreicht werden.

Glukokortikoide

Da Glukokortikoide (z. B. Prednison [Decortin®]) antagonistisch gegenüber Vitamin D_3 wirken und hierdurch die intestinale Kalziumaufnahme hemmen, kann diese Substanzgruppe insbesondere zur effektiven Senkung des Serumkalziums **bei Vitamin-D_3-abhängigen Hyperkalzämien** wie der Sarkoidose, Tuberkulose oder Vitamin-D_3-Überdosierung eingesetzt werden. Verabreicht werden 50–100 mg Prednison (z. B. Decortin®)/d. Nebenwirkungen treten insbesondere im Gastrointestinaltrakt auf.

Hemmung der Osteolyse

Bisphosphonate

Bisphosphonate (z. B. Zoledronsäure [Zometa®], Pamidronsäure [z. B. Aredia®], Ibandronsäure [Bondronat®]) reduzieren die ossäre Kalziumfreisetzung durch Hemmung des osteoklastären Knochenabbaus, sodass hierdurch **insbesondere bei osteolytischen Knochenmetastasen oder einem Plasmozytom** eine effektive Senkung des Serumkalziums zu erreichen ist. Es wird 1 Ampulle Zolendronsäure (Zometa®) in 100 ml 0,9-prozentiger NaCl-Lösung über mind. 15 Min. i.v. infundiert (= 4 mg/d), was ggf. nach 3–4 Wo. wiederholt wird.

Folgende Nebenwirkungen können hierbei auftreten:

- Hautreaktionen
- Gastrointestinale Störungen
- Hypophosphatämien
- Verschlechterung der Nierenfunktion
- Anstieg der Leberenzyme
- Blutbildveränderungen (Leuko- und Thrombopenie)
- Osteonekrosen bei längerfristiger Anwendung

Cave

Sowohl eine **Schwangerschaft** als auch eine **Niereninsuffizienz** stellen eine **Kontraindikation** für die Gabe von Bisphosphonaten dar. Eine Ausnahme ist hierbei die kurzfristige Anwendung bei funktioneller Nierenfunktionseinschränkung durch Hyperkalzämie.

Calcitonin

Calcitonin (z. B. Karil®) hemmt die ossäre Kalziumfreisetzung und **steigert die Kalziurese.** Auf Grund einer **ausgeprägten Tachyphylaxie** ist Calcitonin nur wenige Tage wirksam und eignet sich daher **lediglich zur Akuttherapie**. Es werden 5–10 IE/kg KG in 24 h als Infusion in 0,9-prozentiger NaCl-Lösung gegeben.

Als Nebenwirkungen treten Übelkeit und ein Wärmegefühl mit Gesichts- und Hautrötung in Abhängigkeit von der Dosis auf.

Notfalltherapie mit Dialyseverfahren

Eine Hämodialyse ist indiziert bei lebensbedrohlichen Hyperkalzämien vor geplanten Operationen bei zunehmender Niereninsuffizienz, welche eine forcierte Diurese unmöglich macht.

Es sollte ein kalziumfreies Dialysat verwendet werden.

Phosphattherapie

Cave

Das applizierte anorganische **Phosphat bildet mit Kalzium kolloidale Komplexe**, die sich im Knochen aber auch extraossär ablagern. Wegen dieser **extraossären Verkalkungen** sollte die **Gabe von Phosphat nur in absoluten, akut vital bedrohlichen Ausnahmefällen** zur Anwendung kommen.

Zur Verabreichung kommen 3 × 1–2 Drg./d (Reducto-spezial®) oder eine 0,1-molare Phosphatlösung 700–1000 ml/24 h i.v. (81 mmol/l Na_2HPO_4 + 19 mmol/l K_2HPO_4).

Extraossäre Verkalkungen u. a. in Nieren, Gehirn und Herz sowie eine Diarrhö bei oraler Therapie sind als Nebenwirkungen bekannt.

3.2 Hypokaliämische Nephropathie

3.2.1 Vorbemerkungen

Ursachen

Hypokaliämien können **ausgelöst** werden durch eine verminderte Kaliumzufuhr, eine vermehrte renale Kaliumausscheidung, einen intestinalen Kaliumverlust oder eine von extra- nach intrazellulär stattfindende Verschiebung von Kalium insbesondere bei Alkalose oder Insulintherapie.

Für renale Kaliumverluste ist meistens die Gabe von Diuretika verantwortlich. Unter anderem können auch ein Bartter- oder Gitelman-Syndrom, ein Mineralokortikoidexzess oder eine renal-tubuläre Azidose Ursache dafür sein.

Gastrointestinale Kaliumverluste werden z. B. durch rezidivierendes Erbrechen und Diarrhöen verursacht.

Folgen

Als häufigste Funktionsstörung der Niere bei Hypokaliämie findet man eine **Vasopressin-resistente Polyurie mit konsekutiver Polydipsie.**

Bei schweren und chronischen Hypokaliämien kann es **selten** zu einer **interstitiellen Fibrose mit Bildung von Vakuolen** im Bereich der proximalen Tubuli und Abnahme der glomerulären Filtrationsrate kommen.

Zu den weiteren **typischen Befunden** einer Hypokaliämie zählen allgemeine Abgeschlagenheit, eine Alkalose, Herzrhythmusstörungen mit typischen EKG-Veränderungen, eine Abnahme der neuromuskulären Erregbarkeit mit Muskelschwäche bis hin zu Lähmungen sowie ein paralytischer Ileus.

3.2.2 Diagnostik

Zur **Abschätzung des Kaliumhaushalts** sollte neben der Bestimmung der Serumkaliumkonzentration auch der Säure-Basen-Haushalt untersucht werden, da sich nur 2% des Gesamtkörperkaliums im extrazellulären Raum befinden und dieser Anteil bei einer Alkalose nochmals abnimmt.

Umgekehrt ist **bei einer Azidose** das Defizit des Gesamtkörperkaliums noch größer als es die Serumkaliumkonzentration erscheinen lässt.

Auch eine **diabetische Stoffwechsellage** muss berücksichtigt werden, da die Gabe von Insulin ebenfalls zu einer Kaliumverschiebung von extra- nach intrazellulär führt.

Ist die Hypokaliämie von einer **Abnahme des Gesamtkörperkaliums** begleitet, muss eruiert werden, ob eine verminderte Zufuhr oder ein vermehrter renaler oder intestinaler Verlust vorliegen. Neben anamnestischen Hinweisen sind hierfür insbesondere die **Bestimmung der Elektrolytausscheidung im Urin** sowie des arteriellen Blutdrucks hilfreich.

Darüber hinaus muss die **Nierenfunktion** überwacht werden und es sollen regelmäßige **EKG-Kontrollen** erfolgen.

3.2.3 Therapie

Cave

Bei vorliegender Hypokaliämie darf eine **Azidose erst nach Ausgleich des Kaliumdefizits** vorsichtig behandelt werden, da ansonsten eine **lebensbedrohliche weitere Abnahme der Serumkaliumkonzentration** droht.

Zur effektiven Therapie einer Hypokaliämie ist die **Evaluation der auslösenden Ursache** wichtig; besonderes Augenmerk sollte hier auf die Medikamentenanamnese (Diuretika, Laxanzien) gerichtet werden.

Diätetische Maßnahmen

Eine **kaliumreiche Ernährung** kann bei leichtgradigen Hypokaliämien bereits zur Korrektur ausreichen. Anzuraten ist insbesondere der Verzehr von Bananen, Trockenobst, Obstsäften (Orangensaft), Kartoffeln und Erdnüssen.

Medikamentöse Kaliumsubstitution

Orale Kaliumsubstitution

Die **Applikation von Kaliumchlorid** sollte **bevorzugt** werden, da das Anion einer metabolischen hypochlorämischen Alkalose entgegenwirkt.

Bei Azotämie sollten die unten aufgeführten Kaliumsalze organischer Säuren und Kaliumbikarbonat appliziert werden.

- **Kaliumchlorid, z. B.:**
  - Rekawan® Tbl. (1 Tbl. enthält 1 g KCl = 13,4 mmol K^+)
  - Rekawan® Kps. (1 Kps. enthält 600 mg KCl = 8,05 mmol K^+)
  - Kalinor ret.® Kps. (1 Kps. enthält 600 mg = 8,05 mmol K^+)
- **Kaliumsalze organischer Säuren und Kaliumbikarbonat:** Wegen ihrer alkalisierenden Wirkung sind diese Präparate **bei Azotämie** zu bevorzugen, z. B.:
  - Kalinor Brause® Tbl. (Kaliumzitrat und Kaliumhydrogenkarbonat; 1 Tbl. enthält 40 mmol K^+)
  - Kalitrans® (Kaliumhydrogenkarbonat; eine Brausetbl. enthält 25 mmol K^+).

Es werden bis zu max. 7,5 g Kaliumchlorid (entsprechend 100 mmol Kalium)/d p.o. verabreicht. Dabei ist auf eine ausreichende Trinkmenge zu achten.

Nebenwirkungen sind Nausea und Ulzera des Dünndarms.

Cave

Niereninsuffizienz und Nebennierenrindeninsuffizienz stellen Kontraindikationen dar.

Parenterale Kaliumsubstitution

Wie oben ausgeführt sollte auch bei parenteraler Kaliumsubstitution **Kaliumchlorid** bevorzugt werden. Verschiedene Kaliumchloridkonzentrate stehen als 7,45-prozentige Lösungen (d. h. 1 ml = 1 mmol KCl) zur Verfügung.

Bei Azotämie können **Kaliumsalze organischer Säuren und Kaliumbikarbonat** zur Anwendung kommen. Diese sind z. B. als Kaliumlaktat Fresenius® (1 mmol Kaliumlaktat/ml) erhältlich.

Die Elekrolytkonzentrate müssen als **Infusionszusatz** in ausreichend großem Volumen verdünnt werden.

Bei **Infusion in eine periphere Vene** ist aufgrund der venentoxischen Wirkung von Kalium die Dosis im Allgemeinen auf 20 mmol Kalium/24 h begrenzt.

Bei der Notwendigkeit einer intensiveren parenteralen Kaliumsubstitution sollte dies über einen **zentralen Venenkatheter** erfolgen. Bei zentralvenöser Gabe sollte eine maximale Dosis von 20 mmol/h nicht überschritten werden.

Cave

Bei hohen Substitutionsdosen können **Herzrhythmusstörungen** bis hin zum **Kammerflimmern** auftreten. Bei peripherer Infusion werden Venenreizungen beschrieben. Ansonsten entsprechen Kontraindikationen und Verträglichkeit der bei oraler KCl-Substitution.

Essentials für die Hausarztpraxis

- Nephropathien bei Elektrolytstörungen werden bei **Hyperkalzämien** und **Hypokaliämien** beobachtet.
- **Hyperkalzämien** können zu akutem sowie chronischem **Nierenfunktionsverlust** führen.
- **Hypokaliämien** können zu einem renalen **Diabetes insipidus** und zu einer **chronischen Niereninsuffizienz** führen.
- Die **Therapie** fokussiert auf die Korrektur der zugrunde liegenden Störung des Elektrolythaushalts.

LITERATUR

Benabe JE, Martinez-Maldonado M: Tubulointerstitial nephritis associated with systemic disease and electrolyte abnormalities. Semin. Nephrol. 8 (1988) 29.

Kelly CJ, Neilson EG: Tubulointerstitial Diseases. In: Brenner BM, Rector FC (Eds.): The Kidney. W. B. Saunders, Philadelphia (2000).

Meneghini LF, Oster JR, Camacho JR et al.: Hypercalcemia in association with acute renal failure and rhabdomyolysis. Case report and literature review. Miner. Electrolyte. Metab. 19 (1993) 1.

Suki WN: Hypercalcemia and the kidney. Adv. Exp. Med. Biol. 252 (1989) 147.

Weiner ID, Wingo CS: Hypokalemia-Consequences, Causes and Correction. J. Am. Soc. Nephrol. 8 (1997) 1179.

KAPITEL

4

Dirk Bokemeyer[1]

Abakterielle interstitielle Nephritis

Kernaussagen

- Bei **schweren Verlaufsformen** der akuten interstitiellen Nephritis kann es zum akuten Nierenversagen kommen.
- Meistens wird eine akute interstitielle Nephritis durch allergische Reaktionen auf Medikamente ausgelöst. Andere **Ursachen** sind Infektionskrankheiten oder systemische Erkrankungen.
- Wichtigste **Maßnahme** ist das Absetzen der verursachenden Noxe, also der entsprechenden, die Nephritis verursachenden Medikamente bzw. die Behandlung der Infektions- bzw. Systemerkrankungen.
- Weiterhin erfolgt eine **symptomatische Behandlung** der Niereninsuffizienz, einschließlich der Dialysebehandlung bei akutem Nierenversagen.
- Als häufigste Ursache einer **chronischen interstitiellen Nephritis** gilt die regelmäßige Einnahme von paracetamolhaltigen Mischanalgetika wie z. B. Kombinationen von Paracetamol mit Acetylsalicylsäure oder anderen nicht-steroidalen Antiphlogistika.
- Die **symptomatische Behandlung** der chronischen interstitiellen Nephritis erfolgt wie bei chronischer Niereninsuffizienz, insbesondere ist auf eine bilanzierte Flüssigkeitszufuhr und Kontrolle des Säure-Basen- und Elektrolythaushalts zu achten.

4.1 Akute interstitielle Nephritis

Die Klinik der akuten interstitiellen Nephritis ist variabel; typischerweise treten **allgemeine Symptome des Nierenversagens** wie Müdigkeit, Polydipsie und Polyurie (renaler Konzentrationsdefekt) auf, dazu Fieber und Exanthem, besonders bei medikamentöser Ursache (➤ Kap. 4.1.1).

Cave

Bei schweren Verlaufsformen kann es zum **akuten dialysepflichtigen Nierenversagen** kommen.

4.1.1 Ursachen und Auslöser

Als Ursache der akuten interstitiellen Nephritis kommen infrage
- am häufigsten **allergische Reaktionen (70–75%),** die in den meisten Fällen durch Medikamente hervorgerufen werden, aber auch
- Infektionskrankheiten (4–10%) und
- Systemerkrankungen (10–20%).

In einzelnen Fällen, in denen eine Ursache nicht auszumachen ist, spricht man von einer **idiopathischen Form.**

Zu den **Medikamenten,** die am häufigsten eine dosisunabhängige Hypersensitivitätsreaktion hervorrufen, zählen
- Antibiotika, u.a. Penicillinderivate, Cephalosporine, Rifampicin, Ciprofloxacin, Cotrimoxazol, Sulfonamide, Vancomycin,
- nichtsteroidale Antiphlogistika: COX-1- und/oder COX-2 Inhibitoren,
- Resochin, Diuretika, Allopurinol, Mesalazin, Antiepileptika, z. B. Phenytoin,

[1] Autor der Vorauflage: Herbert J. Kramer†

- Antidepressiva, z. B. Lithiumsalze, sowie
- H_2-Rezeptorenblocker (Cimetidin) und
- Protonenpumpenhemmer, z. B. Omeprazol.

Bei der mit **Infektionskrankheiten** einhergehenden akuten interstitiellen Nephritis kommen ursächlich in Betracht:

- **Viren,** u.a.: Cytomegalie-Virus (CMV), Epstein-Barr Virus (EBV), Hanta-Virus, Herpes-simplex-Virus (HSV), Masern-Virus, Hepatitis-C-Virus (HCV), Polyoma-Virus, humanes Immundefizienz-Virus (HIV)
- **Bakterien,** u.a.: Streptokokken, Corynebacterium diphtheriae, Mycobacterium leprae
- **Sonstige Infektionserreger,** u.a.: Brucella, Chlamydien, Mycoplasmen, Toxoplasma gondii und Leptospiren

Zu den **Systemerkrankungen,** die mit einer akuten interstitiellen Nephritis einhergehen können, zählen Sarkoidose, Sjögren-Syndrom, Lupus erythematodes disseminatus und IgG4-abhängige Erkrankungen.

4

Die Ursache der seltenen, v.a. im jugendlichen Alter auftretenden idiopathischen Form der **tubulointerstitiellen Nephritis mit Uveitis** (TINU) ist nicht bekannt. Die Nierenbeteiligung zeigt jedoch einen benignen Verlauf.

Die medikamentös-allergischen Reaktionen treten etwa 10–14 d nach Exposition auf.

Bei der im Rahmen von **Infektionskrankheiten** ausgelösten interstitiellen Nephritis kommt es durch die interstitielle Anhäufung von bakteriellen oder viralen Antigenen zur lokalen Antikörperbildung durch Plasmazellen bzw. Lymphozyten vom Typ der verzögerten Hypersensitivität evtl. zusätzlich mit Bildung von Basalmembran-Antikörpern.

4.1.2 Diagnostik

Laborchemisch finden sich im **Differenzialblutbild** eine Eosinophilie und im **Serum**

- eine Erhöhung der IgE-Konzentration,
- ein Anstieg der Kreatinin-Konzentration sowie
- Störungen des Säure-/Basen- und Elektrolythaushalts.

Im **Urin** beträgt die Proteinurie üblicherweise < 1 g/24 h, man findet eine Leukozyturie und – insbesondere bei Medikamentenexposition – eine Eosinophilurie, daneben auch eine Hämaturie.

Histologisch findet sich bei der medikamentös induzierten interstitiellen Nephritis charakteristischerweise in den Infiltraten des Niereninterstitiums neben eosinophilen Zellen vor allem T-Lymphozyten, gewöhnlich vergesellschaftet mit Plasmazellen und Makrophagen. Dabei entspricht das histologische Bild einer **Hypersensitivitätsreaktion vom verzögerten Typ** (z. B. bei der Antibiotika-induzierten interstitiellen Nephritis) oder einer zytotoxischen T-Zellen-vermittelten Schädigung (z. B. bei der durch nichtsteroidale Antiphlogistika induzierten interstitiellen Nephritis).

Die als **klassische Trias** aus Exanthem, Eosinophilie und Fieber findet sich nur bei 10% der Patienten, sodass die Diagnosesicherung häufig erst durch eine **Nierenbiopsie** gelingt.

4.1.3 Therapie

ALS FAUSTREGEL GILT

Wichtigste Maßnahme ist das Absetzen der verursachenden Noxe, also der entsprechenden, die Nephritis verursachenden Medikamente bzw. die Behandlung der Infektions- bzw. Systemerkrankungen.

In den meisten Fällen kommt es bereits nach Elimination der auslösenden Noxen in wenigen Tagen zur Besserung des Krankheitsbildes.

Tritt binnen einer Woche nach Elimination der ursächlichen Noxe keine Besserung des Krankheitsbildes ein, so ist eine **Therapie mit Glukokortikoiden** angezeigt, z. B. mit Prednison, initial 1 mg/kg KG/d für die Dauer von 1–2 Wo., mit einer Gesamtherapiedauer von 2–3 Mon.

Bei der **im Rahmen von Systemerkrankungen** auftretenden interstitiellen Nephritis besteht die Therapie neben der Grunderkrankung ebenfalls in der **Gabe von Steroiden**. Bei Steroidabhängigkeit, Steroidresistenz oder Steroidintoleranz können **Mycophenolat-Mofetil** (MMF, CellCept®) oder Cyclosporin (z. B. Sandimmun®) versuchsweise eingesetzt werden. Die Datenlage hierzu ist jedoch schwach.

Im Übrigen erfolgt eine symptomatische Behandlung der Niereninsuffizienz, einschließlich der Dialysebehandlung bei akutem Nierenversagen (> Kap. 13).

Ist die akute interstitielle Nephritis unter diesen Maßnahmen nicht vollständig reversibel, so kommt es zum Übergang in eine chronische interstitielle Nephritis.

4.2 Chronische interstitielle Nephritis

4.2.1 Klinik

Die Klinik der chronischen interstitiellen Nephritis ist gekennzeichnet durch

- eine progrediente Abnahme der glomerulären Filtrationssrate,
- eine tubuläre Proteinurie von < 2 g/24 h sowie
- eine sterile Leukozyturie.

4.2.2 Ursachen und Auslöser

Die **Analgetikanephropathie** gilt als die häufigste Form der chronischen interstitiellen Nephritis, welche in Ihrer Bedeutung jedoch deutlich abgenommen hat. Ursache war früher insbesondere der Phenazetinabusus. Heute kommt ursächlich am ehesten die chronische Einnahme multipler Analgetika, z. B. Kombinationen von Paracetamol mit Acetylsalicylsäure oder anderen nichtsteroidalen Antiphlogistika, in Betracht.

Durch die **Akkumulation toxischer Abbauprodukte** mit Störung der medullären Durchblutung kommt es zur tubulointerstitiellen Schädigung mit häufig frühzeitig auftretender **renal-tubulärer Azidose**. Wegen der oft gleichzeitig hervorgerufenen toxischen **Knochenmarksschädigung** kommt es bezogen auf den Grad der Niereninsuffizienz relativ früh zu einer **Anämie.**

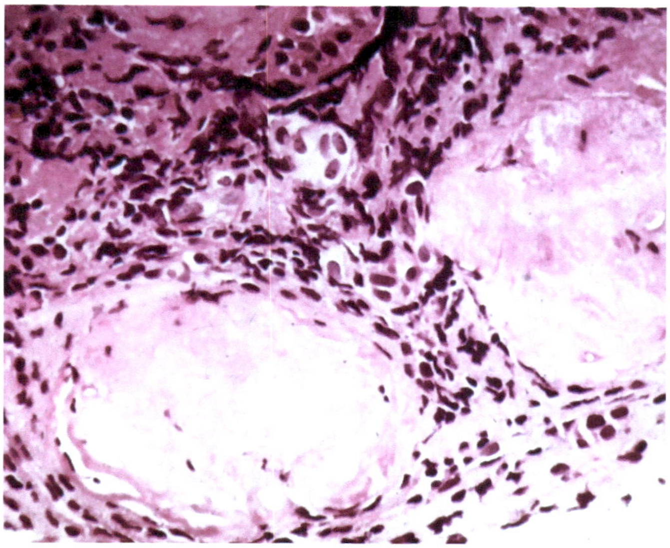

Abb. 4.1 Histologisches Bild einer chronischen interstitiellen Nephritis mit mononukleärem Infiltrat (perkutane Nierenbiopsie) [P726, P727]

Als ursächlich **schädigende Substanzen** sind weiterhin zu nennen Cisplatin (z. B. Platinex®), Lithium (z. B. Quilonum®) u.a.

Eine chronische Exposition gegenüber **Schwermetallen** wie Blei bei der Blei-Nephropathie, aber auch z. B. Kadmium, Quecksilber und Kupfer, kann ebenfalls zur chronischen interstitiellen Nephritis führen.

Hier sei auch die sog. **Balkan-Nephropathie** genannt, deren Auftreten endemisch beobachtet wird, und die **therapeutischen Anwendung chinesischer Kräuter** erwähnt, die beide zur chronische interstitielle Nephritis bis zur Dialysepflichtigkeit führen können. In beiden Fällen wird die Aristocholsäure als auslösendes Nephrotoxin angenommen, welches als Karzinogen auch für eine erhöhte Rate an Urothelkarzinomen verantwortlich zeichnet.

Im Falle der **Röntgenbestrahlung** im Bereich der Nieren kann es neben glomerulären und vaskulären Veränderungen zu chronischen tubulointerstitiellen Schäden kommen, die sich variabel in einem Zeitraum zwischen 6 Mon. und bis zu 10 J. nach Bestrahlung manifestieren. Diese **Strahlennephritis** wird i.d.R. von einer arteriellen Hypertonie begleitet.

Auf sonstige chronische interstitielle Nephritiden, z. B. bei Hyperkalzämie oder Hypokaliämie und bei der Harnsäure-Nephropathie (➤ Kap. 10.3.3) wird in den entsprechenden Kapiteln eingegangen.

4.2.3 Histologie

Histologisch kommt es nach initialer Proliferation von Tubuluszellen unter **Infiltration von Makrophagen und Lymphozyten** (➤ Abb. 4.1) zur **zunehmenden Vernarbung** des Interstitiums mit **Tubulusatrophie**, u.U. auch zu **Papillennekrosen**, wobei dann Papillenanteile unter kolikartigen Schmerzen mit dem Urin abgehen können.

4.2.4 Therapie

ALS FAUSTREGEL GILT

Zwingend ist das absolute Vermeiden der Einnahme der in ➤ Kap. 4.2.2 genannten Noxen.

Häufig kommt es infolge der **verminderten Geweberesistenz** zur zusätzlichen Infektion des Nierenparenchyms in Form einer **Pyelonephritis,** die eine entsprechende **antibakterielle Behandlung** erforderlich macht (➤ Kap. 15).

Die symptomatische Behandlung erfolgt wie bei chronischer Niereninsuffizienz.

! Insbesondere sind eine bilanzierte Flüssigkeitszufuhr und **Kontrolle des Säure-Basen- und Elektrolythaushalts** sowie ggf. deren Korrektur angezeigt (➤ Kap. 14).

Essentials für die Hausarztpraxis

- **Akute interstitielle Nephritiden** werden zumeist durch **allergische Reaktionen** auf **Medikamente** ausgelöst.
- **Klinik:** akutes Nierenversagen ggf. mit Fieber, Hautausschlag und Eosinophilie.
- **Therapie:** Absetzen des auslösenden Agens und ggf. Therapie mit Glukokortikosteroiden.

LITERATUR

Clarkson MR, Giblin L, O'Connell FP et al.: Acute interstitial nephritis: clinical features and response to corticosteroid therapy. Nephrol Dial Transplant 19 (2004) 2778–2783.

Cronin RE, Henrich WL: Toxic nephropathies. In: Brenner B (Hrsg.): Brenner and Rector's: The kidney. 6. A., Philadelphia: Saunders (2000) 1563–1565.

De Broe ME: Chinese herbs nephropathy and balkan endemic nephropathy: toward a single entity, aristolochic acid nephropathy. Kidney Int 81 (2012) 513–515.

Gonzales E, Gutierrez E, Galeano C et al.: Early steroid treatment improves the recovery of renal function in patients with drug-induced acute interstitial nephritis. Kidney Int 73 (2008) 940–946.

Kelly CJ, Nellson EG: Tubulointerstitial diseases. In: Brenner B (Hrsg.): Brenner and Rector's: The kidney. 6. A., Philadelphia: Saunders (2000) 1509–1536.

Preddie DC, Markowitz GS, Radhakrishnan J et al.: Mycophenolate mofetil for the treatment of interstitial nephritis. Clin J Am Soc Nephrol 1 (2006) 718.

Rossert J: Drug-induced acute interstitial nephritis. Kidney Int 60 (2001) 804–817.

Spanou Z, Keller M, Britschgi M et al.: Involvement of drug-specific T cells in acute drug-induced interstitial nephritis. J Am Soc Nephrol 17 (2006) 2919–2927.

Zuliani E, Zwahlen H, Gilliet F, Marone C: Vancomycin-induced hypersensitivity reaction with acute renal failure: resolution following cyclosporine treatment. Clin Nephrol 64 (2005) 155–158.

KAPITEL

5

Gunter Wolf

Diabetische Nephropathie

Kernaussagen

- Eine **normnahe Stoffwechselführung** von Diabetesbeginn an **vermindert** bei Typ-1- und Typ-2-Diabetes das **Risiko der Nephropathieentwicklung** in Abhängigkeit vom erreichten HbA_{1c}-Wert. Zur **Prävention** und **Progressionshemmung** einer Nephropathie sollte ein individualisierter HbA1c-Korridor von 6,5–7,5% angestrebt werden.
- Basierend auf einer Metformintherapie sind bei **Typ-2-Diabetes SGLT-2-Hemmer** und **GLP-1-Agonisten** bevorzugt einzusetzen, da sie eigenständige nephro- und kardioprotektive Effekte aufweisen. **Typ-1-Diabetiker** sind intensiviert mit **Insulin** zu behandeln
- Bei **hypertensiven Diabetikern** gehört zusätzlich die konsequente **antihypertensive Behandlung** mit RAS-blockierenden Substanzen zu den wesentlichen Faktoren der Primärprävention.
- Bei bereits **bestehender Nephropathie** kann eine **multifaktorielle Therapie** die weitere Progression zur terminalen Niereninsuffizienz verhindern oder zumindest verzögern.
- Zu den wichtigsten **Komponenten der Sekundärprävention** gehören die konsequente **Blutdrucksenkung** in den normotensiven Bereich unter Verwendung von RAAS-blockierenden Substanzen, auch deren Einsatz beim normotensiven Patienten sowie die **möglichst normnahe Stoffwechselführung** unter Beachtung der bei Niereninsuffizienz veränderten Pharmakokinetik und -dynamik der blutzuckersenkenden Substanzen.
- Die therapeutische Beeinflussung von **Faktoren wie Rauchen, Eiweißaufnahme und Anämie** und die Beachtung **allgemein nephroprotektiver Maßnahmen** ergänzen das Behandlungsspektrum.
- Wegen der hohen kardiovaskulären Morbidität haben zusätzlich **kardioprotektive Therapiemaßnahmen** wie Lipidsenkung oder ASS-Gabe wesentliche Bedeutung.
- Ein **engmaschiges Monitoring** der Nierenfunktion und der Therapiefaktoren ist unerlässlich, eine rechtzeitige Kooperation mit dem Nephrologen sollte angestrebt werden.

5.1 Vorbemerkungen

Das **Auftreten** einer diabetischen Nephropathie betrifft 30–40% der Typ-1- und Typ-2-Diabetiker in der westlichen Welt. Allerdings gibt es auch einige neuere Erhebungen, die von einer niedrigeren Prävalenz ausgehen. Ein **Problem** stellt hier sicherlich auch die Definition der diabetischen Nephropathie dar (Albuminurie [unspezifisch] oder bioptisch gesicherter Nachweis [nur in den wenigsten Studien durchgeführt]). Tendenziell ist in den letzten Jahren eher ein Rückgang der Erkrankung zu beobachten. Bei einer Gesamtprävalenz von 7,2% Menschen mit Diabetes in Deutschland handelt es sich bei **ca. 90% aller Betroffenen** um den **Typ-2-Diabetes.**

Nicht beeinflussbaren **Risikofaktoren** stehen eine Reihe beeinflussbarer Risikofaktoren gegenüber (> Tab. 5.1).

Tab. 5.1 Risikofaktoren für den Verlauf

Beeinflussbare Risikofaktoren	Nicht beinflussbare Risikofaktoren
• Hyperglykämie • Bluthochdruck • Albuminexkretionsrate	• Höheres Alter • Männliches Geschlecht (umstritten) • Dauer der Diabeteserkrankung
Tabakkonsum	Beginn des Diabetes in einem Alter < 20 J.
Hyperlipidämie (hohe LDL-Cholesterin- und Triglyzeridspiegel)	Gleichzeitiges Vorliegen einer Retinopathie
Erniedrigte Werte für HDL-Cholesterin	Positive Familienanamnese für Hypertonie und/oder Nephropathie
Erhöhter Body-Mass-Index	Ethnische Herkunft

Diabetesassoziierte Nierenerkrankungen umfassen alle Formen der renalen Schädigung, die bei Patienten in Verbindung mit Diabetes mellitus auftreten können, und sind in der **Frühform** durch konsequente **Blutzucker- und Blutdruckkontrollen** vermeidbar oder teilweise langfristig reversibel.

Nierenerkrankungen bei Patienten mit Diabetes mellitus umfassen:

- Eine **direkte Folgeerkrankung** der Nierenglomerula und des Tubulointerstitiums, die aufgrund der Stoffwechselstörung selbst entstanden ist (diabetische Nephropathie im engeren Sinne).
- Andere Nierenerkrankungen als **Hochdruckfolge** oder im Rahmen von eigenständigen Nierenerkrankungen, die gehäuft bei Diabetes mellitus auftreten können (z. B. IgA-Nephropathie aufgrund genetischer Koppelungen).
- Schließlich können natürlich auch Nierenschädigungen im Rahmen der **makrovaskulären Veränderung** der beim Diabetes mellitus akzeleriert auftretenden **Atherosklerose** vorkommmen.

Die **Frühform** der Veränderung bei einer diabetischen Nephropathie geht mit einer **Albuminurie** oder **Proteinurie** einher und ist durch **strikte Blutzucker- und Blutdruckkontrollen** vermeidbar oder teilweise langfristig reversibel.

Eine **Mikroalbuminurie** allein entspricht noch nicht einer diabetischen Nephropathie, denn Albumin im Urin kann sowohl zu den Befunden einer diabetischen Nephropathie gehören als auch nur Risikoindikator für diabetesunabhängige Nieren- oder auch andere kardiovaskuläre Erkrankungen sein.

Albuminurie und **Nierenfunktionsverlust** sind unabhängige **Risikomarker** für die kardiovaskuläre Morbidität und Mortalität. Sie identifizieren Menschen mit Diabetes als kardiovaskuläre Hochrisikogruppe. Die Wahrscheinlichkeit für Menschen mit Diabetes an einem kardiovaskulären Ereignis zu sterben, liegt um ein Vielfaches höher als die Wahrscheinlichkeit, eine Niereninsuffizienz zu entwickeln. Bereits eine Albuminurie ist für die kardiovaskuläre Morbidität und Mortalität ein starker Risikomarker. Allerdings sind in den letzten Jahren auch verstärkt Fälle von diabetischer Nephropathie ohne begleitende Albuminurie beobachtet worden, die sich nur durch eine Einschränkung der Nierenfunktion bemerkbar machten. Zudem gibt es einen zunehmenden Anteil an Patienten (insbesondere mit Typ-2-Diabetes), die keine Albuminurie aufweisen, aber dennoch einen progressiven GFR-Verlust haben. Insofern ist heutzutage eine nichtalbuminurische Verlaufsform der DN akzeptiert. Der hohe Anteil an Patienten mit Diabetes, die mittels Blockade des Renin-Angiotensin-Aldosteron-Systems (RAAS), also mittels ACE-Hemmern oder Sartanen, therapiert werden, dürfte dafür mitverantwortlich sein. So waren in der GCKD-Studie von 1842 Diabetikern > 80% durch RAAS-Blockade therapiert, normoalbuminurisch waren hiervon immerhin 43,6%.

5.2 Stadieneinteilung

Der **Verlauf der Nephropathie** bis hin zur terminalen Niereninsuffizienz benötigt Jahre. Dieser Verlauf wird im Wesentlichen bestimmt durch

- Veränderungen der Albuminausscheidung im Urin,
- Veränderungen (Abfall) der glomerulären Filtrationsrate sowie
- die Entwicklung oder Verstärkung von Hypertonie, Dyslipoproteinämie und weiteren diabetestypischen Komplikationen.

Prinzipiell unterscheidet sich die Entwicklung einer diabetischen Nephropathie bei Typ-1- und Typ-2-Diabetikern nicht. Die **aktuelle Stadieneinteilung** mit ihren klinischen Charakteristika ist in ➤ Tab. 5.2 aufgeführt.

In der **Klassifizierung der chronischen Niereninsuffizienz nach KDIGO** wird die Bedeutung der Albuminurie als prognostischer Marker für das Fortschreiten der Niereninsuffizienz auch bei nur geringgradig eingeschränkter GFR ebenfalls stark berücksichtigt (➤ Tab. 5.3).

5.3 Screening und Diagnostik

Das Screening erfolgt einmal jährlich durch **Bestimmung des Albumin-Kreatinin-Quotienten** im ersten Morgenurin und Berechnung der glomerulären Filtrationsrate (eGFR), da Patienten mit Diabetes auch ohne Albuminurie bereits eine eingeschränkte Nierenfunktion aufweisen können (z. B. bei ischämischer Nephropathie).

Ausnahme: Patienten mit stark eingeschränkter Lebenserwartung (aufgrund letztendlich fehlender therapeutischer Konsequenz) sowie Vorliegen von Faktoren, die zu einer passageren Erhöhung der Albuminausscheidung führen können, z. B.

- bei körperlicher Anstrengung,
- akuten fieberhaften Erkrankungen,
- Harnwegsinfektionen,
- sehr schlecht eingestelltem Diabetes,
- unkontrolliertem Hochdruck und
- Herzinsuffizienz.

Das **Mikroalbuminurie-Screening** sollte bei Patienten mit Typ-1-Diabetes i.d.R. 5 J. nach Diagnosestellung beginnen und bei Patienten mit Typ-2-Diabetes bei klinischer Diagnosestellung.

Die Diagnose „diabetische Nephropathie" kann mit hoher Wahrscheinlichkeit angenommen werden, wenn eine **persistierende Albuminurie** besteht, d. h. der Albumin-Kreatinin-Quotient im Urin bei Männern > 20 mg/g und bei Frauen > 30 mg/g beträgt; jeweils in zwei Proben innerhalb von 3 Mon. gemessen (➤ Tab. 5.4). Bei diskrepanten Befunden gilt die 2-aus-3-Regel.

Tab. 5.2 Stadien der diabetischen Nephropathie

	Stadium/Beschreibung	Albuminausscheidung [mg/l]	Kreatinin-Clearance [ml/Min.]	Bemerkungen
Nierenschädigung mit normaler Nierenfunktion			> 90	• Serumkreatinin im Normbereich • Blutdruck im Normbereich steigend oder Hypertonie • Dyslipidämie • Raschere Progression von KHK, AVK, Retinopathie und Neuropathie
1a	Mikroalbuminurie	20–200		
1b	Makroalbuminurie	> 200		
Nierenschädigung mit Niereninsuffizienz				• Serumkreatinin grenzwertig oder erhöht • Hypertonie, Dyslipidämie • Hypoglykämieneigung • Rasche Progression von KHK, AVK, Retinopathie und Neuropathie • Anämie-Entwicklung • Störung des Knochenstoffwechsels
2	Leichtgradig	> 200	60–89	
3	Mäßiggradig		30–59	
4	Hochgradig	Abnehmend	15–29	
5	Terminal		< 15	

KHK = koronare Herzkrankheit, AVK = arterielle Verschlusskrankheit

Tab. 5.3 Stadien der chronischen Niereninsuffizienz nach KDIGO 2012 Clinical Practice Guideline for the Evaluation and Management of Chronic Kidney Disease

Prognose der chronischen Niereninsuffizienz						
				Albuminausscheidung im Urin [mg/g]		
				A1	A2	A3
				Normal bis leicht erhöht	Mäßig erhöht	Schwer erhöht
				< 30	30–300	> 300
Glomeruläre Filtrationsrate [ml/Min./1,73 m²]	G1	Normal oder hoch	≥ 90	Niedriges Risiko	Mäßiges Risiko	Hohes Risiko
	G2	Leicht erniedrigt	60–89	Niedriges Risiko	Mäßiges Risiko	Hohes Risiko
	G3a	Leicht bis mäßig erniedrigt	45–59	Mäßiges Risiko	Hohes Risiko	Sehr hohes Risiko
	G3b	Mäßig bis schwer erniedrigt	30–44	Hohes Risiko	Sehr hohes Risiko	Sehr hohes Risiko
	G4	Schwer erniedrigt	15–29	Sehr hohes Risiko	Sehr hohes Risiko	Sehr hohes Risiko
	G5	Nierenversagen	< 15	Sehr hohes Risiko	Sehr hohes Risiko	Sehr hohes Risiko

Tab. 5.4 Differenzialdiagnose der diabetischen Nephropathie (DN) nach glomerulärer Filtrationsrate (GFR), Stadium der chronischen Niereninsuffizienz (CKD) und Ausmaß der Albuminurie

eGFR [ml/Min./1,73 m² KOF]	CKD-Stadium	Normoalbuminurie	Mikroalbuminurie	Makroalbuminurie[1]
> 60	1 + 2	DN fraglich	DN möglich	DN sehr wahrscheinlich
30–60	3	DN unwahrscheinlich	DN möglich	DN wahrscheinlich
< 30	4 + 5	DN unwahrscheinlich	DN wahrscheinlich	DN sehr wahrscheinlich

[1] Eine Makroalbuminurie deutet bei gleichzeitigem Nachweis einer diabetischen Retinopathie mit großer Wahrscheinlichkeit auf das Vorliegen einer DN hin.

Das Schätzen der Kreatinin-Clearance durch die CKD-EPI-, MDRD- oder Cockcroft-Gault-Formel bietet eine alltagstaugliche Alternative zur Kreatinin-Clearance-Bestimmung im 24-h-Sammelurin – allerdings unter Beachtung der bestehenden Limitierungen (i. d. R. nicht bei Malnutrition, starker Adipositas, instabiler Nierenfunktion).

Das **Ausmaß der Albuminurie** im Verlauf gilt als der beste Prädiktor für Mortalität und das kardiovaskuläre sowie renale Outcome. Mit dem **Auftreten einer Niereninsuffizienz** (GFR < 60 ml/Min./1,73 m² KOF) sollten die Patienten spätestens erstmals beim Nephrologen vorgestellt werden – bei **raschem Nierenfunktionsverlust, nicht ausreichender Blutdruckkontrolle** oder bei **Auftreten einer Makroalbuminurie sofort.** Prinzipiell ist eine enge interdisziplinäre Zusammenarbeit von Hausarzt, Diabetologen und Nephrologen zur Behandlung des komplexen Krankheitsbildes notwendig.

5.4 Differenzialdiagnose

Eine weitere **differenzialdiagnostische Abklärung** ist **erforderlich,** wenn zusätzlich zu einer Diabeteserkrankung folgende Konstellationen vorliegen:

Bei Vorliegen einer pathologischen Albuminurie:

- Ein pathologisches Harnsediment (insbesondere dysmorphe Erythrozyten, Erythrozytenzylinder oder Leukozyten und Leukozytenzylinder)
- Eine rasche Zunahme der Proteinurie
- Eine extrem hohe Proteinurie (> 3 g/g Kreatinin)
- Ein rascher Kreatininanstieg
- Atypische sonographische Veränderungen der Nieren, d.h. insbesondere verkleinerte Nieren oder asymmetrische Nierengröße

(da bei DN fast bis zur Dialysepflichtigkeit die Nierengröße, allerdings mit sonographisch sichtbaren strukturellen Veränderungen, erhalten bleibt)
- Diabetesdauer < 5 J. bei Typ-1-Diabetes
- Fehlende Retinopathie bei Typ-1-Diabetes

Ohne Vorliegen einer Albuminurie: Niereninsuffizienz ohne Mikro- oder Makroalbuminurie ist meist ischämisch bedingt (hypertensive Nephropathie). Die **Therapie entspricht weitgehend der Behandlung bei diabetischer Nephropathie.** Bei V. a. Nierenarterienstenose, z. B. bei asymmetrischer Nierengröße, abdominellem Gefäßgeräusch, schwer einstellbarem Hypertonus (mehr als vier Antihypertensiva), Anstieg des Serumkreatinins > 50% des Ausgangswerts unter ACE-Hemmer- bzw. AT_1-Rezeptorantagonisten-Therapie, sonographisch einseitig kleine Niere, wird eine weiterführende bildgebende Diagnostik (Duplexsonographie, MRT) empfohlen. Allerdings sind auch Fälle einer diabetischen Nephropathie mit morphologisch typischen Veränderungen ohne begleitende Albuminurie beschrieben worden. Im **Zweifelsfall** sollte eine **Nierenbiopsie** erfolgen.

Cave

! Zur weiteren Abklärung wird eine Vorstellung beim Nephrologen empfohlen!

In die **Umfelddiagnostik** miteinbezogen werden sollten:
- Augenhintergrunduntersuchung
- EKG, ggf. mit Belastung, evtl. weiterführende Diagnostik wie Herzecho
- Langzeit-Blutdruckmessung
- Lipide (Gesamt-, HDL- und LDL-Cholesterin, Triglyzeride)
- Fußstatus (Pulse, periphere Dopplerdrücke, Stimmgabeltest)

Bei **Auftreten einer Niereninsuffizienz** erfolgt zusätzlich die Diagnostik bzgl. eines sekundären renalen Hyperparathyreoidismus (Messung von Serumkalzium und Phosphat, Parathormon, eventuell Vitamin D) sowie die Abklärung bzgl. einer renalen Anämie (Hb bei Männern < 13 g/dl, bei Frauen < 12 g/dl). Eine renale Genese der Anämie kann angenommen werden, wenn andere Ursachen – insbesondere eine Störung des Eisenstatus, chronische Entzündungen, gastrointestinale Blutungen etc. – ausgeschlossen wurden. Bei **diabetischer Nephropathie** tritt eine **Anämie** früher auf als bei anderen Nierenerkrankungen.

5.5 Therapieziele

Die Entwicklung und das Fortschreiten der diabetischen Nephropathie können beschleunigt werden durch
- unzureichende Blutzuckereinstellung,
- Hypertonie,
- Rauchen,
- evtl. Anämie und
- erhöhte Eiweißzufuhr sowie durch die
- zusätzliche Gabe von nephrotoxischen Medikamenten (Antibiotika, Röntgenkontrastmittel, nichsteroidale Antirheumatika).

Durch **Beeinflussung dieser Faktoren** kann man die Entwicklung und/oder Progression der diabetischen Nephropathie verhindern oder zumindest verlangsamen.

Haupttherapieziele bei bereits manifester diabetischer Nephropathie sind:
- Bei nachweisbarer Mikroalbuminurie: Progressionshemmung der Nephropathie, um die Entwicklung einer Niereninsuffizienz zu verzögern
- Senkung des deutlich erhöhten kardiovaskulären Risikos

Da Patienten mit diabetischer Nephropathie ein **exzessives kardiovaskuläres Risiko** besitzen, ist ebenfalls eine **konsequente Behandlung der übrigen kardiovaskulären Risikofaktoren,** insbesondere der LDL-Cholesterinerhöhung und erhöhten Thrombozytenaggregation, erforderlich.

Cave

! Dies gilt auch für Diabetiker mit überwiegend **ischämisch bedingter Nephropathie** (= Niereninsuffizienz ohne Albuminurie).

5.6 Monitoring und Langzeitkontrolle

Folgende **Parameter** sollten je nach Nephropathie-Stadium 2–5 ×/J. überprüft werden:
- HbA_{1c}, Lipide,
- Monitoring des Blutdrucks (einschließlich Selbstkontrolle und evtl. 24-h-Blutdruckmessung),
- Serumkreatinin, Harnstoff und Kalium,
- Bestimmung der Albuminausscheidung,
- Berechnung oder Messung der Kreatinin-Clearance.

Ab **Stadium 3** (Kreatinin-Clearance < 60 ml/Min.) zusätzlich:
- Hämoglobin, Hämatokrit
- Serumphosphat, Serumkalzium
- Gegebenenfalls Parathormon, Vitamin-D-Status

MERKE

Nephrologische Mitbetreuung ist bei Auftreten einer mittel- bis höhergradigen Niereninsuffizienz notwendig (GFR < 60 ml/Min.) bzw auch bei unklarer Differenzialdiagnostik (➤ Kap. 5.4).

5.7 Therapie

5.7.1 Normnahe Stoffwechseleinstellung

Die **Frühform** der diabetischen Nephropathie geht mit einer **Albuminurie** und einer **Proteinurie** einher und ist durch **konsequente Blutzucker- und Blutdruckkontrollen** vermeidbar oder teilweise langfristig sogar reversibel. Nur eine **Absenkung des HbA_{1c}** auf einen Zielwert ≤ 7% kann eine Progression der diabetischen Nephropathie verhindern oder vermindern. Eine verbesserte Stoffwechsellage mit Absenkung des HbA_{1c} führt zu einer deutlichen Risikoreduktion für das Auftreten oder die Progression einer Albuminurie bei Typ-1- und Typ-2-Diabetikern. So bedeutet eine Reduktion des HbA_{1c} um 0,9% eine Senkung des Risikos mikrovaskulärer Endpunkte um 25%. **Wichtig** sind bei langjährigen Behandlungsregimen **individuelle Stoffwechselziele.** Auch eine **zu intensive Absenkung** des HbA_{1c} führt zum Anstieg der Mortalität. Neben den Besonderheiten der antidiabetischen Therapie bei bereits vorliegender Niereninsuffizienz ist die **rechtzeitige Umstellung auf Insulin** zu beachten.

- In der **Primärprävention** der Nephropathie ist ein **HbA_{1c}-Wert** zwischen 6,5% (48 mmol/mol) und 7,5% (58 mmol/mol) anzustreben. Dabei gilt der obere Zielbereich (7,0–7,5% [53–58 mmol/mol]) für Patienten mit makroangiopathischen Komplikationen oder Vorliegen einer Hypoglykämiewahrnehmungsstörung (Empfehlungsgrad A). Patienten mit makroangiopathischen Komplikationen und Wahrnehmungsstörungen für Hypoglykämien sollten auf einen Zielbereich zwischen 7 und 7,5% (53–58 mmol/mol) eingestellt werden.
- In der **Sekundärprävention** sollte zur Verhinderung der Progression der diabetischen Nephropathie ein HbA_{1c}-Wert von < 7,0% (< 53 mmol/mol) angestrebt werden, wenn eine klinisch relevante Makroangiopathie oder eine Hypoglykämiewahrnehmungsstörung ausgeschlossen werden kann (Empfehlungsgrad A).
- Da neue Therapieprinzipien (SGLT-2-Hemmer, GLP-1-Agonisten bei Typ-2-Diabetes) gezeigt haben, dass sie auch bei weniger starker HbA1c-Senkung effektiv kardiale und renale Endpunkte senken, wird es vermutlich in Zukunft zu einer stärkeren Individualisierung und Liberalisierung der Zielbereiche kommen.

Cave

! Der **HbA_{1c}-Wert** unterschätzt i.d.R. die Güte der Stoffwechseleinstellung bei Niereninsuffizienz (ab GFR < 60 ml/Min.), insbesondere bei gleichzeitiger EPO- oder Eisentherapie. Möglicherweise ändert sich der „normale“ HbA_{1c}-Wert auch mit dem Alter (höheres Alter, höhere Werte).

Therapiebesonderheiten bei nachlassender Nierenfunktion

- **Metformin:** unter engmaschiger Kontrolle bei stabilen Patienten möglich bis zu einer eGFR von 45 ml/Min./1,73 m^2 KOF (bei eGFR < 60 ml/Min. Dosisreduktion!)
- **Glukosidasehemmer:** keine Empfehlung wegen fehlender Studien
- **Sulfonylharnstoffe:** i. d. R. Dosisreduktion, Ausnahme Gliquidon. Kontraindikation bei Kreatinin-Clearance/eGFR < 30 ml/Min.
- **Meglinide:** Dosisreduktion bei Kreatinin-Clearance/eGFR < 30 ml/Min.
- **DPP4-Inhibitoren:** Bei Kreatinin-Clearance/eGFR < 60 ml/Min. Dosisreduktion für Sitagliptin und Saxagliptin (keine Endpunktstudien)
- **Inkretin-Mimetika:**
  - Exenatide: Dosisreduktion bei Kreatinin-Clearance/eGFR 50–30 ml/Min., Kontraindikation ab Kreatinin-Clearance/eGFR < 30 ml/Min.
  - Liraglutide: Kontraindikation ab Kreatinin-Clearance/eGFR < 30 ml/Min.
  - Dulaglutid: Kontraindikation ab Kreatinin-Clearance/eGFR < 30 ml/Min.
- Diese neuere Klasse der **SGLT-2-Hemmer** hat in den letzten Jahren eine starke Bedeutung erfahren, wie es die oben zitierten Therapieleitlinien für CKD-Patienten belegen. Gliflozine hemmen die Natrium-Glukose-Co-Transporter Typ 2 (SGLT-2) im proximalen Nephron. Dadurch wird die Glukose- und Natrium-Reabsorption vermindert und somit die Glukose- und Natriumausscheidung erhöht. Bereits bei normalen Blutglukosewerten wird dann eine Glukosurie induziert. Die mit SGLT-2-Hemmern therapierten Patienten nehmen an Gewicht ab, da 50–80 g/d Glukose über den Urin ausgeschieden werden. In Deutschland sind **Empagliflozin, Dapagliflozin** und **Ertugliflozin** zugelassen, Canagliflozin wurde 2014 vom Markt genommen. SGLT-2-Hemmer wirken über eine Reduktion der Hyperfiltration direkt nephroprotektiv. Möglicherweise spielen auch direkte antiinflammatorische Effekte sowie eine Senkung der Harnsäure eine zusätzliche Rolle. Diese Effekte werden aktuell auch bei Patienten mit nicht diabetischen Nierenerkrankungen untersucht (z. B. EMPA-KIDNEY-Studie).
- Eine Metaanalyse der großen SGLT-2-Hemmer-Zulassungsstudien zur kardiovakulären Sicherheit EMPA-REG OUTCOME (Empagliflozin), CANVAS (Canagliflozin) und DECLARE-TIMI 58 (Dapagliflozin) konnte zeigen, dass bei der Verwendung „on top of standard of care“ bei Typ-2-Diabetikern mit bereits manifester Atherosclerotic Cardiovascular Disease, sowohl Empagliflozin als auch Canagliflozin und Dapagliflozin signifikant das Risiko für einen kombinierten Endpunkt aus Hospitalisierung wegen HF und CV-Tod senkten. Der kombinierte Endpunkt aus Myokardinfarkt, Schlaganfall und CV-Tod (Major Adverse Cardiovascular Events, MACE) wurde nur von Empagliflozin und Canagliflozin signifikant gesenkt.
  - **Empagliflozin:** bis zu einer Kreatinin-Clearance/eGFR von 45 ml/Min. in reduzierter Dosis (EMPA-REG-OUTCOME-Studie)
  - **Dapagliflozin:** Kontraindikation ab Kreatinin-Clearance/eGFR < 30 ml/Min.
- **Insulin:** im Verlauf meist Dosisreduktion (da verringerter Abbau von Insulin in der Niere und nachlassende renale Glukoneogenese bei Niereninsuffizienz) mit der Gefahr von schweren Hypoglykämien.
- **GLP-1-Agonisten:** Auch für die Klasse der GLP-1-Rezeptorantagonisten bestehen neuerdings Hinweise auf direkte nephroprotektive Effekte über die Reduktion des Blutzuckers hinaus. GLP-1-Rezeptorantagonisten sind Inkretinmimetika, die glukoseabhängig den Blutzuckerspiegel regulieren und bei Typ-2-Diabetes die verminderte Inkretinwirkung ergänzen. Im Gegensatz zum endogenen GLP-1- sind GLP-2-Rezeptorantagonisten aufgrund struktureller Modifikation weniger anfällig, gegenüber einer Degradation durch DPP4 und können so den

systemischen Inkretinspiegel um das bis zu 10-Fache erhöhen. Neben der Steigerung der Insulinsekretion und der Hemmung der Glukagonfreisetzung wird auch die Magenentleerung verzögert und ein verlängertes Sättigungsgefühl induziert. Bislang müssen alle GLP-1RA mit einem Pen s.c. verabreicht werden. Semaglutid wird jedoch in Zukunft als Tablette verfügbar sein. Aus der Klasse der GLP-1-Rezeptoragonisten sind derzeit die Wirkstoffe **Exenatid, Liraglutid, Albiglutid** und **Dulaglutid** in Deutschland zur Behandlung des Typ-2-Diabetes zugelassen. Die einzelnen GLP-1-Rezeptoragonisten unterscheiden sich in ihrer Molekülstruktur, was entsprechende Unterschiede in der Pharmakodynamik und Pharmakokinetik bewirkt. So werden Lixisenatid und Exenatid glomerulär filtriert, während die Substanzen Liraglutid, Albiglutid und Dulaglutid hingegen nicht glomerulär abfiltriert werden.

Ein **Vorteil der GLP-1-Analoga** ist, dass sie keine Hypoglykämien hervorrufen. Auch hier konnten experimentelle Studien zeigen, dass es möglicherweise direkte Effekte der GLP-1-Agonisten auf die Niere gibt, da sie in Tierversuchen antiinflammatorisch wirken. Grundsätzlich werden GLP-1-Rezeptoragonisten bei höhergradigen Nierenfunktionsstörungen (GFR < 30 ml/Min.) nicht empfohlen. Während das glomerulär filtrierte Exenatide im CKD-Stadium G3 reduziert werden muss, sind für Liraglutid, Albiglutid und Dulaglutid keine Dosisanpassungen erforderlich.

Insulineinstellung bei Typ-2-Diabetes

Bei Typ-2-Diabetikern sollte frühzeitig auf eine **Insulintherapie** umgestellt werden, um eine gute Stoffwechseleinstellung zu gewährleisten. Der **Zeitpunkt der Umstellung** richtet sich jedoch nicht nur nach der Kreatinin-Clearance, sondern auch nach dem Therapieziel, das in erster Linie vom Alter und der Komorbidität des Patienten abhängt.

Gehäuft auftretende **Hypo- und Hyperglykämien** unter oraler Medikation sind Zeichen für eine nicht mehr gegebene Therapiesicherheit und daher auch ein Grund zur Insulineinstellung.

ALS FAUSTREGEL GILT

Wegen Änderungen der Pharmakokinetik und -dynamik von Insulin sollte bei jeder Form der gewählten Insulintherapie (supplementäre Insulintherapie, Insulin zur Nacht oder ICT) zunächst mit einer **niedrigeren Insulindosis** als üblich begonnen werden, um Hypoglykämien zu vermeiden. Eine **enge Überwachung** (auch der nächtlichen) Blutglukosewerte ist dringend erforderlich.

5.7.2 Blutdruckeinstellung

Normotensive Typ-1- und Typ-2-Diabetiker

Durch Verminderung des glomerulären Filtrationsdrucks und Abschwächung der profibrogenen und proinflammatorischen Effekte von Angiotensin II sowie Aldosteron kommt es unter einer solchen Therapie zur Risikoreduktion für das Fortschreiten der Nephropathie und zur Verringerung oder Rückbildung der Albuminurie.

Normotensive Patienten mit Typ-1- oder Typ-2-Diabetes und persistierender Albuminurie bzw. bei Vorliegen von Risikofaktoren (familiäre Belastung für eine diabetische Nephropathie, Nichterreichen des Ziel-HbA_{1c} etc.) können mit einem **ACE-Hemmer** oder bei Unverträglichkeit mit einem **AT_1-Blocker** behandelt werden.

Weitere Informationen

Empfehlung

Beginn einer **ACE-Hemmer- oder AT_1-Blocker-Therapie** bei Risikofaktoren auch ohne Vorliegen einer Hypertonie (Empfehlungsgrad A). Allerdings wird dieses Therapieprinzip in der Praxis eher selten umgesetzt.

Hypertensive Typ-1- und Typ-2-Diabetiker

Hypertone Blutdruckwerte sind beim Typ-1-Diabetiker meist erst nach Auftreten einer Mikro- oder Makroalbuminurie feststellbar.

Beim Typ-2-Diabetiker besteht jedoch häufig schon bei Diabetesdiagnose eine Hypertonie, die die Entwicklung der diabetischen Nephropathie ungünstig beeinflusst.

Bereits in frühen Daten der UKPDS-Studie wurde bei einer Reduktion des systolischen Blutdrucks um 10 mmHg eine Reduktion der mikro- und makrovaskulären Komplikationen einschließlich der diabetischen Nierenschädigung dokumentiert. Der **Zielblutdruck** für hypertensive Patienten mit Diabetes mellitus sollte ≤ 140/80 mmHg betragen. Individuelle Risikofaktoren müssen patientenadaptiert berücksichtigt werden. Patienten mit Blutdruckwerten < 130/90 mmHg entwickeln selten eine Mikroalbuminurie. Die jährliche Reduktion der GFR entspricht annähernd den der altersabhängigen Daten der Normalbevölkerung.

Der **Zielblutdruck** ist individuell zu wählen in Abhängigkeit von

- der Urin-Albuminausscheidung (je höher die Proteinurie, desto niedriger der Zielblutdruck),
- Begleiterkrankungen.

ACE-Hemmer oder bei Unverträglichkeit **AT_1-Blocker** sind **Therapeutika der ersten Wahl** allein oder in Kombination mit Diuretika/anderen Substanzen. In umfangreichen Interventionsstudien werden dadurch sowohl Mikro- und Makroalbuminurie als auch die Abnahme der GFR dokumentiert und die kardiovaskuläre Mortalität und Morbidität signifikant reduziert. Die **Doppelblockade** aus AT_1-Blocker und ACE-Hemmer sollte **nur in erfahrenen Zentren** unter engmaschigen Kontrollen bei ausgewählten Problemfällen erfolgen (z. B. zur Kontrolle einer persistierenden Proteinurie > 1 g/24 h).

MERKE

Die **medikamentöse Senkung erhöhter Blutdruckwerte** vorzugsweise mit ACE-Hemmern oder – bei Unverträglichkeit – mit AT_1-Blockern bewirkt eine **Reduktion der Proteinurie** und eine **Verlangsamung des Nierenfunktionsverlusts** (Empfehlungsgrad A).

Trotz initial vielversprechender Daten zur Reduktion der Proteinurie konnte sich **Aliskiren** als direkter Renin-Inhibitor im Vergleich zur Standardtherapie (ACE-Hemmer, AT_1-Blocker) aufgrund renaler und kardiovaskulärer Komplikationen **nicht durchsetzen** und ist derzeit bei einer GFR < 60 ml/Min. bzw. in Kombination mit einem ACE-Hemmer/AT_1-Blocker sowie bei diabetischer Nephropathie **nicht zugelassen.**

Zur **optimalen Blutdruckeinstellung** werden sekundär **Kalzium-Antagonisten** und **Diuretika** aufgrund der additiven Wirkung auf kardiovaskuläre und renale Endpunkte empfohlen. Im Vordergrund steht der additive Effekt. **Betablocker** und **Diuretika** sind als weitere Kombinationspartner zur Prävention koronarer Komplikationen und zur Blutdruckeinstellung empfohlen, können allerdings die Glukosetoleranz verschlechtern (umstritten). Aufgrund der blutdrucksenkenden und diuretischen Wirkung von SGLT-2-Hemmern, können und sollten bei dieser Thearpie oft Diuretika reduziert werden. Hinsichtlcih einer Therapie mit Mineralkortikoid-Rezeptorantagonisten siehe ➤ Kap. 5.7.5.

In der Regel werden zum Erreichen des Zielblutdrucks **drei Antihypertensiva** zur Blutdruckeinstellung benötigt. Die **Empfehlungen** zum Algorithmus in der Diagnostik und nichtmedikamentösen/medikamentösen Therapie sind in ➤ Abb. 5.1 dargestellt.

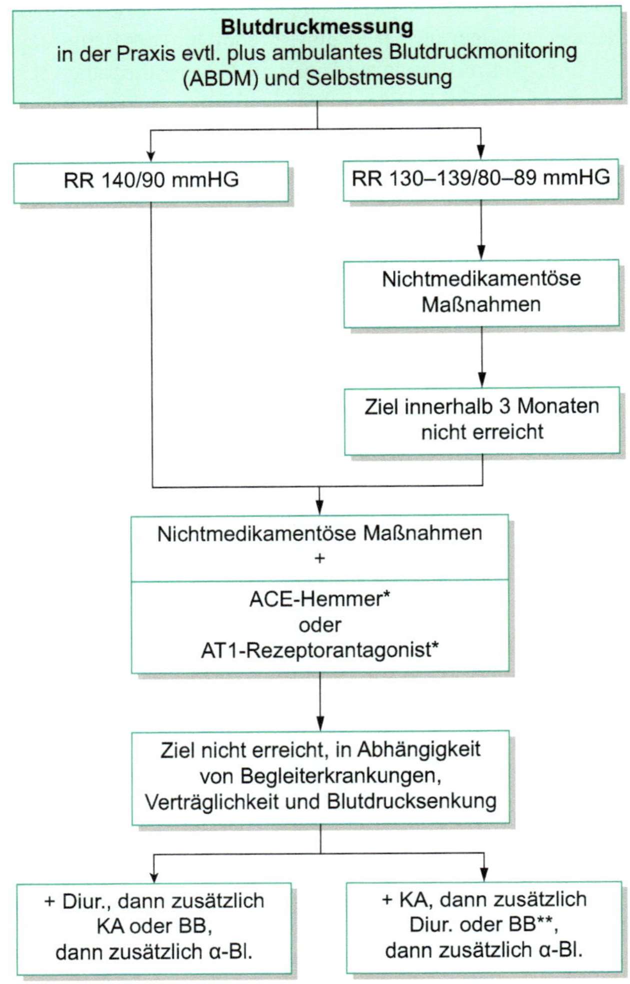

Ziel: Diastolischer Zielblutdruck 80 mmHG (systolischer Blutdruck > 140 mmHG), außerdem ggf. Rückbildung von Albuminurie und linksventrikulärer Hypertrophie.

* Bei Vorliegen von Kontraindikationen alternativ Diuretikum, Kalziumantagonist oder Betablocker, bei Frauen im gebärfähigen Alter ohne wirksame Kontrazeption Kalziumantagonist evtl. auch Betablocker

** Keine Kombination von Betablocker mit Verapamil oder Diltiazem

DIur. = Diuretikum
KA = Kalziumantagonist
BB = Betablocker
α-Bl = Alphablocker

Abb. 5.1 Antihypertensive Therapie bei Diabetes mellitus [W1032; L231]

5.7.3 Weitere Maßnahmen

Rauchen

Rauchen fördert die Entwicklung und Progression einer Nephropathie. Das **Einstellen des Rauchens** mindert die Progression einer bestehenden Nephropathie. Deshalb birgt gegenwärtiges Rauchen ein höheres Risiko als zurückliegender Tabakabusus. Ein bestehender Nikotinabusus muss beendet werden, da er als unabhängiger Risikofaktor sowohl bei Typ-1- als auch Typ-2-Diabetikern gilt und bei initial normotensiven Patienten eine Reduktion der GFR verursacht. Dieser Effekt ist unabhängig vom Grad der Proteinurie und anderen Risikofaktoren. Raucherentwöhnungsprogramme können hierbei helfen.

Cave

Allen Patienten mit Diabetes sollte geraten werden, das **Rauchen einzustellen,** um das Risiko der Nephropathieentwicklung und -progression sowie der Gefäßschädigung zu reduzieren (Empfehlungsgrad A).

Einschränkung der Proteinzufuhr

Eine **hohe Eiweißaufnahme** führt zu einem Anstieg der glomerulären Filtrationsleistung und stellt eine erhöhte Anforderung an die exkretorische Nierenfunktion dar. Sie ist somit als ein **potenziell ungünstiger Einflussfaktor** für den Nephropathieverlauf anzusehen. Klinische Studien zeigen, dass eine **eiweißreduzierte Diät** das Risiko der Progression der Niereninsuffizienz oder der Erhöhung der Albuminurie senkt. Möglicherweise finden sich diese Effekte nur bei Patienten deren Renin-Angiotensin-System unzureichend blockiert ist. Studien der letzten Jahre konnten zeigen, dass im Darmmikrobiom (das bei Patienten mit chronischer Niereninsuffizient erheblich verändert ist) Eiweiße zu toxischen Substanzen wie Indoxylsulfat, Trimethylamin-N-oxid (TMAO) abgebaut werden, die wiederum über die zirkulation die Niere erreichen und dort direkt tubulustoxisch wirken.

Für die Praxis wird derzeit eine **Eiweißaufnahme von 0,8–1 g/kg KG/d** für Diabetiker mit Nephropathie **empfohlen.**

Angesichts der Ernährungsgewohnheiten entspricht diese Empfehlung zur Normalisierung der Eiweißaufnahme für viele Patienten bereits einer Eiweißreduktion, die nur schwer umzusetzen ist.

Cave

- Wichtig ist die **Vermeidung einer zu starken Eiweißrestriktion** (< 0,6 g/kg KG), da es zum Mangel an essenziellen Aminosäuren kommt.
- Patienten mit Diabetes mellitus und Niereninsuffizienz sollte eine **tägliche Eiweißzufuhr von 0,8 g/kg KG** empfohlen werden (Empfehlungsgrad B).

Anämie

Eine **renale Anämie** tritt bei niereninsuffizienten Patienten mit Diabetes i. d. R. früher auf als bei Nichtdiabetikern. Sie wird als ein Teilfaktor für die hohe kardiovaskuläre Komplikationsrate dieser Patientengruppe gesehen. Neben einer ungenügenden Eisenversorgung scheint eine gestörte Regulation der Erythropoetinsynthese ein wesentlicher Faktor der Anämieentwicklung zu sein. Eine differenzialdiagnostische Abklärung ist in jedem Fall indiziert.

Allgemein gilt die **Anämiekorrektur mit Erythropoetin** bei Vorliegen einer renalen Anämie unter einem Hämoglobinspiegel < 10,5–11,5 g/dl als indiziert, unklar ist der Ziel-Hämoglobinwert. Zurzeit wird nur eine **partielle Anhebung des Hämoglobinspiegels** empfohlen.

Cave

Erythropoetin sollte bei renaler Anämie eingesetzt werden, um den Hämoglobinspiegel auf 10,5–11,5 g/dl anzuheben. Ein **Eisenmangel ist auszuschließen** (Empfehlungsgrad A).

Dyslipidämie

Eine **Dyslipidämie** ist bei einem hohen Prozentsatz von Diabetikern mit Nephropathie nachweisbar. Das **Therapieziel** bzgl. der LDL-Einstellung liegt bei < 100 mg/dl. Dieser Zielwert ist konsistent mit der beobachteten linearen Korrelation zwischen LDL-Cholesterinwerten und dem Auftreten der koronaren Herzkrankheit in epidemiologischen Studien.

Der günstige Effekt dieser Maßnahme auf das kardiovaskuläre Risiko konnte bei Diabetikern mit leicht- bis mittelgradiger Niereninsuffizienz belegt werden, jedoch nicht mehr bei Dialysepatienten.

Die **Therapie der Dyslipoproteinämien** orientiert sich an den aktuellen Befunden des Patienten. Da diese bei diabetischer Nephropathie einem Wandel unterliegen, soll der **Lipoproteinstatus** ebenso wie die **GFR** im Abstand von etwa 3–6 Mon. **kontrolliert** werden, um die Therapie situationsgerecht anpassen zu können.

Cave

Menschen mit Diabetes und einer Nephropathie sowie erhöhtem Spiegel des LDL-Cholesterins sollten **Statine** als **Mittel der ersten Wahl** erhalten, insbesondere im Frühstadium der Niereninsuffizienz (Empfehlungsgrad A).

Folgende **Besonderheiten der lipidsenkenden Therapie** sind bei Patienten mit chronischer Niereninsuffizienz zu beachten:

- Bei einer eGFR ≤ 50 ml/Min./1,73 m^2 KO soll die Dosierung von Lovastatin, Simvastatin und Rosuvastatin gesenkt werden. Bei Atorvastatin, Fluvastatin und Pravastatin ist diese Dosisanpassung nicht erforderlich.
- Wird ein Patient mit Fenofibrat, Gemfribrozil behandelt, soll bei Absinken der eGFR < 50 ml/Min./1,73 m^2 KO bzw. bei Einleitung einer Dialyse die Dosierung reduziert werden.
- Der Cholesterinresorptionshemmer Ezetimib kann unverändert mit 10 mg/d selbst bei höhergradig eingeschränkter Niereninsuffizienz weiter gegeben werden.
- Eine Kombination von Statinen mit Fibraten soll bei Patienten mit fortgeschrittener Niereninsuffizienz wegen des erhöhten Risikos unerwünschter Arzneimittelwirkungen (Rhabdomyolyse) nicht angewandt werden.
  - Obwohl die Nikotinsäure aufgrund ihrer auch phosphatsenkenden Effekte eine interessante Substanz ist und sich zumindest in experimentellen Studien positiv auf die Nierenfunktion in Tiermodellen mit einer CKD auswirkte, sind die klinischen Daten zu dieser Substanz sehr limitiert. Bisher liegen keine Daten zur Behandlung mit dem humanen Antikörper gegen das Enzym Proproteinkonvertase Subtilisin/Kexin Typ 9 (PCSK 9) vor, dass die Anzahl der LDL-Rezeptoren auf der Leberzelle verringert. Hier bleiben weitere Studien abzuwarten.

Sonstiges

Wegen der hohen kardiovaskulären Morbidität der Patienten mit Nephropathie ist die Gabe von **Acetylsalicylsäure (ASS)** indiziert. Negative Einflüsse auf den Nephropathieverlauf sind nicht bekannt. Allerdings ist diese Maßnahme in der Primärprävention durchaus umstritten.

Weiterhin sind natürlich auch für den Diabetiker die **nephroprotektiven Maßnahmen** wesentlich, die allgemein für Patienten mit Niereninsuffizienz gelten:

- Vermeidung von Röntgenkontrastmitteln
- Vermeidung von nichtsteroidalen Antirheumatika und Langzeiteinnahme von Mischanalgetika
- Antibiotische Therapie von Harnwegsinfektionen
- Anpassung von Medikamenten an die reduzierte Nierenfunktion

5.7.4 Endothelinrezptor-1A-Blockade

Die verstärkte Aktivierung von Endothelin-Rezeptor-1 geht mit einer Verschlechterung der Nierenfunktion bei Patienten mit chronischer Niereninsuffizienz einher. Insbesondere der Subtyp Endothelin-1A vermittelt oxidativen Stress, Vasokonstriktion, Podozytenschädigung und Inflammation sowie Fibrose. Endothelin-1A-Rezeptorantagonist **Atrasentan** wird aktuell in einer Phase-III-Studie auf seine nephroprotektiven Effekte bei diabetischer Nephropathie untersucht. Weiterhin wird in klinischen Studien momentan die Wirkung von kombinierten AT_1/Endothelin-Rezeptorblockern untersucht.

5.7.5 Mineralokortikoid-Rezeptorantagonisten

Unter Therapie mit ACE-Hemmern oder Angiotensin-Rezeptorblockern kommt es oft nach einigen Jahren zum sog. **Escape-Phänomen.** Dabei steigen die Aldosteronspiegel wieder auf das Vorniveau und reduzieren damit den therapeutischen Effekt. Die Verwendung von Spironolacton und Eplerenon in Kombination mit einem ACE-Hemmer oder AT_1-Blocker ist aufgrund des Hyperkaliämie-Risikos nicht ungefährlich und erfordert engmaschige Kaliumkontrollen. Die zusätzliche Gabe von anderen kaliumerhöhenden Medikamenten (Betablockern, Heparin, NSAR) ist unbedingt zu vermeiden. Finorenon wird eine nichtsteroidale Mineralokortikoid-Rezeptor-selektive Wirkung zugeschrieben und derzeit in klinischen Phase-III-Studien hinsichtlich Anwendungssicherheit und Nephroprotektion untersucht (FIDELIO- und FIGARO-Studien).

5.7.6 Vitamin D oder Analoga

5

Vitamin-D-Mangel führt zu einer Aktivierung des Renin-Angiotensin-Aldosteron-Systems und Zunahme der Proteinurie. Die **Substitution von Vitamin D** bzw. des Analogons Paricalcitol scheint zusätzlich zur vorhandenen RAAS-Blockade zur Reduktion der Albuminurie bei Diabetes zu führen. Endpunktdaten zur Verbesserung der renalen Prognose liegen jedoch noch nicht vor.

5.7.7 Nierenersatztherapie bei Diabetes mellitus

Im Rahmen des bekannten Krankheitsverlaufs und der Ausschöpfung der konservativen Therapiemöglichkeiten ist gerade beim Vorliegen einer diabetischen Nephropathie die **langfristige Planung** der notwendigen **Dialyseeingliederung wichtig.** Dies bedeutet einen Dialysebeginn vor dem Auftreten von urämischen Komplikationen, aber auch die entsprechende psychische Vorbereitung auf dieses Ereignis.

Als **Therapieverfahren** stehen alle Varianten der **Hämodialyse** und der **Peritonealdialyse** zur Verfügung. Die **Auswahl der entsprechenden Methode** erfordert umfassende individuelle Aufklärungsgespräche entsprechend der gesundheitlichen und sozialen Situation des Patienten und muss alle Verfahren berücksichtigen.

- Für die **Hämodialyse** sollte ein **Gefäßzugang** bereits Monate vor dem absehbaren Dialysebeginn angelegt werden, da beim Diabetiker oft schwierige Gefäßverhältnisse herrschen und Fisteln länger zum Ausreifen brauchen.
- Im Rahmen der **Peritonealdialyse** ist die **Wahl der Peritonealdialyse-Lösung** wichtig. Werden glukosehaltige Lösungen verwendet, muss dies in der Energiebilanz und Insulintherapie berücksichtigt werden.

Das Nierenersatzverfahren mit der **besten Prognose** ist die **Nierentransplantation.** Dies wird sicherlich einerseits durch die Selektion des Patientenkollektivs (jüngeres Lebensalter, weniger vaskuläre Komplikationen) bedingt, andererseits scheint die Wiederherstellung einer fast normalen renalen Funktion die Progression von mikrovaskulären diabetischen Komplikationen zu verzögern. Trotz der hohen Rezidivrate im Transplantat ist ein **Transplantatverlust aufgrund eines Rezidivs** der diabetischen Nephropathie **sehr ungewöhnlich.** Durch die Immunsuppression kann sich die Stoffwechseleinstellung des Diabetes nach Transplantation allerdings verschlechtern.

Für Typ-1-Diabetiker stellt eine **kombinierte Pankreas-Nieren-Transplantation** letztlich die Therapie der Grunderkrankung dar. Durch die Normoglykämie kommt es neben einer verbesserten Lebensqualität zu einem verbesserten vaskulären Status einschließlich des damit verbundenen renoprotektiven Effekts für das Nierentransplantat.

Essentials für die Hausarztpraxis

Bei **Patienten mit Diabetes mellitus** sollte hälbjährlich die **Proteinurie** (am besten als Albumin/Kreatinin-Ration im morgendlichen Spopntanurin) und die **Nierenfunktion** (Berechnung oder Messung der Kreatinin-Clearance) bestimmt werden, um eine diabetische Nephropathie (DN) frühzeitig zu erkennen. Es gibt auch Verlaufsformen der DN, die ohne Mikroalbuminurie einhergehen.

LITERATUR

American Diabetes Association: Standards of Medical Care in Diabetes-2020. Diabetes Care 43 (2020) 1–212.

Bakris GL, Agarwal R, Chan JC et al.: Effect of finerenone on albuminuria in patients with diabetic nephropathy: a randomized clinical trial. JAMA 314 (2015) 884–894.

Busch M, Nadal J, Schmid M et al.: Glycaemic control and antidiabetic therapy in patients with diabetes mellitus and chronic kidney disease - cross-sectional data from the German Chronic Kidney Disease (GCKD) cohort. BMC Nephrol 17 (2016) 59.

Busch M, Wolf G: Wann sollte bei Patienten mit Diabetes mellitus eine Nierenbiopsie erfolgen? Nephrologe 4 (2015) 271–278.

Brenneman J, Hill J, Pullen S: Emerging therapeutics for the treatment of diabetic nephropathy. Bioorg Med Chem Lett 26 (2016) 4394–402.

Brown JM, Secinaro K, Williams JS et al.: Evaluating hormonal mechanisms of vitamin D receptor agonist therapy in diabetic kidney disease: the VALIDATE-D study. BMC Endocr Disord 13 (2013) 33.

de Zeeuw D, Coll B, Andress D et al.: The endothelin antagonist atrasentan lowers residual albuminuria in patients with type 2 diabetic nephropathy. J Am Soc Nephrol 25 (2014) 1083–1093.

Groop PH, Cooper ME, Perkovic V et al.: Linagliptin lowers albuminuria on top of recommended standard treatment in patients with type 2 diabetes and renal dysfunction. Diabetes Care 36 (2013) 3460–3468.

Heller T, Kloos C, Lehmann T et al.: Mortality and its Causes in a German Cohort with Diabetes Mellitus Type 1 after 20 Years of Follow-Up: The JEVIN Trial. Exp Clin Endocrinol Diabetes 126 (2018) 387–393.

Joergensen C, Tarnow L, Goetze JP et al.: Vitamin D analogue therapy, cardiovascular risk and kidney function in people with Type 1 diabetes mellitus and diabetic nephropathy: a randomized trial. Diabet Med 32 (2015) 374–381.

Mann JFE, Ørsted DD, Brown-Frandsen K et al.; LEADER Steering Committee and Investigators: Liraglutide and Renal Outcomes in Type 2 Diabetes. N Engl J Med. 377 (2017) 839–848.

Marso SP, Daniels GH, Brown-Frandsen K et al., LEADER Steering Committee; LEADER Trial Investigators: Liraglutide and Cardiovascular Outcomes in Type 2 Diabetes. N Engl J Med. 375 (2016) 311–322.

Marso SP, Bain SC, Consoli A et al.; SUSTAIN-6 Investigators: Semaglutide and Cardiovascular Outcomes in Patients with Type 2 Diabetes. N Engl J Med. 375 (2016) 1834–1844.

Merker L: Anwendung von GLP-1-Rezeptoragonisten bei Patienten mit Niereninsuffizienz – ein Update. Diabetologie 11 (2016) 172–177.

Neal B, Perkovic V, Mahaffey KW et al.: Canagliflozin and Cardiovascular and Renal Events in Type 2 Diabetes. N Engl J Med 377 (2017) 644–657.
Neuen BL, Young T, Heerspink HJL et al.: SGLT2 inhibitors for the prevention of kidney failure in patients with type 2 diabetes: a systematic review and meta-analysis. Lancet Diabetes Endocrinol 7 (2019) 845–854.
Perkovic V, Jardine MJ, Neal B et al.: Canagliflozin and Renal Outcomes in Type 2 Diabetes and Nephropathy. N Engl J Med. 380 (2019) 2295–2306.
Rüster C, Hasslacher C, Wolf G: Nephropathie bei Diabetes. Diabetologie 11 (2016) S93–S98.
Seufert J, Laubner K: Outcome-Studien zu SGLT-2-Inhibitoren. Internist 60 (2019) 903–911.
Tuttle KR, Dwight McKinney T, Davidson JA et al.: The Effects of Once Weekly Dulaglutide on Kidney Function in Patients with Type 2 Diabetes in Phase 2 and 3 Clinical Trials. Diabetes Obes Metab ct 21 (2016) doi: 10.1111/dom.12816. [Epub ahead of print].
Wanner C, Inzucchi SE, Lachin JM, et al. EMPA-REG OUTCOME Investigators: Empagliflozin and Progression of Kidney Disease in Type 2 Diabetes. N Engl J Med 375 (2016) 323–334.
Wiviott SD, Raz I, Bonaca MP et al.: Dapagliflozin and Cardiovascular Outcomes in Type 2 Diabetes. N Engl J Med. 380 (2019) 347–357.
Zelniker TA, Wiviott SD, Raz I et al.: SGLT2 inhibitors for primary and secondary prevention of cardiovascular and renal outcomes in type 2 diabetes: a systematic review and meta-analysis of cardiovascular outcome trials. Lancet. 393 (2019) 31–39.

5

KAPITEL

6 Nephropathien bei sonstigen Stoffwechselstörungen

Friedrich Thaiss und Herbert J. Kramer†

Kernaussagen

- Bei der **Fabry-Erkrankung,** einer X-chromosomal vererbten lysosomalen Speicherkrankheit, kommt es zu einer tubulointerstitiellen Fibrose sowie Tubulusatrophie und Glomerulosklerose mit fortschreitendem Funktionsverlust bis hin zur terminalen Niereninsuffizienz. Insbesondere bei **männlichen Patienten** mit Morbus Fabry ist eine **Enzymersatztherapie** indiziert.
- Bei **monoklonalen Gammopathien** (MIg) kommt es aufgrund der Ablagerung von monoklonalen Immunglobulinen oder deren Fragmente zu einer Reihe von Nierenerkrankungen, die mit einer Funktionseinschränkung bis hin zur terminalen Niereninsuffizienz einhergehen können. Die Therapie ist abhängig vom Grad der Nierenbeteiligung und der Grunderkrankung.
- Die Therapie bei **systemischen Amyloidosen** (Kongorot-positive, fibrilläre Ablagerungen in Organbiopsien) richtet sich nach der zugrunde liegenden Erkrankung.
- Eine vermehrte Oxalsäuresynthese bewirkt eine **Hyperoxalurie,** die über Nephrolithiasis (Oxalatsteine) und/oder Nephrokalzinose sowie Oxalatkristallablagerungen mit interstitieller Fibrose zur Niereninsuffizienz führen kann. **Primäre** müssen von **sekundären Formen** der Hyperoxalurie unterschieden werden. Die Therapie richtet sich nach der zugrunde liegenden Erkrankung.

6.1 Fabry-Erkrankung

Der Morbus Fabry ist eine X-chromosomal vererbte lysosomale Speicherkrankheit als Folge einer Mutation im α-Galaktosidase-A-Gen (GLA) und eines damit einhergehenden Aktivitätsmangels der GLA. Dadurch kommt es zu einer massiven Ablagerung von Globotriaosylceramid (Gb3 oder GL3) und der deacylierten Form Globotriaosylsphingosin (Lyso-GL3 oder Lyso-Gb3) im Gewebe mit nachfolgender, begleitender Entzündungsreaktion.

Der Morbus Fabry gehört zu den seltenen Erkrankungen (Rare Disease OMIM #301500; www.omim.org/entry/301500). Die Diagnose des Morbus Fabry basiert auf der Gensequenzierung (Human Gene Mutation Database, www.hgmd.org; aktuell sind > 900 GLA-Mutationen bekannt), dem Nachweis einer niedrigen α-GAL-Enzymaktivität in Leukozyten, dem Nachweis von Biomarkern (Plasma-Lyso-GL3, FASTEX-Index) und dem Nachweis der Ablagerung von Glycosphingolipiden (GL3) in Gewebebiopsien wie der Nierenbiopsie (Svarstad, Marti 2020; Klingelhöfer et al. 2020; Miller et al. 2020).

6.1.1 Klinik

Klinisch manifestiert sich die Erkrankung unspezifisch mit hoher Variabilität. Wegen des X-chromosomalen Erbgangs sind Männer früher (im Mittel 10 J. früher und um das 23. Lj.) und schwerer betroffen als Frauen. In der Regel um das 40. Lj. zeigen sich an folgenden Organen klinisch fassbare, evidente Manifestationen:

- an der **Haut** durch
  - Angiokeratome,
  - fehlende Schweißproduktion und
  - brennende Schmerzen an Händen und Füßen.
- an den **Augen** durch Cornea verticillata mit Hornhauttrübung.

- an der **Niere** durch tubulointerstitielle und glomeruläre Schäden.
- am **Herzen** durch
  - Rhythmusstörungen und
  - Herzinsuffizienz.
- am **Intestinaltrakt** durch
  - Koliken,
  - Erbrechen und
  - Diarrhö.
- am **Gehirn** durch
  - zerebrovaskulären Kopfschmerz,
  - Schwindel,
  - TIA,
  - Apoplex und
  - Tinnitus.

In der **Niere**

- kommt es zur tubulointerstitiellen Fibrose und Glomerulosklerose sowie Tubulusatrophie.
- treten als Frühzeichen Mikroalbuminurie und Proteinurie auf.
- kommt es später zu einem fortschreitenden Funktionsverlust bis hin zur terminalen Niereninsuffizienz.

Für den Verlauf der Erkrankung ist es daher wichtig, bei unklaren organübergreifenden Symptomen frühzeitig den Morbus Fabry in die differenzialdiagnostischen Überlegungen miteinzubeziehen, um die Diagnose rechtzeitig zu stellen und die betroffenen Patienten frühzeitig spezialisierten Zentren zur Behandlung zuzuweisen (Riccio et al. 2019; Mignani et al. 2018).

6.1.2 Therapie

- **Symptomatisch**, z. B. als reno- und kardioprotektive Therapie.
- **Spezifisch** als Enzymersatztherapie mit (Felis et al 2019; van der Veen e al. 2020):
  - Algasidase alfa (Replagal): i.v. Infusion über 40 min, 0,2 mg/kg KG jede 2. Wo.e, oder
  - Algasidase beta (Fabrazyme): i.v. Infusion, 1 mg/kg KG jede 2. Wo., bis zu 2 ×/Wo.

Indiziert ist die Enzymersatztherapie v.a. bei männlichen Patienten, bei Patientinnen ist eine individuelle Indikationsstellung notwendig.

Die Indikationsstellung zur Therapie und die Festlegung des optimalen Zeitpunkts zum Therapiestart erfolgt durch spezialisierte Zentren.

Das Ansprechen auf die Therapie ist individuell unterschiedlich (**Stichpunkte:** Dosiseffekt, Biodistribution) und kann durch das Auftreten von neutralisierenden Antidrug-Antikörpern (**Stichpunkte:** Allergisierung, zusätzliche immunsuppressive Therapie?) weiter verkompliziert werden.

Neue Therapieoptionen werden aktuell entwickelt, wie etwa

- Pegulierte Formen der α-GAL-Enzymersatztherapie.
- Ex-vivo-Gentherapie (CD34-positive hämatopoietische Stammzellen; Lentivirale-α-GAL-Genexpression; autologe Stammzelltransplantation)
- In-vivo-Gentherapie (adenoassoziierter Virus-Gentransfer [AAV], Organ-topische Vektoren)
- α-GAL-mRNA in Lipidnanobodies
- Orale Chaperone-Therapie (Stabilität αGAL-Protein – Migalastat); eine Liste der für die Behandlung zugelassenen GLA-Mutationen findet sich unter: www.galafoldamenabilitytable.com
- Hemmer der Glucosylceramide Synthase (Lucerastat, Venglustat),

die die Behandlungsoptionen für die betroffenen Patienten weiter verbessern werden.

6.2 Monoklonale Gammopathien (MIg)

Die Klassifikation der monoklonalen Gammopathien (MIg) in MGUS (Monoclonal Gammopathy of Undetermined Significance), MGRS (Monoclonal Gammopathy of Renal Significance), MIDD (Monoclonal Ig Deposition Disease) und SMM (Smoldering Multiple Myeloma) sowie MM (Multiple Myeloma) wurde in den zurückliegenden Jahren nachhaltig überarbeitet (Sethi et al. 2018; Hogan et al. 2019; Leung et al. 2019).

Eine Übersicht zur Orientierung gibt ➤ Abb. 6.1.

Das **Charakteristikum** monoklonaler Gammopathien ist die Überproduktion von monoklonalem Ig, die im Serum oder Urin detektiert werden können und durch die klonale Proliferation von Plasmazellen oder B-Lymphozyten entstehen. Die zugrunde liegende hämatologische Erkrankung reicht von malignen Neoplasien der Plasmazellen oder B-Lymphozyten bis hin zu kleinen, klonalen Proliferationen dieser Zellen. MGUS bedeutet der Nachweis von monoklonalem Ig bei „benigner" hämatologischer Erkrankung ohne Nieren- und andere Endorganschädigung. MGRS umfasst die Erkrankungen mit Nachweis von monoklonalem Ig mit assoziiertem Schaden in der Niere, jedoch ohne Nachweis einer hämatologischen Neoplasie.

Ablagerungen von monoklonalem Ig oder deren leichte oder schwere Ketten in der Niere können zur direkten Schädigung des Nierengewebes (u.a. Cast-Nephropathie, Amyloidose, immunotaktoide Glomerulopathie, proliferative GN mit MIg-Deposits PGNMID) oder indirekten Schäden in der Niere ohne MIg-Ablagerungen (u.a. C3-Glomerulopathie oder thrombotische Mikroangiopathie) führen. Die in der Nierenbiospie nachgewiesene MIg muss nicht identisch sein mit dem im Serum oder Urin nachgewiesenen M-Protein.

Klinisch können sich monoklonale Gammopathien als akutes Nierenversagen, nephrotisches Syndrom mit chronischer Niereninsuffizienz, nephritisch/nephrotisches Syndrom mit RPGN und als Proteinurie mit fortschreitender chronischer Niereninsuffizienz präsentieren. Daher ist es wichtig, Patienten mit einer monoklonalen Gammopathie frühzeitig spezialisierten Zentren zur nephrologischen und hämatologisch-onkologischen interdisziplinären Betreuung zuzuweisen und in Kooperation mit den Zentren im Weiteren auch den Verlauf bei diesen Patienten engmaschig zu kontrollieren, um Therapiestrategien frühzeitig zu evaluieren und im Fortgang zu überdenken.

6.2.1 Therapie

Die **Therapiestrategien** reichen, abhängig von der Klassifikation der Erkrankung, von Beobachtung und Verlaufskontrollen mit nephroprotektiven Maßnahmen bis hin zur Stammzelltransplantation, CAR-

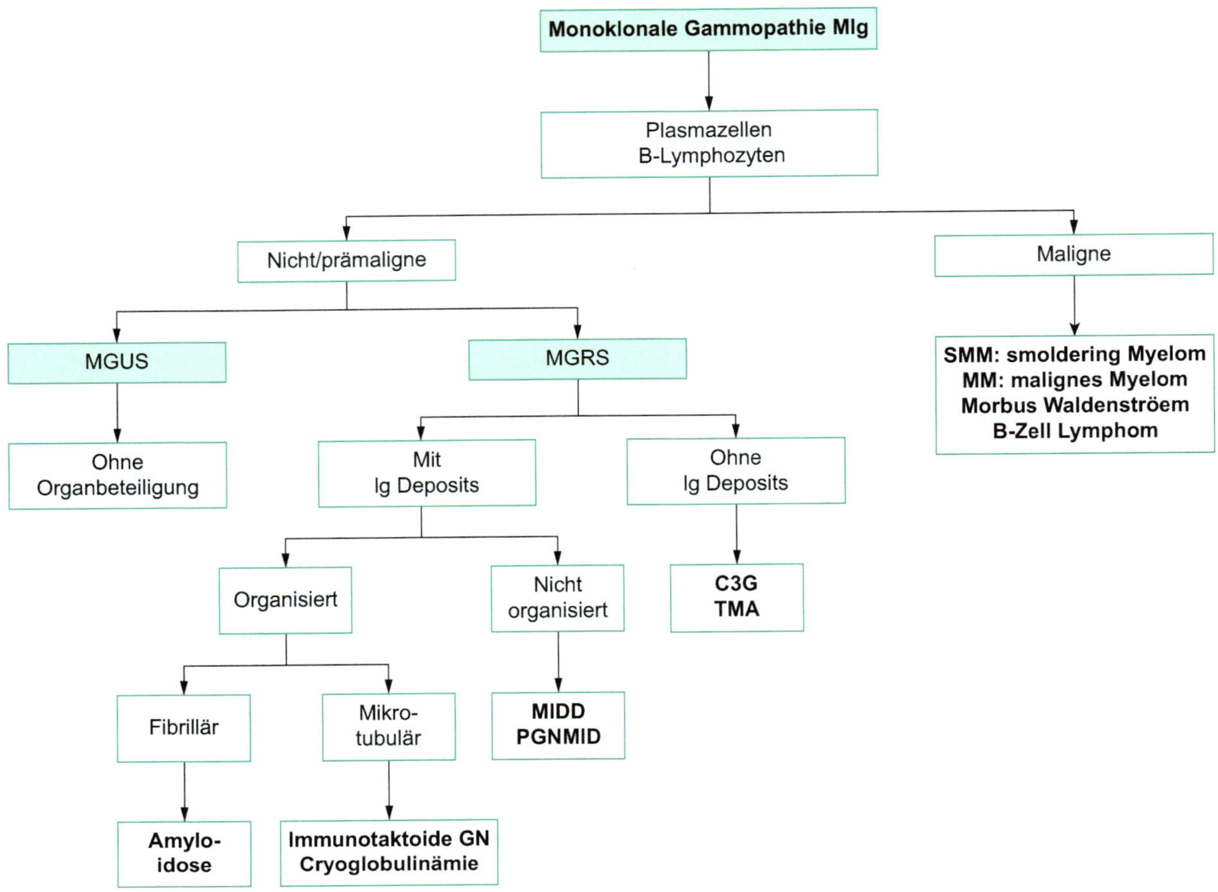

Abb. 6.1 Monoklonale Gammopathien (mod. n. Sethi et al. 2018, Leung et al. 2019 u. Jain et al. 2019) [P727; L231]

T-Zell-Therapie und der Gabe bispezifischer Antikörper (Terpos et al. 2020; Jain et al. 2019, Hogan, Weiss 2016).

In Einzelfällen kann eine passagere Elimination von monoklonalen Immunglobulinen mittels Plasmapherese oder eine Leichtketten-elimination durch Dialyse mit großporiger Membran sinnvoll sein (Gertz 2018; Hutchison et al. 2017).

Bei terminaler Niereninsuffizienz kann eine Nierentransplantation erwogen werden (Lum, Bunnapradist 2019; Gagnon et al. 2019).

6.3 Amyloidose

Unter **Amyloidose** werden Systemerkrankungen zusammengefasst, die dadurch charakterisiert sind, dass missgefaltete Proteine fibrilläre Strukturen bilden, die zur Organschädigung führen können. Betroffen sind vorwiegend das Herz, die Nieren, die Leber, aber auch der Gastrointestinaltrakt und das Nervensystem (Parästhesien, Orthostase), Makroglossie und Blutungskomplikationen können auftreten (Leung et al. 2018; Kundu et al. 2020; Cohen, Wechaleckar 2020; Gupta et al. 2020).

Unterschieden werden die AL-Amyloidose (bei Plasmazell- oder B-Lymphozyten-Neoplasien), die hereditäre und Wild-Typ-Transthyretin-Amyloidose (htATTR und wtATTR), die Amyloid-A-Amyloidose (AA) also Folge eines chronische Entzündungsprozesses (u.a. familiäres Mittelmeerfieber) sowie die selteneren Formen der Fibrinogen-, Apolipoprotein (A-1)- und der Gelsolin (Finnish-type)-Amyloidosen und Formen der Amyloidose, die mit zunehmenden Alter (Senile Systemic Amyloidosis) oder bei chronischer Dialysebehandlung (β2-Microglobulin-Amyloidose) auftreten (Picken 2020).

Da die **Diagnose und Differenzialdiagnose** schwierig ist (Nachweis von Kongorot-positivem Material in Organbiopsien, ggf. Massenspektrometrie des Biopsiematerials), sollten die Patienten mit der Verdachtsdiagnose rasch spezialisierten Zentren zur interdisziplinären Behandlung zugewiesen werden (Cook et al. 2020).

6.3.1 Therapie

Bei der **AL-Amyloidose** steht die Behandlung der zugrunde liegenden Plasmazell- und B-Lymphozyten-Neoplasie im Vordergrund, i.d.R. mittels Chemotherapie (z. B. Bortezomib–Melphalan–Dexamethason) gefolgt von einer autologen Stammzelltransplantation (Varga et al 2019; Nevone et al. 2020; Milani, Palladini 2020). RNAi-Therapieoptionen sind in der klinischen Entwicklung (González-Duarte et al. 2020).

Bei der **hereditären ATTR** kann eine isolierte Lebertransplantation die Lebensqualität der Patienten verbessern. Eine Nierentransplantation bei Patienten mit terminaler Niereninsuffizienz bei systemischer Amyloidose kann in Erwägung gezogen werden (Angel-Korman, Havasi 2020).

6.4 Oxalurie

Bei der **Hyperoxalurie** werden **primäre** und **sekundäre** Formen unterschieden. Klinisch manifestiert sich die Hyperoxalurie über rezidivierende Nephrolithiasis (Kalzium-Oxalatsteine), Nephrokalzinose sowie Oxalatkristallablagerungen mit nachfolgender interstitieller Entzündung und Fibrose und kann zur terminalen Niereninsuffizienz führen. Oxalatablagerungen führen auch in weiteren Organen (Gelenke, Gefäße, Haut, Myokard, Retina und ZNS) zu erheblichen Funktionsbeeinträchtigungen (Cochat, Rumsby 2013; Bhasin et al. 2015; Sas et al. 2019; Martin-Higueras et al. 2019).

Bei der **primären Hyperoxalurie** (PH), einer autosomal-rezessiv vererbten genetischen Erkrankung, werden drei Unterformen (PH1, 2 und 3) unterschieden. PH1, die mit 70–80% die häufigste und am schwersten verlaufende Form (Mutation im AGXT-Gen, codiert für die Alanine-Glyoxylate-Aminotransferase, OMIM #259900), PH2, etwa 10% der Fälle (Mutation im GRHPR-Gen, codiert für die Glyoxylate-Reduktase/Hydroxypyruvate-Reduktase, OMIM #260000) und die PH3, etwa 10% der Fälle (Mutation im HOGA1-Gen, codiert für die 4-Hydroxy-2-Oxoglutarate-Aldolase 1,OMIM #613616; https://rarediseases.org/rare-diseases/primary-hyperoxaluria/).

Sekundäre Formen der Hyperoxalurie umfassen die **idiopathische Hyperoxalurie** (IH) mit exzessiver Oxalatresorption unbekannter Ursache und die **enterische Hyperoxalurie** (EH) bei Darmerkrankungen oder nach Darmoperationen (u.a. bariatrische Chirurgie; Lumlertgul et al. 2018; Efe et al. 2019, Witting et al. 2020, Forryan et al. 2020).

Die Oxalatausscheidung im Urin ist bei den beiden Formen der Hyperoxalurie erhöht (> 0,45 mmol/1,73 m^2/24 h).

Patienten mit einer **primären Form** der Hyperoxalurie 1 (PH1) sollten, sobald die Nierenfunktion deutlich eingeschränkt und terminal ist, durch eine kombinierte Leber- und Nierentransplantation versorgt werden.

Sekundäre Formen der Hyperoxalurie werden durch diätetische Restriktion der Oxalataufnahme und durch orale Kalzium- und Magnesiumsupplementation behandelt.

Zahlreiche therapeutische Möglichkeiten sind aktuell in der Entwicklung und könnten die Behandlungsoptionen für die betroffenen Patienten nachhaltig verbessern. Dazu gehören bei PH-Patienten Therapieoptionen wie Transfer eines AAV8-CRISPR/Cas9-Vektors, der das defekte AGTX-Gen ersetzt, RNA-Interferenz-Strategien oder patientenspezifische pluripotente Stammzellen (iPSC), aus denen hepatozytenähnliche Zellen generiert werden, die die fehlende Enzymaktivität substituieren. Außerdem wird an oral zu applizierenden intestinalen Mikroorganismen gearbeitet, die Oxalat abbauen und damit über den Darm ausscheiden (Weigert et al. 2018, Zabaleta et al. 2018, Estève et al. 2019), sowie an der oralen Gabe einer Oxalat-Decarboxylase (Quintero et al. 2020).

Die Europäische Kommission hat am 23.11.2020 dem Medikament Oxlumo (Wirkstoff: Lumasiran) die Zulassung für die Behandlung der primären Hyperoxalurie Typ 1 (PH1) in allen Altersgruppen erteilt.

Lumasiran (Oxlumo) ist eine doppelsträngige small interfering RNA (siRNA), die den Glykolat-Oxidase (GO)-Enzymspiegel senkt, indem in Hepatozyten mittels RNA-Interferenz die Messenger-Ribonukleinsäure (mRNA) des (für Glykolat-Oxidase codierenden) Gens Hydroxysäureoxidase 1 (HAO1) inaktiviert wird.

Verringerte GO-Enzymwerte reduzieren die Menge an verfügbarem Glyoxylat, einem Substrat für die Bildung von Oxalat. Dies führt zu einer Senkung der Oxalatspiegel in Urin und Plasma. Da das GO-Enzym dem defizitären, PH1-verursachenden Alanin-Glyoxylat-Aminotransferase (AGT)-Enzym vorgeschaltet ist, ist der Wirkmechanismus von Lumasiran unabhängig von der zugrunde liegenden AGXT-Genmutation (Quintero et al. 2020).

6.4.1 Therapie

Aktuell gibt es nur eine spezifisch medikamentöse Therapie. Bei rezidivierender Nephrolithiasis mit und ohne Harnwegsinfekten ggf. mit renalen sowie extrarenalen Verkalkungen sollte die Verdachtsdiagnose bei den meist jüngeren Patienten mit PH frühzeitig gestellt und die Patienten spezialisierten Zentren zugewiesen werden (Weigert et al. 2018, Veser et al. 2018).

Diät:

- Oxalsäurehaltige Nahrungsmittel meiden
- Reichliche Flüssigkeitszufuhr und Zitratapplikation

6

Essentials für die Hausarztpraxis

Bei diesen komplexen Erkrankungen der Stoffwechselstörungen sollte frühzeitig bei **Nierenbeteiligung** und **Manifestation in anderen Organen** (Herz, Leber, ZNS, Auge, Gastrointestinaltrakt, Haut) an diese Erkrankungen gedacht und die Patienten rasch hoch **spezialisierten Zentren** zugewiesen werden, um die korrekte Diagnose zu stellen und früh mit einer spezifischen Therapie beginnen zu können. **Verzögerungen in der Diagnostik** führen meist zu **irreparablen Organschädigungen.**

LITERATUR

Fabry:

Felis A, Whitlow M, Kraus A et al.: Current and Investigational Therapeutics for Fabry Disease. Kidney Int Rep 6;5(4) (2019) 407–413.

Klingelhöfer D, Braun M, Seeger-Zybok RK et al.: Global research on Fabry's disease: Demands for a rare disease. Mol Genet Genomic Med 7 (2020) e1163. doi: 10.1002/mgg3.1163.

Mignani R, Pieroni M, Pisani A et al.: New insights from the application of the FAbry STabilization indEX in a large population of Fabry cases. Clin Kidney J 14;12(1) (2018) 65–70. PMID: 33968645. doi: 10.21037/cdt-20-743).

Miller JJ, Kanack AJ, Dahms NM: Progress in the understanding and treatment of Fabry disease. Biochim Biophys Acta Gen Subj 1864(1) (2020) 129437.

Riccio E, Sabbatini M, Capuano I, Pisani A: Early Biomarkers of Fabry Nephropathy: A Review of the Literature. Nephron 143(4) (2019) 274–281.

Svarstad E, Marti HP: The Changing Landscape of Fabry Disease. Clin J Am Soc Nephrol 7;15(4) (2020) 569–576.

van der Veen SJ, Hollak CEM, van Kuilenburg ABP, Langeveld M: Developments in the treatment of Fabry disease. J Inherit Metab Dis 21 (2020) doi: 10.1002/jimd.12228.

MIg, MIDD, MGUS, MGRS, MM:

Gagnon MF, Cardinal H, Emond JP et al.: The Evolution of Monoclonal Gammopathy of Undetermined Significance in Kidney Transplant Recipients. Transplant Direct 19;5(10) (2019) e489.

Gertz MA: Acute hyperviscosity: syndromes and management. Blood 27;132(13) (2018) 1379–1385.

Hogan JJ, Alexander MP, Leung N: Dysproteinemia and the Kidney: Core Curriculum 2019. Am J Kidney Dis 74(6) (2019) 822–836.

Hutchison CA, Xiong F, Mollee P: The treatment of paraprotein-related kidney disease. Curr Opin Nephrol Hypertens 26(6) (2017) 477–483.

Jain A, Haynes R, Kothari J et al.: Pathophysiology and management of monoclonal Hogan JJ, Weiss BM: Bridging the Divide: An Onco-Nephrologic Approach to the Monoclonal Gammopathies of Renal Significance. Clin J Am Soc Nephrol 7;11(9) (2016) 1681–1691.

gammopathy of renal significance. Blood Adv 13;3(15) (2019) 2409–2423.

Leung N, Bridoux F, Batuman V et al.: The evaluation of monoclonal gammopathy of renal significance: a consensus report of the International Kidney and Monoclonal Gammopathy Research Group. Nat Rev Nephrol 15(1) (2019) 45–59. PMID: 34010532. doi: 10.1056/NEJMra1810907.

Lum EL, Bunnapradist S: Current opinions in nephrology and hypertension: kidney transplantation in patients with plasma cell dyscrasias. Curr Opin Nephrol Hypertens. 28(6) (2019) 573–580.

Sethi S, Rajkumar SV, D'Agati VD: The Complexity and Heterogeneity of Monoclonal Immunoglobulin-Associated Renal Diseases. J Am Soc Nephrol 29(7) (2018) 1810–1823.

Terpos E, Ntanasis-Stathopoulos I. International Myeloma Society: Clinical Updates Regarding Multiple Myeloma From the 2019 American Society of Hematology Annual Meeting. Clin Lymphoma Myeloma Leuk 20(8) (2020) 499–508.

Amyloidose:

Angel-Korman A, Havasi A: Kidney Transplantation in Systemic Amyloidosis. Transplantation. 11 (2020) doi: 10.1097/TP. 0000000000003170.

Cohen OC, Wechalekar AD: Systemic amyloidosis: moving into the spotlight. Leukemia 34(5) (2020) 1215–1228.

Cook J, Muchtar E, Warsame R: Updates in the Diagnosis and Management of AL Amyloidosis. Curr Hematol Malig Rep 15(3) (2020) 155–167. PMID: 34006856. doi: 10.1038/s41408-021-00486-4.

González-Duarte A, Berk JL, Quan D et al.: Analysis of autonomic outcomes in APOLLO, a phase III trial of the RNAi therapeutic patisiran in patients with hereditary transthyretin-mediated amyloidosis. J Neurol 267(3) (2020) 703–712.

Gupta N, Kaur H, Wajid S: Renal amyloidosis: an update on diagnosis and pathogenesis. Protoplasma 257(5) (2020) 1259–1276.

Kundu D, Prerna K, Chaurasia R et al.: Advances in protein misfolding, amyloidosis and its correlation with human diseases. 3 Biotech 10(5) (2020) 193.

Leung N, Drosou ME, Nasr SH: Dysproteinemias and Glomerular Disease. Clin J Am Soc Nephrol 6;13(1) (2018) 128–139.

Milani P, Palladini G: Conventional Therapy for Amyloid Light-Chain Amyloidosis. Acta Haematol 143(4) (2020) 365–372.

Nevone A, Merlini G, Nuvolone M: Treating Protein Misfolding Diseases: Therapeutic Successes Against Systemic Amyloidoses. Front Pharmacol 10;11 (2020) 1024.

Picken MM: The Pathology of Amyloidosis in Classification: A Review. Acta Haematol. 143(4) (2020) 322–334.

Varga C, Titus SE, Toskic D, Comenzo RL: Use of novel therapies in the treatment of light chain amyloidosis. Blood Rev 37 (2019) 100581.

Oxalose:

Bhasin B, Ürekli HM, Atta MG: Primary and secondary hyperoxaluria: Understanding the enigma. World J Nephrol 6;4(2) (2015) 235–244.

Cochat P, Rumsby G: Primary hyperoxaluria. N Engl J Med 15;369(7) (2013) 649–658.

Efe O, Verma A, Waikar SS: Urinary oxalate as a potential mediator of kidney disease in diabetes mellitus and obesity. Curr Opin Nephrol Hypertens 28(4) (2019) 316–320.

Estève J, Blouin JM, Lalanne M: Generation of induced pluripotent stem cells-derived hepatocyte-like cells for ex vivo gene therapy of primary hyperoxaluria type 1. Stem Cell Res 38 (2019) 101467.

Forryan J, Mishra V, Gibbons E: When the Cause Is Not Crystal Clear. N Engl J Med 2;382(1) (2020) 74–78.

Lumlertgul N, Siribamrungwong M, Jaber BL, Susantitaphong P. Secondary Oxalate Nephropathy: A Systematic Review. Kidney Int Rep 29;3(6) (2018) 1363–1372.

Martin-Higueras C, Ludwig-Portugall I, Hoppe B, Kurts C. Targeting kidney inflammation as a new therapy for primary hyperoxaluria? Nephrol Dial Transplant 1;34(6) (2019) 908–914.

Quintero E, Bird VY, Liu H et al.: A Prospective, Double-Blind, Randomized, Placebo-Controlled, Cross-Over Study Using an Orally Administered Oxalate decarboxylase (OxDC). Kidney 360 (2020) Publish Ahead of Print. doi:10.34067/KID.0001522020.

Sander FG, Frishberg Y, Hulton SA et al.: Lumasiran, an RNAi Therapeutic for Primary Hyperoxaluria Type 1. N Engl J Med April 1;384 (2021) 1216–1226. doi:10.1056/NEJMoa2021712.

Sas DJ, Harris PC, Milliner DS: Recent advances in the identification and management of inherited hyperoxalurias. Urolithiasis 47(1) (2019) 79–89.

Veser J, Özsoy M, Seitz C: Congenital and acquired diseases related to stone formation. Curr Opin Urol 28(5) (2018) 414–419.

Weigert A, Martin-Higueras C, Hoppe B: Novel therapeutic approaches in primary hyperoxaluria. Expert Opin Emerg Drugs 23(4) (2018) 349–357.

Witting C, Langman CB, Assimos D et al.: Pathophysiology and Treatment of Enteric Hyperoxaluria. Clin J Am Soc Nephrol 8 (2020) CJN. 08000520.

Zabaleta N, Barberia M, Martin-Higueras C et al.: CRISPR/Cas9-mediated glycolate oxidase disruption is an efficacious and safe treatment for primary hyperoxaluria type I. Nat Commun 21;9(1) (2018) 5454.

KAPITEL

7

Bernd Schröppel

Das hepatorenale Syndrom (HRS)

Kernaussagen

- Das HRS-AKI ist eine **systemische Erkrankung** bei fortgeschrittener Lebererkrankung und ohne signifikante parenchymale Nierenschädigung.
- Die **korrekte Anwendung der Diagnosekriterien** der Subtypen in Abhängigkeit von der Geschwindigkeit des Nierenfunktionsverlustes hat therapeutische Konsequenz.
- Die **Differenzierung zwischen HRS und akuter Tubulusnekrose** (ATN) ist von entscheidender therapeutischer Bedeutung.
- Die **Gabe von Albumin** dient zur intravasalen Volumenexpansion und kann zudem zur Diagnosesicherung des HRS beitragen.
- Die Kombinationsbehandlung aus **Albumin und Vasokonstriktortherapie** ist Therapie der ersten Wahl bei HRS-AKI.
- Die Anlage eines **transjugulären intrahepatischen portosystemischen Shunts** (TIPS) sollte immer erwogen werden.
- **Nierenersatzverfahren** können die Prognose bei HRS nicht verbessern.
- Die **Lebertransplantation** ist die einzige potenziell kurative Therapie des HRS.

7.1 Vorbemerkungen

Das HRS wird bei Patienten mit akuter oder chronischer Lebererkrankung und portaler Hypertonie anhand klinischer Kriterien diagnostiziert. Neben dem Fehlen anderer offensichtlicher Ursachen **(Ausschlussdiagnose)** für die akute Nierenschädigung ist das HRS durch diagnostische Kriterien gekennzeichnet (➤ Kap. 7.2).

7.2 Diagnostik

Nachstehende diagnostische Kriterien kennzeichnen das HRS (Angeli et al. 2019):

- Progressiver Anstieg des Serumkreatinins (➤ Tab. 7.1)
- Keine Verbesserung der Nierenfunktion nach Absetzen von Diuretika und Volumenexpansion mit Albumin 1 g/kg KG für 2 d
- Keine Zeichen eines Schocks
- Keine Therapie mit nephrotoxischen Substanzen
- Urin-Natrium (< 10 mmol/l oder FeNa < 0,2%)
- Normales Urinsediment
- Keine parenchymatösen renalen Veränderungen (keine Proteinurie > 500 mg/d, keine Hämaturie > 50 Erythrozyten/HPF, normale sonographische Nierendarstellung)

MERKE

Die Unterscheidung der verschiedenen HRS-Subtypen hat therapeutische Konsequenz. Abhängig von der Geschwindigkeit des Nierenfunktionsverlustes werden 2 Formen unterschieden (➤ Tab. 7.1):

- HRS-AKI
- HRS-NAKI

MERKE

Einige Patienten mit HRS-NAKI entwickeln HRS-AKI, häufig als Folge eines akuten Ereignisses wie bakterieller Infektionen.

Tab. 7.1 Neue Klassifikation der HRS Formen (Angeli et al. 2019)

Neue Klassifikation		Kriterien
HRS-AKI (ehem. HRS-1)		• Anstieg des Serumkreatinins > 0,3 mg/dl (26 µmol/l) innerhalb von 48 **u./o.** • Urinmenge < 0,5 ml/kg KG in > 6 h **o.** • prozentualer Anstieg des Serumkreatinins > 50% innerhalb von 3 Mon.
HRS-NAKI (ehem. HRS-2)	HRS-AKD	• eGFR < 60 ml/Min./1,73 m^2 für < 3 Mon. (ohne strukturelle Ursachen) • Prozentualer Anstieg des Serumkreatinins < 50% innerhalb von 3 Mon.
	HRS-CKD	• eGFR < 60 ml/Min./1,73 m^2 für ≥ 3 Mon. (ohne strukturelle Ursachen)

AKD = akute Nierenerkrankung; AKI = akute Nierenschädigung; CKD = chronische Nierenerkrankung; eGFR = geschätzte glomeruläre Filtartionsrate; HRS = hepatorenales Syndrom

Tab. 7.2 Vasokonstriktor-Medikamente zur Behandlung des HRS (Simonetto et al. 2020)

	Initialer Dosisbereich	Nebenwirkungen
Terlipressin	Bolus: 1–2 mg alle 4–6 h; max. 12 mg/d Infusion: 3 mg/24 h	Kardiale, periphere u. mesenteriale Ischämie, Lungenödem
Noradrenalin	0,5–3 mg/h, titrieren um Anstieg des MAP von 10 mmHg zu erreichen	Übelkeit, Erbrechen, kardiale Arrhythmien

MAP = mittlerer arterieller Blutdruck

7.3 Therapie HRS-AKI

7.3.1 Allgemeine Maßnahmen

- Pausieren von Diuretika bei Patienten mit Zirrhose und Nierenversagen, unabhängig davon, ob ein V.a. auf HRS besteht.
- Natriumarme Diät (< 2 g/d).
- Bei Hyponatriämie Flüssigkeitsrestriktion (1–1,5 l/d).
- Nicht empfohlen ist die Gabe von Kochsalzlösungen, da diese Aszites und Ödeme aufgrund der ausgeprägten Natriumretention verstärken.
- Frühzeitige Erkennung von potenziellen HRS-Triggern (z.B. Infektionen, GI-Blutung) und deren adäquate Behandlung.

7.3.2 Spezifische Therapien

Ziel der Therapeutika oder Interventionen ist die Verbesserung der Leber- und Nierenfunktion. Die Therapieempfehlungen sind abhängig vom Schweregrad der Erkrankung und ob der Patient ein Kandidat für eine Lebertransplantation ist (Gerbes et al. 2018).

Vasokonstriktoren

Terlipressin

- Sofern keine Kontraindikationen vorliegen, sollen Patienten mit HRS-AKI mit Terlipressin und Albumin (20–40 g/d) behandelt werden, da dies das kurzfristige Überleben signifikant verbessert (starke Empfehlung, starker Konsens; Gerbes et al. 2018; Ortega et al. 2002; ➤ Tab. 7.2). In der CONFIRM-Studie konnten Terlipressin und Albumin verglichen mit Placebo und Albumin die Nierenfunktion verbessern (Wong F 2021).
- Diese Therapie soll mit einer Terlipressin-Dosis von 2–4 mg/d begonnen werden und über einen Zeitraum von mind. 3 d durchgeführt werden. Terlipressin soll in einer Dosis von max. 12 mg/d eingesetzt werden (starke Empfehlung, starker Konsens; Gerbes et al. 2018; ➤ Tab. 7.2). Dosisanpassung bei Auftreten von Nebenwirkungen (u.a. Hypertension, schwere Akrozyanose, mesenteriale Ischämie, Bradykardie).
- Terlipressin kann auch als kontinuierliche Infusion verabreicht werden (initiale Dosis 3 mg über 24 h; Empfehlung offen, starker Konsens; Kulkarni et al. 2020; Gerbes et al. 2018).
- Ein Nutzen dieser Therapie für Patienten mit HRS-NAKI (HRS Typ II) ist bislang nicht klar belegt, deswegen sollten diese Patienten analog zu Patienten mit refraktärem Aszites behandelt werden (Empfehlung, starker Konsens; Gerbes et al. 2018).

Noradrenalin

- Unter intensivmedizinischem Monitoring Therapieversuch mit kontinuierlicher Noradrenalin-Gabe (➤ Tab. 7.2).
- Für andere Vasokonstriktoren ist ein Nutzen beim HRS nicht belegt (Empfehlung offen, starker Konsens; Gerbes et al. 2018).

Interventionen

Transjugulärer intrahepatischer portosystemischer Shunt (TIPS)

- Die Anlage eines transjugulären intrahepatischen portosystemischen Shunts (TIPS) sollte bei allen Patienten mit HRS, die keine Kontraindikationen (wie Enzephalopathie ≥ Grad 2 oder eine eingeschränkte Leberfunktion [Bilirubin > 3–5 mg/dl]) aufweisen, erwogen werden (Empfehlung, starker Konsens; Gerbes et al. 2018).
- Rationale ist die Verringerung sowohl des portalvenösen Drucks als auch der Vasokonstriktion durch direkte Verbindung zwischen Portalvene und Lebervenen. Nach TIPS-Anlage wird eine Verbesserung der Nierenfunktion bei Patienten mit refraktärem Aszites beobachtet (Allegretti et al. 2016; Tan et al. 2015).
- Häufige Komplikationen stellen hepatische Enzephalopathie, Verschlechterung der Leberfunktion und Blutungen dar.

Nierenersatztherapie

- Da Nierenersatzverfahren allein die Prognose bei HRS nicht verbessern, können sie bei Vorliegen von Dialysekriterien v.a. als

Überbrückung bis zur Lebertransplantation eingesetzt werden (Empfehlung offen, starker Konsens; Gerbes et al. 2018).

- Verfahren der Nierenersatztherapie sind intermittierende Hämodialyse oder kontinuierliche venovenöse Hämofiltration (CVVH; Witzke et al. 2004).
- Hämodynamisch oft schlecht toleriert, mit hoher Mortalität.

Extrakorporale Albumindialyse (Leberdialyseverfahren)

- Die extrakorporale Albumindialyse hat keinen Einfluss auf Nierenfunktion und Überleben bei Patienten mit HRS (Banares et al. 2013). Leberersatzverfahren sollten daher bei Patienten mit HRS nur im Rahmen kontrollierter Studien zum Einsatz kommen (Empfehlung, starker Konsens; Gerbes et al. 2018).
- Rationale dieser Interventionen sind Leberentgiftungsfunktion und Verbesserung der Kreislauffunktion.

Lebertransplantation

- Die Lebertransplantation ist die einzige potenziell kurative Therapie des HRS und soll bei geeigneten Patienten angestrebt werden (starke Empfehlung, starker Konsens; Gerbes et al. 2018).
- Das Ansprechen auf Terlipressin- und Albumingabe ist bei HRS-Patienten mit einem besseren Outcome nach Lebertransplantation assoziiert (Piano et al. 2020).
- Bei Patienten mit HRS und einer längerdauernden Dialysepflichtigkeit sollte die Indikation zur Leber- und Nierentransplantation erwogen werden (Empfehlung, Konsens; Gerbes et al. 2018).

7.4 Prävention

Eine antibiotische Therapie mit Rifaximin (550 mg 2 ×/d) oder Norfloxacin-Therapie (400 mg/d) kann bei ausgewählten Patienten mit Zirrhose und Aszites das Risiko für eine subakute bakterielle Peritonitis (SBP) und HRS-AKI reduzieren (Empfehlung, starker Konsens; Gerbes et al. 2018; Simonetto et al. 2020).

Essentials für die Hausarztpraxis

Diagnostik

- Die **Diagnose der HRS ist eine Ausschlussdiagnose** und wird bei Patienten mit akuter oder chronischer Lebererkrankung und portaler Hypertonie anhand klinischer Kriterien gestellt.
- Die **Differenzierung zwischen HRS-AKI** (ehemalig HRS-1) und **akuter Tubulusnekrose** (ATN) ist von entscheidender therapeutischer Bedeutung
- Die **frühzeitige Erkennung von potenziellen HRS-Triggern** (z. B. Infektionen und GI-Blutungen) und deren adäquate Behandlung ist von entscheidender Bedeutung

Therapie

- Pausieren von Diuretika bei allen **Patienten mit Leberzirrhose und Nierenversagen,** unabhängig davon, ob ein V.a. HRS besteht.
- **Nicht empfohlen** ist die Gabe von **Kochsalzlösungen,** die einen Aszites und Ödeme aufgrund der ausgeprägten Natriumretention verstärken.
- Die **Kombinationsbehandlung aus Albumin und Vasokonstriktortherapie** ist Therapie der ersten Wahl bei HRS-AKI (ehemalig HRS-1).
- Die Anlage eines **transjugulären intrahepatischen portosystemischen Shunts** (TIPS) sollte immer erwogen werden

LITERATUR

Allegretti AS, Ortiz G, Cui J et al.: Changes in Kidney Function After Transjugular Intrahepatic Portosystemic Shunts Versus Large-Volume Paracentesis in Cirrhosis: A Matched Cohort Analysis. Am J Kidney Dis 68 (2016) 381–391.

Angeli P, Garcia-Tsao G, Nadim MK, Parikh CR: News in pathophysiology, definition and classification of hepatorenal syndrome: A step beyond the International Club of Ascites (ICA) consensus document. J Hepatol 71 (2019) 811–822.

Angeli P, Gines P, Wong F et al.: Diagnosis and management of acute kidney injury in patients with cirrhosis: revised consensus recommendations of the International Club of Ascites. Gut 64 (2015) 531–537.

Banares R, Nevens F, Larsen FS et al.: Extracorporeal albumin dialysis with the molecular adsorbent recirculating system in acute-on-chronic liver failure: the RELIEF trial. Hepatology 57 (2013) 1153–1162.

Gerbes AL, Labenz J, Appenrodt B et al.: Aktualisierung der S2k-Leitlinie der Deutschen Gesellschaft für Gastroenterologie, Verdauungs- und Stoffwechselkrankheiten (DGVS) „Komplikationen der Leberzirrhose". AWMF Online AWMF-Nr.: 021–017 (November 2018). www.awmf.org/leitlinien/detail/ll/021-017.html.

Kulkarni AV, Arab JP, Premkumar M et al.: Terlipressin has stood the test of time: Clinical Overview in 2020 and Future Perspectives. Liver Int (2020).

Ortega R, Gines P, Uriz J et al.: Terlipressin therapy with and without albumin for patients with hepatorenal syndrome: results of a prospective, nonrandomized study. Hepatology 36 (2002) 941–948.

Piano S, Gambino C, Vettore E et al.: Response to Terlipressin and Albumin Is Associated With Improved Liver Transplant Outcomes in Patients With Hepatorenal Syndrome. Hepatology (2020).

Simonetto DA, Gines P, Kamath PS. Hepatorenal syndrome: pathophysiology, diagnosis, and management. BMJ 370 (2020) m2687.

Tan HK, James PD, Sniderman KW, Wong F: Long-term clinical outcome of patients with cirrhosis and refractory ascites treated with transjugular intrahepatic portosystemic shunt insertion. J Gastroenterol Hepatol 30 (2015) 389–395.

Witzke O, Baumann M, Patschan D et al.: Which patients benefit from hemodialysis therapy in hepatorenal syndrome? J Gastroenterol Hepatol 19 (2004) 1369–1373.

Wong F, Pappas SC, Curry MP et al.; CONFIRM Study Investigators: Terlipressin plus Albumin for the Treatment of Type 1 Hepatorenal Syndrome. N Engl J Med. Mar 4;384(9) (2021) 818-828. doi: 10.1056/NEJMoa2008290. PMID: 33657294.

KAPITEL

8 Maligne Hypertonie und thrombotische Mikroangiopathien

Lucas Kühne und Paul T. Brinkkötter[1]

Kernaussagen

- Die maligne Hypertonie ist ein **hypertensiver Notfall** mit einer massiven Erhöhung des Blutdrucks (im Allgemeinen > 200/120 mmHg) und **frühzeitig auftretenden Endorganschäden** (Fundus hypertonicus, akute Nierenschädigung).
- **Ziel** ist die **Senkung des mittleren arteriellen Drucks** um 10–20% innerhalb der ersten Stunde (i.d.R. auf < 180/120 mmHg) und um weitere 5–15% innerhalb der nächsten 23 h (Zielwert i.d.R. < 160/110 mmHg). Plötzliche und rasche Blutdruckabfälle sollten vermieden werden, um bestehende Ischämien nicht zu verschlechtern.
- Aktuelle Leitlinien empfehlen eine **frühe i.v. antihypertensive Therapie** mit Labetalol und Nicardipin als Mittel der ersten Wahl. Aufgrund der nur bedingten Verfügbarkeit in Deutschland empfiehlt sich hier **alternativ die i.v. Gabe von Urapidil oder Natrium-Nitroprussid.**

8.1 Vorbemerkungen und Pathogenese

Der historische Begriff „maligne Hypertonie" betont die über viele Jahrzehnte schlechte Prognose von Patienten mit einer massiven Blutdruckerhöhung (> 200/120 mmHg) und begleitenden Endorganschäden in Zeiten fehlender adäquater antihypertensiver Therapien. Heute wird die maligne Hypertonie häufig mit einem **hypertensiven Notfall** gleichgesetzt, gekennzeichnet durch

- eine **massive Erhöhung des Blutdrucks,** i.d.R. > 200/120 mmHg und
- **typische begleitende Endorganschäden** als Ausdruck einer gestörten Mikrozirkulation, wobei eine fortgeschrittene hypertensive Retinopathie (Fundus hypertonicus III°–IV°) sowie eine Myokardseptumhypertrophie hinweisend für eine länger bestehende Hypertonie sind und häufig auch eine akute Nierenschädigung, ggf. in Kombination mit Zeichen einer thrombotischen Mikroangiopathie (mikroangiopathische, hämolytische Coombs-negative Anämie und Thrombozytopenie), zu beobachten ist.

Neurologische Symptome im Sinne einer hypertensiven Enzephalopathie bestehen bei ca. 10–15% der Patienten, sind für die maligne Hypertonie aber nicht charakteristisch. Sie tritt meist bei Patienten mit lange bestehender, schwerer und schlecht eingestellter essenzieller Hypertonie auf; sie kann aber auch bei Patienten mit sekundärer Hypertonie, z.B. Patienten mit einer Nierenarterienstenose, vorkommen.

Die **Pathogenese** der malignen Hypertonie ist multifaktoriell und nur unvollständig verstanden. Die Mehrzahl der Fälle entsteht auf dem Boden einer nicht erkannten oder unzureichend kontrollierten essenziellen Hypertonie. In 20–40% der Fälle entwickelt sich eine maligne Hypertonie im Rahmen einer sekundären Hypertonie, wobei renale Ursachen gegenüber einer endokrinen Genese im Vordergrund stehen. Pathophysiologisch finden sich oftmals eine Erhöhung des (reno-)vaskulären Widerstands und eine druckinduzierte Natriurese, die zu einer Überaktivierung des Renin-Angiotensin-Aldosteron-Systems in Kombination mit einer Schädigung von Gefäßwänden innerhalb der Mikrozirkulation führen, insbesondere in der Niere. Der mikrovaskuläre Schaden wird histopathologisch als fibrinoide Nekrose der Arteriolenwand sichtbar und führt häufig zur Diagnose einer malignen Nephrosklerose (➤ Abb. 8.1).

In der Folge bedingen ein Verlust der vaskulären Autoregulation und die mikrovaskulären Defekte, die für die maligne Hypertonie charakteristischen Endorganschäden. Welche Vorgänge konkret die plötzlichen und extremen Blutdruckanstiege triggern, ist bisher jedoch kaum verstanden. Hohe Scherkräfte führen bei der hypertensiven Mikroangiopathie mutmaßlich zur Schädigung des Endothels und über die Freilegung des Subendothels zu einem prokoagulatorischen Zustand, der die Entstehung thrombozytenreicher Mikrothromben

[1] Autoren der Vorauflage: Harald Meyer-Lehnert und Herbert J. Kramer†

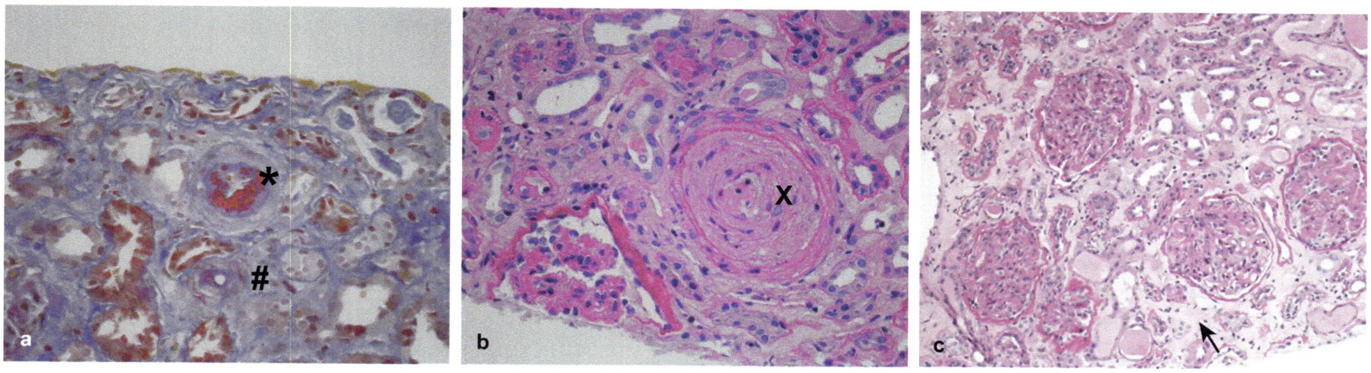

Abb. 8.1 Lichtmikroskopische Befunde bei thrombotischer Mikroangiopathie infolge einer malignen Hypertonie. **a** Saures Fuchsin-Orange (SFOG), Trichrom-Färbung, 200x. Akutes Stadium (*) mit Fibrininsudation in die Intima (hier keine fibrinoide Nekrose, da die muskuläre Wand erhalten ist). Beginnende Fibrose des Interstitiums bei Durchblutungsstörung und gleichzeitiger Tubulusatrophie (#). **b** PAS, 200x. Älteres Stadium mit zwiebelschalenartiger Intimafibrose bis zur Obliteration des Lumens (x). Glomerula mit Kollapsveränderungen bis hin zur Globalsklerose. Atrophe Tubuli (Pfeile) mit dünnen Basalmembranen (sog. endokriner Typ der Atrophie). Dieser Typ kommt besonders bei vaskulärer Unterversorgung des Tubulointerstitiums vor. **c** PAS, 100x. Fibrose des Interstitiums (Pfeilspitze) bei Durchblutungsstörung und gleichzeitiger Tubulusatrophie. [T939-004]

begünstigt. Es zeigen sich laborchemische Charakteristika einer thrombotischen Mikroangiopathie, mit einer mikroangiopathischen, hämolytischen Coombs-negativen Anämie und Thrombozytopenie.

8.2 Klinik

Klinisch präsentiert sich die maligne Hypertonie als **hypertensiver Notfall** mit

- **exzessiv erhöhten Blutdruckwerten** (> 200/120 mmHg) und **charakteristischen funduskopischen Veränderungen** (im Sinne eines Fundus hypertonicus III°–IV°), einer Myokardhypertrophie sowie
- **Zeichen der Nierenschädigung** mit Hämaturie, Proteinurie und rascher Verschlechterung der Nierenfunktion bis zum akuten Nierenversagen.
- **Zentralnervöse Symptome** wie Kopfschmerz, Schwindel und – als Folge zerebraler Blutungen – Eintrübung bis zum Koma treten als die **schwersten Komplikationen im weiteren Verlauf** auf.

Diese gravierenden Symptome weisen auf **Endorganschäden** hin. Häufig bestehen weitere kardiovaskuläre Symptome wie Dyspnoe, Herzpalpitationen, Angina pectoris und akute ischämiebedingte abdominale Beschwerden.

MERKE

Liegt eine akute Nierenschädigung vor, sollte differenzialdiagnostisch immer auch eine **thrombotische Mikroangiopathie** (TMA) in Erwägung gezogen und die entsprechende Labordiagnostik angefordert werden (Nachweis einer Coombs-negativen hämolytischen Anämie und von Fragmentozyten im Sinne einer mikroangiopathischen hämolytischen Anämie sowie Thrombozytopenie).

Hypertonieassoziierte thrombotische Mikroangiopathien sind im Vergleich zu TTP, HUS und aHUS zumeist geringer ausgeprägt, mit milderer Thrombozytopenie und nur wenigen Fragmentozyten (Schistozyten) im Blutausstrich. Zudem finden sich in diesen Fällen weder ein fortgeschrittener Fundus hypertonicus noch eine ausgeprägte Myokardhypertrophie. Eine adäquate Blutdrucksenkung führt meist zum Sistieren der hypertonieassoziierten TMA innerhalb von 24–48 h. Bei Persistenz der entsprechenden Parameter sollten die Untersuchungen kurzfristig um eine TMA-spezifische Differenzialdiagnostik (ADAMTS13, Komplementdiagnostik, genetische Untersuchungen) ergänzt werden. Zeigt sich im kurzfristigen Verlauf keine Besserung der Nierenfunktion trotz adäquater Blutdruckeinstellung, ist eine Nierenbiopsie zur weiteren diagnostischen Sicherung eines aHUS zu erwägen.

8.3 Therapie

8.3.1 Allgemeine Therapieprinzipien

ALS FAUSTREGEL GILT

Bei der malignen Hypertonie ist – wie bei den meisten hypertensiven Notfällen – eine graduelle Drucksenkung um 10–20% innerhalb der ersten Stunde angezeigt ist (Zielwert < 180/120 mmHg). Anschließend sollte der Blutdruck um weitere 5–15% innerhalb der nächsten 23 h gesenkt werden (Zielwert < 160/110 mmHg).

- Infolge der gestörten Autoregulation kann eine darüber hinausgehende Blutdrucksenkung zu einer zerebralen Minderperfusion führen.
- Ausnahmen von dieser graduellen Drucksenkung sind die akute Phase eines ischämischen Schlaganfalls (Tolerierung höherer Werte), die akute Aortendissektion (rasche Blutdrucksenkung zur Reduktion von Scherkräften) und die intrazerebrale Blutung (hier bestehen unterschiedliche Empfehlungen).

Cave

Die **Blutdrucksenkung bei Patienten mit maligner Hypertonie** sollte stets unter engmaschiger Überwachung der Vitalparameter und langsam erfolgen. Plötzliche und rasche Blutdruckabfälle sollten unbedingt ver-

8

mieden werden, um mögliche ischämische Schäden in jenen vaskulären Abschnitten zu verhindern, die sich an den erhöhten Blutdruck gewöhnt haben. Dies betrifft insbesondere das ZNS und das Myokard.

- Nach einem entsprechenden Intervall (ca. 8–24 h) kontrollierter Blutdrücke unter kontinuierlicher Monitorüberwachung wird die antihypertensive Medikation i.d.R. oralisiert und die i.v. Therapie beendet.
- In Ausnahmefälle ist in der Akutphase bei ausgeprägtem akutem Nierenversagen eine Nierenersatztherapie erforderlich. In vielen Fällen bessert sich die Nierenfunktion bei verbesserter Blutdruckeinstellung.

8.3.2 Medikamentöse Therapie

Aufgrund fehlender klinischer Studien, existieren keine formalen Kriterien für die Behandlung der malignen Hypertonie. Eine Zusammenstellung der prinzipiell zur Behandlung der malignen Hypertonie einsetzbaren Pharmaka mit ihrem zeitlichen Wirkungsverlauf und der Applikationsart zeigt ➤ Tab. 8.1. Für die Therapie sind prinzipiell alle schnell wirksamen Substanzen geeignet. Mittlerweile wird international die frühe i.v. Therapie mit Labetalol oder Nicardipin empfohlen.

- Aufgrund der in Deutschland geringeren Verfügbarkeit von Labetalol und Nicardipin empfiehlt sich hierzulande als Erstmaßnahme die i.v. Gabe von Urapidil (10–50 mg langsam i.v. als Bolus, anschließend max. 2 mg/in. i.v., Erhaltungsdosis 9 mg/h) oder alternativ Natrium-Nitroprussid.
- Die s.l. Applikation unretardierter Kalziumkanalblocker ist vor dem Hintergrund der schlechten Steuerbarkeit und der Gefahr eines unkontrollierbaren Blutdruckabfalls mit konsekutiven zerebralen und kardialen Ischämien kritisch zu beurteilen.
- Nifedipin 10 mg s.l. und Dihydralazin i.v. in Einzeldosen von 10–15 mg alle 10–15 Min. wirken durch direkte Vasodilatation relativ schnell.
- Dies gilt insbesondere auch für die i.v. Therapie mit Natrium-Nitroprussid (0,5–8,0 µg/kg KG/Min.), die eine engmaschige, u.U. intraarterielle Blutdruckmessung erfordert.

Tab. 8.1 Medikamente zur Therapie der malignen Hypertonie

Substanz	Applikationsart	Wirkungsverlauf	
		Eintritt	Dauer
Labetalol	i.v.	5–10 Min.	3–6 h
Nicardipin	i.v.	5–10 Min.	30–40 Min.
Urapidil	i.v.	3–5 Min.	4–6 h
Natrium-Nitroprussid	i.v.	< 1 Min.	2–5 Min.
Clonidin	i.v.	5–10 Min.	4–6 h
Dihydralazin	i.v.	10–20 Min.	4–12 h
Enalaprilat	i.v.	10–15 Min.	6–24 h
Nifedipin	s.l.	5–15 Min.	3–6 h
Nitroglyzerin	s.l.	< 1 Min.	10–30 Min.

i.v. = intravenös, s.l. = sublingual

α-Rezeptoragonisten

- Der zentrale α-Rezeptoragonist Clonidin (75–175 mg langsam i.v.) kann bei i.v. Gabe eine initiale Blutdrucksteigerung auslösen; daher wird eine Kombination mit 6,25 mg Dihydralazin empfohlen. Die Clonidin-Applikation ist insbesondere bei bestehender Agitiertheit und Unruhe eine sinnvolle Möglichkeit. Kontraindiziert ist Clonidin bei bestimmten Herzrhythmusstörungen, u.a. beim Sinusknoten-Syndrom, dem SA- bzw. AV-Block II°–III°.
- Urapidil (25 mg i.v.) hat einen, dem Clonidin ähnlichen, zentralen α-rezeptoragonistischen Wirkmechanismus; durch die zusätzliche Blockade peripherer α-Rezeptoren ist aber eine initiale Blutdrucksteigerung nicht zu erwarten.

ACE-Inhibitoren

Auch einige ACE-Inhibitoren können parenteral appliziert werden (z.B. Enalaprilat). Die antihypertensive Wirkung ist jedoch nur schwer abzuschätzen. Sie hängt u.a. von dem Volumenhaushalt und der individuellen Plasma-Renin-Aktivität des Patienten ab und wird daher allgemein nicht in der Erstlinientherapie empfohlen. Angiotensin-II-Rezeptor-Antagonisten (Sartane) stehen nicht in parenteraler Form zur Verfügung. ACE-Inhibitoren und Sartane spielen eine wichtige Rolle bei der Oralisierung der antihypertensiven Medikation im weiteren Verlauf, nach adäquater i.v. Blutdrucksenkung.

Sonstige Medikation

Unterstützend zu den o.g. Pharmaka reduzieren i.v. applizierte Schleifendiuretika (Furosemid, Torasemid) das intravasale Volumen und potenzieren so gleichzeitig die Wirkung von Angiotensinblockern. Kommt es im Rahmen der antihypertensiven Therapie zu raschen Blutdruckabfällen, kann wiederum die i.v. Volumengabe sinnvoll sein.

Essentials für die Hausarztpraxis

- Die maligne Hypertonie ist ein **hypertensiver Notfall** mit einer massiven Erhöhung des Blutdrucks.
- Bei der malignen Hypertonie ist – wie bei den meisten hypertensiven Notfällen – eine graduelle Drucksenkung um 10–20% innerhalb der ersten Stunde angezeigt ist.
- Die **Blutdrucksenkung bei Patienten mit maligner Hypertonie** sollte stets unter engmaschiger Überwachung der Vitalparameter und langsam erfolgen.
- Aktuelle Leitlinien empfehlen eine **frühe i.v. antihypertensive Therapie** mit Labetalol und Nicardipin als Mittel der ersten Wahl. **Alternativ: Urapidil oder Natrium-Nitroprussid.**

LITERATUR

Gosse P, Boulestreau R, Brockers C et al.: The pharmacological management of malignant hypertension. J Hypertens Nov;38(11) (2020) 2325–2330.

8

Immink RV, van den Born BJ, van Montfrans GA et al.: Impaired cerebral autoregulation in patients with malignant hypertension. Circulation 110 (2004) 2241–2245.

Rubin S, Cremer A, Boulestreau R et al.: Malignant hypertension: diagnosis, treatment and prognosis with experience from the Bordeaux cohort. J Hypertens Feb;37(2) (2019) 316–324.

Timmermans SAMEG, Abdul-Hamid MA, Vanderlocht J et al.; Limburg Renal Registry: Patients with hypertension-associated thrombotic microangiopathy may present with complement abnormalities. Kidney Int Jun;91(6) (2017) 1420–1425.

van den Born BH, Lip GYH, Brguljan-Hitij J et al.: ESC Council on hypertension position document on the management of hypertensive emergencies. Eur Heart J Cardiovasc Pharmacother Jan 1;5(1) (2019) 37–46.

van den Born BJ, Honnebier UP, Koopmans RP et al.: Microangiopathic hemolysis and renal failure in malignant hypertension. Hypertension 45 (2005) 246–251.

van den Born BJ, Koopmans RP, van Montfrans GA: The renin-angiotensin system in malignant hypertension revisited: plasma renin activity, microangiopathic hemolysis, and renal failure in malignant hypertension. J Hypertens 20 (8) (2007) 900–906.

Williams B, Mancia G, Spiering W, et al. 2018 ESC/ESH Guidelines for the management of arterial hypertension, Journal of Hypertension Oct;36(10) (2018) 1953–2041.

KAPITEL

9

Roman-Ulrich Müller und Franziska Grundmann

Genetische Nierenerkrankungen

Kernaussagen

- Die mit Abstand **häufigste polyzystische Nierenerkrankung** ist die **ADPKD.** Es handelt sich um eine der häufigsten genetischen Erkrankungen des Menschen überhaupt. Die ADPKD führt in ca. 50% der Fälle im 6. Lebensjahrzehnt zur dialysepflichtigen Niereninsuffizienz.
- **Vorrangig** in der Diagnosestellung polyzystischer Nierenerkrankungen ist die **klinische Präsentation,** bei der insbesondere die Nierengröße und Lokalisation der Zysten sowie der Erbgang erfasst werden müssen.
- Molekulargenetische Diagnostik ist in den meisten Fällen zur Diagnosestellung nicht erforderlich, da **zystische Nierenerkrankungen** i.d.R. klinisch diagnostiziert werden. Aufgrund der großen Zahl möglicher betroffener Gene und des variablen Phänotyps insbesondere bei Erkrankungen des Nephronophthise-Komplexes ist eine gezielte genetische Untersuchung oft ohnehin schwierig. Einen besonderen Stellenwert hat die **genetische Diagnostik** jedoch bei den mit Zystennieren einhergehenden **Tumorsyndromen,** da sich hier Konsequenzen für das Management der Patienten ergeben und prognostische Testungen von Blutsverwandten zu diskutieren sind.
- **Polyzystische Nierenerkrankungen** sind Systemerkrankungen, bei denen das Wissen um die anderen betroffenen Organsysteme für die Patientenversorgung von großer Bedeutung ist. Hier ist insbesondere auch das Auftreten intrakranieller Aneurysmata bei der ADPKD zu erwähnen.
- Für den **Großteil der polyzystischen Nierenerkrankungen** existieren **keine spezifischen Therapien.** Allerdings steht bei der **ADPKD** mit **Tolvaptan** eine **erste gezielte Therapie** zur Verfügung, mit der Nierenwachstum und Funktionsverlust gebremst werden können.
- Bei der **tuberösen Sklerose** muss bei Vorliegen von Angiomyolipomen und/oder Riesenzellastrozytomen eine **Therapie mit Everolimus** erwogen werden.
- **Monogenetische Ursachen** proteinurischer Nierenerkrankungen spielen v.a. im **Kindesalter** eine wichtige Rolle. Bei Kindern sollte – im Gegensatz zu Erwachsenen – im Falle eines **steroidresistenten nephrotischen Syndroms** immer eine **genetische Diagnostik** erfolgen.
- Die Entdeckung der **APOL1-Risikovarianten** hat maßgeblich zum Verständnis der Prädisposition afroamerikanischer Patienten für glomeruläre Erkrankungen beigetragen.
- **Eckpfeiler der Therapie** proteinurischer Nierenerkrankungen im Allgemeinen ist die **RAAS-Blockade.** Insbesondere trifft dies für das **Alport-Syndrom** zu.

9.1 Zystische Nierenerkrankungen

9.1.1 Autosomal-dominante polyzystische Nierenerkrankung (ADPKD)

Die **ADPKD** ist mit einer Prävalenz von etwa 1 : 2000 bis 1 : 3000 eine der häufigsten klassischen genetischen Erkrankungen und damit z.B. häufiger als die multiple Sklerose. Als ursächlich für die Erkrankung ist in der absoluten Mehrzahl der Betroffenen eine heterozygote Keimbahnmutation in den Genen *PKD1* oder *PKD2* nachweisbar. Im Regelfall ist in Anbetracht des Erbgangs von einer positiven Familienanamnese auszugehen. Ungefähr **5–10% aller Dialysepatienten** in Deutschland leiden an dieser Erkrankung, was die ADPKD zum häufigsten genetisch bedingten Grund einer terminalen **Niereninsuffizienz im Erwachsenenalter** macht. Die im Laufe des Lebens langsam progredient verlaufende Erkrankung führt zu einem ausgeprägten polyzystischen Umbau beider Nieren, welcher eine massive Vergrößerung des Nierenvolumens und eine Abnahme der Nierenfunktion nach sich zieht. Abgesehen vom Nierenphänotyp handelt es sich um eine Multisystemerkrankung mit Beteiligung multipler weiterer Organe. So treten z.B. gehäuft intrazerebrale Aneurysmen, Kolondivertikel und kardiale Vitien auf. Bei der Mehrzahl der Patienten lassen sich im Laufe des Lebens darüber hinaus Leberzysten nachweisen.

Therapie

Supportive Maßnahmen bilden die obligate Grundlage der Therapie.

Die **wichtigsten Empfehlungen** diesbezüglich beinhalten:

- Eine **optimale Blutdruckeinstellung.** Diesbezüglich hat die HALT-PKD-Studie (Studienarm A) in einem randomisierten Design gezeigt, dass eine Einstellung des Blutdrucks auf Werte von 95/60–110/70 mmHg gegenüber 120/70–130/80 mmHg unter Verwendung eines ACE-Hemmers oder Sartans in jungen Patienten mit guter Nierenfunktion (15–49 J.; CKD-Stadium 1 und 2) zu einer signifikanten Verlangsamung des Nierenwachstums führt (Schrier et al. 2014). Interessanterweise führte diese sehr konsequente Blutdruckeinstellung zwar wie erwartet zu einem häufigeren Auftreten von orthostatischen Symptomen, es zeigten sich jedoch keine schweren Nebenwirkungen. Studienarm B hingegen untersuchte die Hypothese, dass ein „Aldosterone-Breakthrough" unter RAAS-Blockade das Ansprechen auf die Therapie in älteren Patienten mit bereits eingeschränkter Nierenfunktion (mittleres Alter 49 J., mittlere eGFR 48 ml/Min./1,73 m^2) hemmen könnte. Hierbei wurde die Gabe eines ACE-Hemmers oder Sartans mit der dualen Therapie verglichen, wobei Letztere keinen Vorteil zeigte (Torres et al. 2014). Es bleibt zu erwähnen, dass auch in Studienarm A bei jüngeren Patienten die duale Therapie keinen Vorteil gegen eine Monotherapie (ACE-Hemmer oder Sartan) aufwies. **Quintessenz für die Praxis:** Bei jungen Patienten mit guter Nierenfunktion sollte eine strenge Blutdruckeinstellung (Zielblutdruck < 120/80 mmHg) angestrebt werden. In der Praxis werden diese Blutdruckwerte teils sicherlich nur schwer zu erreichen sein, sodass die Einstellung vorsichtig und unter Berücksichtigung von Nebenwirkungen erfolgen muss. Bei älteren Patienten bzw. Patienten mit bereits eingeschränkter Nierenfunktion gelten die allgemeinen Zielwerte für CKD-Patienten.
- **Einschränkung der Kochsalzzufuhr** auf < 5–7 g/d.
- Einhaltung einer **ausreichenden Trinkmenge** (Urinvolumen > 3 l/d), um eine ADH-Suppression zu erreichen.
- **Allgemeinmaßnahmen** wie gesunde Ernährung (z.B. mediterrane Diät), Sport und Vermeiden von Übergewicht sowie Nikotinabstinenz.
- **Östrogenfreie** (oder zumindest östrogenarme) **Kontrazeption,** da insbesondere Östrogene das Wachstum der Leberzysten vorantreiben. Hinsichtlich einer Hormonsubstitution (z.B. in den Wechseljahren) sollte eine entsprechende Nutzen-Risiko-Abwägung erfolgen

Seit 2015 ist mit **Tolvaptan** die **erste spezifische Therapie der ADPKD** zugelassen, die die Progression der Erkrankung hemmt. Tolvaptan ist ein Antagonist des Vasopressin-Rezeptors (V2R) und vermindert hierdurch die Produktion des Botenstoffs cAMP in Epithelzellen vorrangig des distalen Tubulus und der Sammelrohre.

Der TEMPO-3 : 4-Trial konnte 2012 in einem doppelblinden, randomisierten Studiendesign zeigen, dass dies die Zunahme des Nierenvolumens bei ADPKD-Patienten durch die Einnahme von Tolvaptan um ca. 50% vermindert wird (Torres et al. 2012). Darüber hinaus wurde die Abnahme der Nierenfunktion um etwa 30%verlangsamt. An der Studie nahmen vergleichsweise junge Patienten (18–50 J.) mit noch guter Nierenfunktion (eGFR nach Cockcroft-Gault ≥ 60 ml/Min.) teil, die ein großes Nierenvolumen (> 750 ml in der MRT-Volumetrie) aufwiesen. Auf dieser Grundlage hat die EMA Tolvaptan zur Behandlung von ADPKD-Patienten in den CKD-Stadien 1–3, welche zusätzlich Kriterien einer raschen Progression der Erkrankung aufweisen (und denen damit die Dialysepflichtigkeit droht), zugelassen. Nach Bestätigung der Effizienz von Tolvaptan auch in späteren Stadien der Erkrankung (bis zu einer eGFR von 25 ml/Min./1,73m^2 und einem Alter von 55 J.) durch die 2017 veröffentlichte REPRISE-Studie ließ auch die FDA das Medikament zu (Torres et al. 2017). Zudem wurde die Indikation auf den Beginn einer Therapie in den CKD-Stadien 1–4 erweitert. Im Rahmen dieser Therapie ist – aufgrund des Wirkmechanismus mit vollständiger Blockade des V2-Rezeptors – die **konsekutive Polyurie** (im Mittel ca. 6 l/d) ein wichtiges mit den Patienten zu besprechendes Thema. Darüber hinaus kam es in der Zulassungsstudie bei knapp 5% der Patienten zu einem signifikanten **Anstieg der Leberenzyme,** der in einer kleinen Gruppe der Patienten (0,2%) die sog. Hy's-Law-Kriterien erfüllte. Diese Veränderungen waren in allen bekannten Fällen nach Pausieren von Tolvaptan reversibel, machen aber eine regelmäßige Kontrolle der Leberenzyme unter Therapie notwendig (monatlich in den ersten 18 Mon, hiernach alle 3 Mon.).

Die Selektion von Patienten, für welche diese spezifischeTherapie infrage kommt, sowie die Beratung und Betreuung der Patienten unter Therapie erfordert sicherlich die Anbindung bei einem in der Behandlung der ADPKD **erfahrenen Nephrologen.** Hinsichtlich der Auswahl der Patienten für die Therapie bietet das Positionspapier der ERA/EDTA Working Groups on Inherited Kidney Diseases und der European Renal Best Practice eine sehr hilfreiche Zusammenfassung

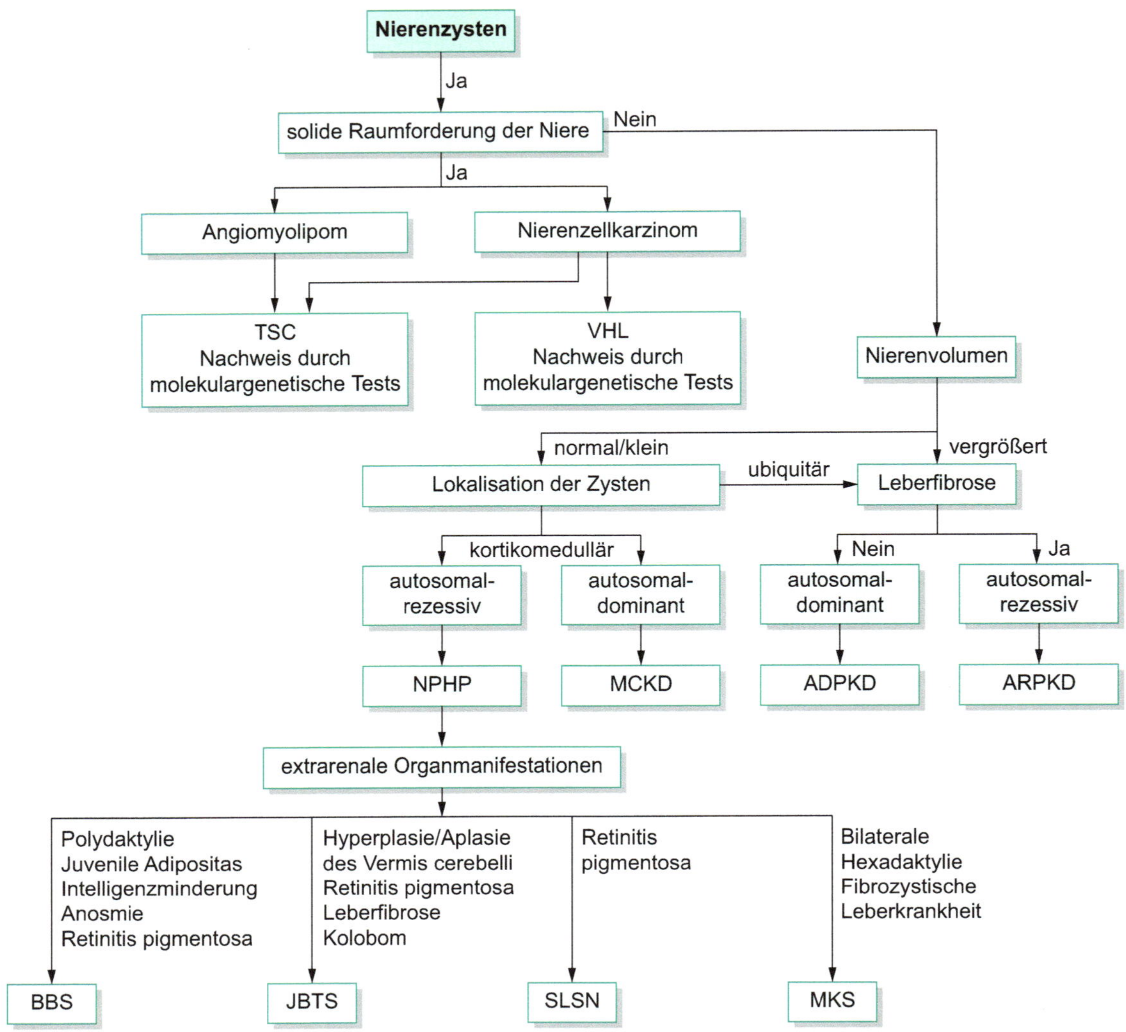

Abb. 9.1 Diagnostischer Algorithmus bei Zystennieren (aus: Kurschat et al. 2014) [F871-003; L231]
TSC = tuberöse Sklerose, VHL = Von-Hippel-Lindau-Syndrom, NPHD = Nephronophthise, MCKD = medullär-zystische Nierenerkrankung, ADPKD = autosomal-dominante polyzystische Nierenerkrankung, ARPKD = autosomal-rezessive polyzystische Nierenerkrankung, BBS = Biedl-Bardet-Syndrom, JBTS = Joubert-Syndrom, SLSN = Senior-Loken-Syndrom, MKS = Meckel-Syndrom

9

der Datenlage (Gansevoort et al. 2016; ➤ Abb. 9.1). Basierend auf den neuen Daten insbesondere aus der REPRISE-Studie sowie auf der gewachsenen Erfahrung im Umgang mit Tolvaptan bei ADPKD in der Praxis wird allerdings im Laufe des Jahres 2021 eine neue Version des Positionspapiers erwartet, welches die Selektionskriterien erweitern wird. Die **wichtigsten Kriterien einer raschen Progression der ADPKD** sind:

- **GFR-Verlust** (z.B. > 5 ml/Min./J. über ein Jahr oder > 2,5 ml/Min./J. über mehrere J.)
- **Nierenvolumen** (je größer das alters- und größenadaptierte Nierenvolumen, desto schneller die Progression)
- **Genetik** (verkürzende PKD1-Mutationen gehen mit einer deutlich schnelleren Progression einher als PKD2-Mutationen)
- Frühes Auftreten von **urologischen Komplikationen** (Makrohämaturie, Flankenschmerzen, Zysteninfektionen)
- Frühes Auftreten einer **arteriellen Hypertonie**

9.1.2 Differenzialdiagnose der Zystennieren

Die **ADPKD** ist die mit Abstand **häufigste hereditäre polyzystische Nierenerkrankung** und kann durch Familienanamnese sowie Kriterien der Bildgebung klar von erworbenen Nierenzysten (einfache Nierenzysten oder polyzystische Degeneration bei terminaler Niereninsuffizienz) unterschieden werden. Allerdings können hereditäre polyzystische Nierenerkrankungen nicht nur durch Mutationen in PKD1 und PKD2, sondern nach jetzigem Wissensstand in mehr als 100 verschiedenen Genen ausgelöst werden. Die hiermit verbundenen unterschiedlichen Krankheitsentitäten sind selten und werden zumeist autosomal-rezessiv vererbt. Eine primäre genetische Diagnostik erscheint in Anbetracht der großen Zahl an Kandidatengenen nicht sinnvoll, sodass **zunächst eine klinische Einschätzung und Diagnose** erfolgen sollte. Die klassischen extrarenalen Manifestationen der polyzystischen Nierenerkran-

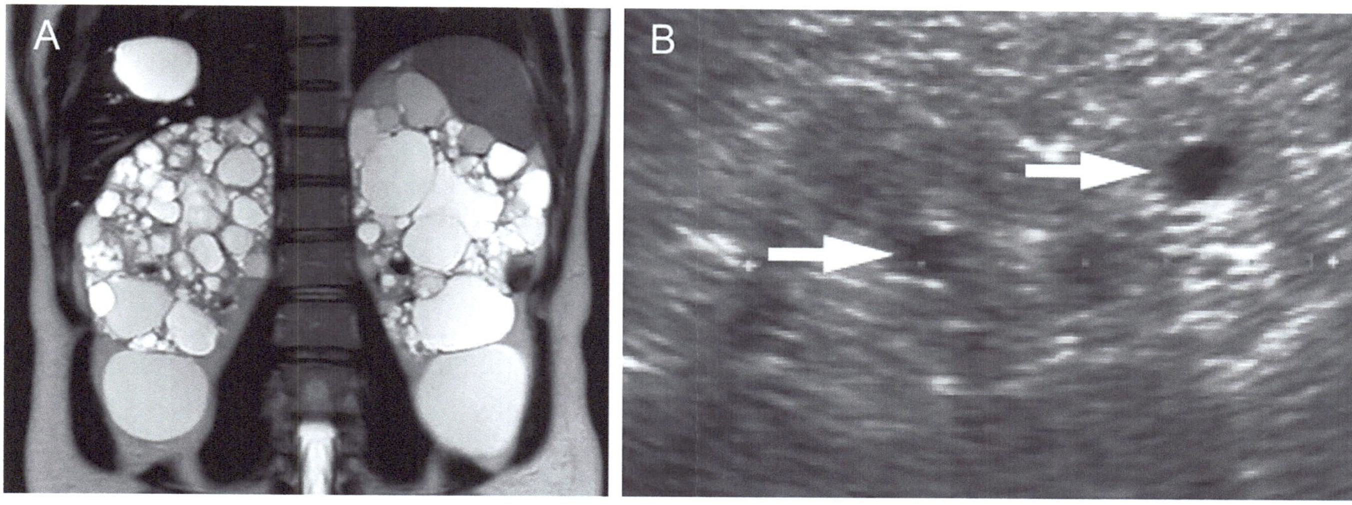

Abb. 9.2 Klassische Befunde in der bildgebenden Differenzialdiagnostik polyzystischer Nieren. **A** MRT ADPKD; die Zysten durchsetzen das komplette Parenchym, die Nieren sind deutlich vergrößert, nebenbefundlich finden sich Leberzysten. **B** Sonografie Bardet-Biedl-Syndrom; die Zysten (Pfeile) finden sich ausschließlich an der kortikomedullären Grenze lokalisiert, die Nieren sind verkleinert (**A** PD Dr. T. Persigehl, Institut für Diagnostische und Interventionelle Radiologie, Uniklinik Köln; **B** aus: Kurschat et al. 2014). [A: T939; B: F871-003]

kungen helfen hierbei in den meisten Fällen, die unterschiedlichen Krankheitskomplexe voneinander zu trennen. Darüber hinaus spielen Familienanamnese und Bildgebung der Nieren hierbei eine herausragende Rolle. Die **wichtigsten differenzialdiagnostischen Kriterien** sind:

- **Nierengröße** (z.B. vergrößert bei ADPKD vs. verkleinert bei Nephronophthise)
- **Lokalisation** der Zysten (z.B. ubiquitär im Parenchym bei ADPKD vs. kortikomedulläre Grenze bei Nephronophthise)
- **Extrarenale Manifestationen** (z.B. Leberzysten, Leberfibrose, Situs inversus, Retinitis pigmentosa, Polydaktylie, Diabetes mellitus, neurologische Symptome, Hautbefunde)
- **Alter** bei Manifestation
- Auftreten von **Nierentumoren** (> Abb. 9.1, > Abb. 9.2)

Die Tatsache, dass polyzystische Nierenerkrankungen im Allgemeinen als sogenannte Ziliopathien aufgefasst werden können, erklärt das Auftreten von Symptomen in unterschiedlichen Organsystemen, für deren Funktion das Primärzilium eine wichtige Rolle spielt.

9.1.3 Polyzystische Nieren bei hereditären Tumorsyndromen

Einige erbliche Tumorerkrankungen gehen mit polyzystischen Nieren einher, die bzgl. Größe der Nieren und Verteilung der Zysten teils nicht von der ADPKD zu unterscheiden sind. Aus diesem Grund sollte immer auch eine **Familienanamnese hinsichtlich Nierentumoren** erhoben werden. Im Gegensatz zur ADPKD, bei der die Diagnosestellung primär klinisch erfolgt, ist bei Vorliegen renaler Tumoren in polyzystischen Nieren aufgrund der Bedeutung der Diagnose auch für andere Familienangehörige zur Abgrenzung häufig eine **molekulargenetische Sicherung** sinnvoll (> Abb. 9.1). Im Gegensatz zur ADPKD, bei der keine erhöhte Inzidenz von Nierenzellkarzinomen vorliegt, ist bei diesen Erkrankungen ein regelmäßiges Monitoring mit Bildgebung der Nieren sowie in Abhängigkeit von der Entität anderer Organe notwendig, um Tumoren auszuschließen. Die **wichtigsten dieser Syndrome** sind:

- Tuberöse Sklerose
- Von-Hippel-Lindau-Erkrankung
- Birt-Hogg-Dubé-Syndrom

Tuberöse Sklerose

Die **tuberöse Sklerose** (TSC) wird durch Mutationen in den Genen TSC1 und 2 ausgelöst. Obwohl es sich um eine autosomal-dominante Erkrankung handelt, lässt sich nur in einer Minderheit eine positive Familienanamnese erheben, sodass zumeist Spontanmutationen oder genetische Mosaike zugrunde liegen. Die **Inzidenz** der tuberösen Sklerose liegt bei 1 : 5000–1 : 10.000 Geburten. Während die Mehrzahl der Patienten bereits im Kindesalter insbesondere neurologische Einschränkungen und epileptische Anfälle aufweist, erreicht ein signifikanter Anteil das Erwachsenenalter, ohne dass es bis dahin zu klinischen Auffälligkeiten bzw. zur Diagnosestellung kommt. **Kennzeichen** der tuberösen Sklerose ist das Auftreten multipler und zumeist benigner Tumoren verschiedener Organsysteme:

- Haut (u.a. Angiofibrome, „Shagreen Patches", Koenen-Tumoren, „Ash-leaf White Spots")
- Niere (häufig Angiomyolipome, Nierenzysten, selten Nierenzellkarzinome)
- Gehirn (Riesenzellastrozytome, kortikale Tuber, subependymale Noduli)
- Herz (Rhabdomyome)
- Lunge (Lymphangioleiomyomatose)

Therapie/Management

Das Management von Patienten mit tuberöser Sklerose besteht ganz vorrangig aus dem regelmäßigen **Monitoring der unterschiedlichen Organbeteiligungen** sowie der ausführlichen **humangenetischen**

9

Beratung. Hinsichtlich der Nierenbeteiligung stehen v.a. der Erhalt von Nierengewebe und das Vermeiden operativer Eingriffe im Vordergrund. Sollte eine **operative Exstirpation eines Tumors** notwendig werden, muss ein organerhaltendes Verfahren angestrebt werden. Aufgrund der mit der TSC-Mutation verbundenen erhöhten mTOR-Aktivität ist eine **Therapie mit mTOR-Inhibitoren** prinzipiell pathophysiologisch sinnvoll. Für zwei Indikationen gibt es eine Zulassung in Deutschland für **Everolimus:** subependymale Riesenzellastrozytome, die eine therapeutische Maßnahme benötigen und renale Angiomyolipome, bei denen ein Risiko für Komplikationen vorliegt; jeweils beschränkt auf den Fall, dass eine Operation nicht notwendig oder angemessen ist. Durch die Gabe von Everolimus können aufgrund der Verlangsamung des Wachstums bzw. sogar Verkleinerung der AML operative Eingriffe und Komplikationen wie Blutungen vermieden werden. Wichtig unter dieser Therapie ist eine regelmäßige Kontrolle der Blutfette sowie der Proteinurie. Die konsekutive Immunsuppression muss mit den Patienten ausführlich erörtert werden. Vor operativen Eingriffen und bei Verletzungen muss Everolimus aufgrund der ausgeprägten Hemmung der Wundheilung pausiert werden.

Von-Hippel-Lindau-Erkrankung

Die **Von-Hippel-Lindau-Erkrankung** (VHL) wird durch Mutationen im VHL-Gen ausgelöst und folgt einem autosomal-dominanten Erbgang. Die **Inzidenz** dieses Multitumorsyndroms liegt bei ca. 1 : 36.000 Geburten. Das durch das betroffene Gen codierte Protein pVHL ist einer der wichtigsten negativen Regulatoren hypoxie-induzierbarer Transkriptionsfaktoren (HIF). Inaktivierung von pVHL führt zu einer ausgeprägten Steigerung des Hypoxie-Signalings, welche auch einen Großteil der **klinischen Manifestationen** erklärt. Diese beinhalten:

- Hämangioblastome des ZNS
- Retinale Angiome
- Phäochromzytome
- Klarzellige Nierenzellkarzinome und polyzystische Nieren
- Tumoren des Innenohrs („Endolymphatic Sac")
- Tumoren des Pankreas (seriöse Zystadenome und neuroendokrine Tumoren)
- Papilläre Zystadenome der Nebenhoden und des Lig. latum uteri

Familien, die an der VHL-Erkrankung leiden, werden nach vorrangiger Manifestation in **unterschiedliche Typen** aufgeteilt:

- Typ 1 (nur selten Phäochromozytome)
- Typ 2A (hohes Risiko für Phäochromozytome, niedriges Risiko für Nierenzellkarzinome)
- Typ 2B (hohes Risiko für Phäochromozytome, hohes Risiko für Nierenzellkarzinome)
- Typ 2C (hohes Risiko für Phäochromozytome, keine Nierenzellkarzinome oder Hämangioblastome)

Therapie/Management

Auch bei VHL-Patienten ist das regelmäßige **Monitoring** hinsichtlich der unterschiedlichen Organmanifestation ebenso wie die **humangenetische Beratung** von vorrangiger Bedeutung. Wie bei TSC-Patienten sollten voreilige operative Eingriffe bei Raumforderungen der Niere vermieden sowie – falls Operationen notwendig sind –, Nephron-erhaltende Verfahren angestrebt werden, um möglichst viel Nierengewebe zu erhalten. Eine spezifische medikamentöse Therapie der VHL-Erkrankung existiert zum jetzigen Zeitpunkt nicht. Tyrosinkinase-Inhibitoren, deren Einsatz in Anbetracht der Pathophysiologie sinnvoll erscheinen, sind Gegenstand klinischer Studien beim Nierenzellkarzinom im Rahmen des VHL-Syndroms (Gossage et al. 2015).

Birt-Hogg-Dubé-Syndrom

Wie die beiden eben besprochenen Entitäten handelt es sich um eine Erkrankung mit autosomal-dominantem Erbgang. Hierbei ist das **Birt-Hogg-Dubé-Syndrom** (BHD) nach jetzigem Kenntnisstand bedeutend seltener als VHL oder TSC mit lediglich ca. 200 bekannten Familien weltweit, wobei von einer hohen Dunkelziffer an Patienten mit milder Ausprägung des Krankheitsbildes auszugehen ist. Das Birt-Hogg-Dubé-Syndrom ist durch eine klinische Trias aus Hautläsionen (u.a. Fibrofollikulome und Trichodiskome), Lungenzysten mit rezidivierenden Pneumothoraces und Nierentumoren charakterisiert. Im Gegensatz zu den Angiomyolipomen bei der TSC sowie den klarzelligen Nierenzellkarzinomen bei VHL-Patienten finden sich bei BHD-Patienten vorrangig chromophobe Nierenzellkarzinome und Onkozytome. Auch beim Birt-Hogg-Dubé-Syndrom können polyzystische Nieren auftreten, die sich ggf. nicht sicher von der klinischen Manifestation der ADPKD unterscheiden lassen.

Therapie/Management

Hinsichtlich **humangenetischer Beratung** sowie **Monitoring** und operativer Therapie der renalen Tumoren gilt primär das gleiche Vorgehen wie bei TSC und VHL. Es bleibt zu erwähnen, dass die chromophoben Nierenzellkarzinome im Regelfall ein relativ benignes Verhalten mit langsamem Wachstum und niedrigem Metastasierungsrisiko aufweisen. Aufgrund des Pneumothorax-Risikos muss eine **gezielte Beratung hinsichtlich Risikosituationen** (z.B. Flugreisen oder Risikosportarten) erfolgen. Eine gezielte medikamentöse Therapie existiert bislang nicht (Schmidt, Linehan 2015).

9.1.4 Autosomal-dominante tubulointerstitielle Nierenerkrankungen (ADTKD)

Das Krankheitsbild der **ADTKD** (früher als medulläre Zystennieren, MCKD, bezeichnet) geht mit einem langsam progredienten **Verlust der Nierenfunktion** sowie in vielen Fällen einer früh auftretenden **Hyperurikämie** und **Gicht** einher. Sehr häufig wird die seltene Erkrankung erst im Erwachsenenalter manifest. Die Nieren sind i.d.R. eher klein und weisen multiple kortikomedulläre Zysten auf. Da jedoch bei Weitem nicht in allen Fällen überhaupt Zysten auftreten, erscheint in Anbetracht des Erbgangs die in den letzten Jahren gebräuchlich gewordene Nomenklatur der autosomal-dominanten tubulointerstitiellen Nierenerkrankung (ADTKD) sinnvoll. In der

Zwischenzeit sind mehrere Genloci für die Entstehung der ADTKD bekannt, wovon das Uromodulin-Gen (MCKD2) und das MUC1-Gen (MCKD1) im Erwachsenenalter die wichtigste Rolle spielen.

Therapie

Eine spezifische Therapie der ADTKD existiert nicht. Bei **Patienten mit Gicht** steht die Gabe von Xanthinoxidase-Inhibitoren im Vordergrund. Eine Subgruppe der **Patienten mit Renin-Mutation** kann v.a. im Kindesalter eine ausgeprägte arterielle Hypotonie und Anämie aufweisen, welche symptomatisch mit ESA und Fludrocortison behandelt werden. Darüber hinaus ist mit dem fortschreitenden Verlust der Nierenfunktion die **Therapie der Folgeerscheinungen** der chronischen Niereninsuffizienz entscheidend (Eckardt et al. 2015).

9.1.5 Nephronophthise-Komplex

Die **Nephronophthise** ist durch das Auftreten eines terminalen Nierenversagens im Kindes- oder Jugendalter gekennzeichnet und folgt klassischerweise einem autosomal-rezessiven Erbgang. Die betroffenen Kinder bzw. Jugendliche zeigen bereits vor Diagnosestellung aufgrund einer eingeschränkten Konzentrationsfähigkeit der Nieren Zeichen einer Polyurie, sodass die Nephronophthise eine **wichtige Differenzialdiagnose bei sekundärer Enuresis** darstellt. Bei Erkrankungen des Nephronophthise-Komplexes sind die Nieren im Regelfall normal groß oder verkleinert und weisen Zysten mit strenger Begrenzung auf den kortikomedullären Übergang auf. Das zumeist deutlich syndromale Bild dieser Erkrankungen mit Beteiligung multipler Organsysteme hat zur **klinischen Einteilung** in unterschiedliche Symptomkomplexe geführt, die alle mit einem Nephronophthise-ähnlichen renalen Phänotyp einhergehen können; einige hiervon sind:

- Senior-Loken-Syndrom (Retinitis pigmentosa)
- Joubert-Syndrom (u.a. Hypoplasie der zerebellären Vermis: Molar Tooth Sign)
- Bardet-Biedl-Syndrom (u.a. Adipositas, Diabetes mellitus)

In manchen Fällen findet sich darüber hinaus als eindrückliches Merkmal auch ein Situs inversus oder eine Polydaktylie. Insgesamt weisen die Syndrome des Nephronophthise-Komplexes eine ausgeprägte genetische Heterogenität auf. Heutzutage sind > 100 betroffene Gene bekannt (Schueler et al. 2014). Hinsichtlich der unterschiedlichen Phänotypen besteht eine deutliche Überlappung der genetischen Ursachen (d.h. die Mutation in einem Gen kann verschiedene Syndrome auslösen), sodass die klinische Diagnose letztlich gegenüber einer genetischen Untersuchung im Vordergrund steht (➤ Abb. 9.3).

Therapie

Eine spezifische Therapie der Erkrankungen des Nephronophthise-Komplexes existiert nicht. Daher hat auch hier die Behandlung der **Manifestationen einer chronischen Niereninsuffizienz** die wichtigste Bedeutung. Des Weiteren ist das Wissen um die verschiedenen syndromalen Bilder zur adäquaten Mitbetreuung der beteiligten Organsysteme wichtig (Kurschat et al. 2014).

9.1.6 HNF1-beta-assoziierte Nierenerkrankungen

HNF1-beta-assoziierte Erkrankungen sind sehr selten und folgen einem autosomal-dominanten Erbgang, wobei in ca. 30% der Fälle Spontanmutationen zugrunde liegen. Das klassische **Erscheinungsbild** ist die Kombination aus polyzystischen Nieren und Diabetes mellitus (MODY) beim jungen Patienten. Allerdings ist in den letzten Jahren zunehmend klar geworden, dass Mutationen im HNF1b-Gen einen klinisch sehr variablen Phänotyp mit Beteiligung verschiedens-

disease locus	genes	Syndrome					
		NPHP	SLSN	BBS	MKS	JBTS	SRTD/CED
NPHP1	*NPHP1*	X	X			X	
NPHP2	*INVS*	X					
NPHP3	*NPHP3*	X	X		X		
NPHP4	*NPHP4*	X	X				
NPHP5	*IQCB1*	X	X				
NPHP6	*CEP290*	X	X	X	X	X	
NPHP7	*GLIS2*	X					
NPHP8	*RPGRIP1L*	X			X	X	
NPHP9	*NEK8*	X					
NPHP10	*SDCCAG8*	X	X				
NPHP11	*TMEM67*	X	X	X	X	X	
NPHP12	*TTC21B*	X				X	X
NPHP13	*WDR19*	X	X				X
NPHP14	*ZNF423*	X					
NPHP15	*CEP164*	X	X		X	X	
NPHP16	*ANKS6*	X					
NPHP17	*IFT172*	X				X	X

Abb. 9.3 Beispielhafte Darstellung der überlappenden Genotyp-Phänotyp-Relation bei Erkrankungen des Nephronophthise-Komplexes anhand der Erkrankungsloci NPHP1-17 [T436]
NPHP = Nephronophthise, SLSN = Senior-Løken-Syndrom, BBS = Bardet-Biedl-Syndrom, MKS = Meckel-Gruber-Syndrom, JBTS = Joubert-Syndrom, SRTD = Short-rib Thoracic Dysplasia Syndrome

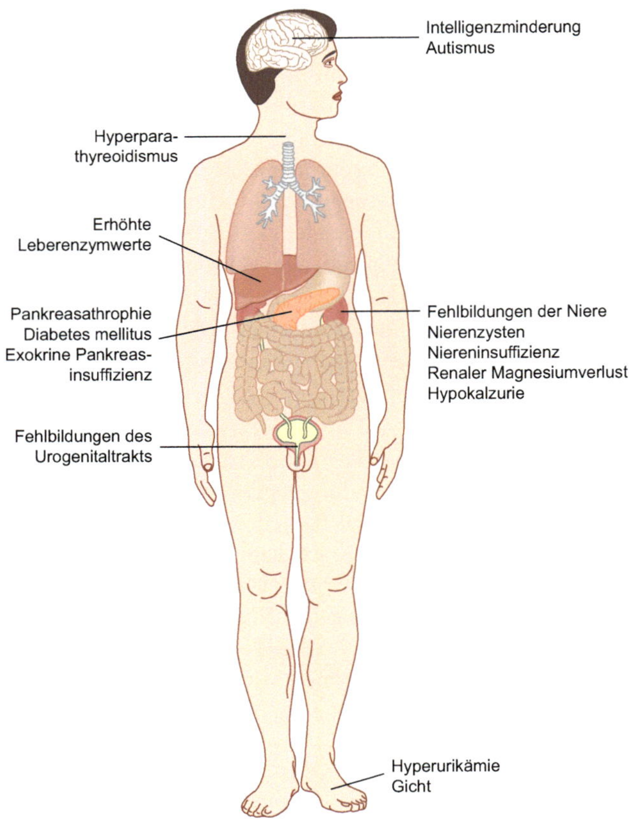

Abb. 9.4 Mögliche Beteiligung unterschiedlicher Organsysteme bei HNF1b-assoziierten Erkrankungen (aus: Verhave et al. 2016) [L231]

ter Organsysteme auslösen können (➤ Abb. 9.4). Diabetes mellitus und Nierenzysten müssen hierbei nicht zwingend vorhanden sein. Häufig finden sich Fehlbildungen des Urogenitaltraktes, Diabetes mellitus, Hyperparathyreoidismus und eine deutliche Hypomagnesiämie sowie ein frühes Auftreten von Gichtanfällen.

Therapie

Nachdem auch für die Behandlung dieser Erkrankungen keine spezifische Therapie zur Verfügung steht, muss die Behandlung in Abhängigkeit von den Manifestationen erfolgen. Hier steht auch das Erkennen des MODY im Vordergrund. Des Weiteren ist die Beratung und klinische Untersuchung anderer Familienmitglieder insbesondere auch aufgrund des Vererbungsmodus wichtig (Verhave et al. 2016).

9.1.7 Autosomal-rezessive polyzystische Nierenerkrankung (ARPKD)

Die **ARPKD** wird durch Mutationen im PKHD1-Gen ausgelöst und ähnelt hinsichtlich des Nierenphänotyps mit zumeist deutlich vergrößerten Nieren der ADPKD. Allerdings handelt es sich bei der ARPKD um eine Erkrankung des Kindesalters, die mit einer **Inzidenz** von ca. 1 : 20.000 Geburten bedeutend seltener ist. Neben der Nierenerkrankung stehen die **hepatische Beteiligung** sowie v.a. in früher Kindheit die **pulmonale Hypoplasie** im Vordergrund. In den meisten Fällen sind die betroffenen Patienten bereits kurz nach Geburt oder im frühen Kindesalter symptomatisch, sodass die **Diagnosestellung in der Pädiatrie** erfolgt. Einige der Patienten zeigen jedoch einen milden Verlauf der Erkrankung, sodass es erst im Erwachsenenalter zu klinischer Manifestation und Diagnose kommt. Folglich ist es wichtig, dass die Erkrankung auch in der Erwachsenenmedizin bekannt ist. Hinsichtlich der hepatischen Beteiligung findet sich zwingend eine angeborene Leberfibrose, die zusätzlich mit Erweiterungen der Gallengänge im Sinne eines Caroli-Syndroms einhergehen kann.

Therapie

Eine spezifische Therapie der ARPKD existiert im Gegensatz zur ADPKD noch nicht. Wichtig ist, dass aufgrund der Leberfibrose eine **Gastroskopie** zum Ausschluss von Ösophaghusvarizen erfolgen muss. Des Weiteren steht als mögliche Therapie natürlich die **Lebertransplantation** mit oder ohne Nierentransplantation zur Verfügung. Sollte die Niereninsuffizienz und somit die Nierentransplantation im Vordergrund stehen, muss immer auch die Option einer parallelen Lebertransplantation in Rücksprache mit einem erfahrenen Zentrum diskutiert werden (Guay-Woodford et al. 2014).

9.2 Genetische Ursachen der Proteinurie

Insbesondere im Kindesalter spielen klassisch monogenetische Erkrankungen eine große Rolle bei der Differenzialdiagnose der Proteinurie. Hier hat die genetische Diagnostik beim **steroidresistenten nephrotischen Syndrom** (SRNS) eine wichtige Bedeutung, um den betroffenen Kindern eine nicht zielführende erweiterte immunsuppressive Therapie zu ersparen. Da der Erbgang dieser Erkrankungen zumeist autosomal-rezessiv ist, liegt häufig eine negative Familienanamnese vor, die in diesem Fall natürlich auf die Entscheidung zur genetischen Diagnostik keinen Einfluss hat. Während bei Kindern in Abhängigkeit vom Alter in etwa 10–70% der Fälle eines SRNS eine monogenetische Ursache gefunden werden kann, ist anzunehmen, dass dieser Anteil bei erwachsenen Patienten deutlich niedriger liegt (Sadowski et al. 2015). Aus diesem Grund ist der Stellenwert der genetischen Diagnostik bei Erwachsenen mit SRNS aktuell weiterhin unklar und nicht Teil der klinischen Routine.

Die Therapie genetisch fixierter proteinurischer Erkrankungen beinhaltet im Regelfall im Gegensatz zu den Erkrankungen mit immunologischer Genese keine immunsuppressive Therapie. Vielmehr steht die **klassische supportive Therapie proteinurischer Nierenerkrankungen** mit guter Blutdruckeinstellung unter Verwendung einer RAAS-Blockade, Einschränkung des Kochsalzkonsums (< 5–7 g/d) und Vermeidung von Noxen (insbesondere Nikotinabusus und NSAR) im Vordergrund. Für den Sonderfall der Mutationen im Koenzym-Q10-Stoffwechsel steht mit der Substitution von CoQ10 prinzipiell eine gezielte therapeutische Strategie zur Verfügung.

9.2.1 APOL1-Polymorphismen als Prädisposition für glomeruläre Erkrankungen

Die Tatsache, dass Afroamerikaner eine höhere Wahrscheinlichkeit für die Entwicklung einer chronischen Niereninsuffizienz aufweisen, ist seit Langem bekannt. Eine Aufklärung der Ursache war jedoch über Jahrzehnte nicht gelungen. Dies änderte sich mit einer Publikation von Martin Pollak und Kollegen aus dem Jahr 2010, in der sie zeigen konnten, dass Varianten des APOL1-Gens mit einem deutlich höheren Risiko sowohl für das Auftreten einer FSGS als auch für die Manifestation einer Hypertonie-assoziierten chronischen Nephropathie verbunden sind (Friedman, Pollak 2016). Diese Assoziation trifft auch für weitere glomeruläre Erkrankungen wie die **Lupus-Nephritis** und die **HIV-assoziierte Nephropathie** (HIVAN) zu. Interessanterweise tritt die klassische HIVAN nahezu ausschließlich in der afroamerikanischen Bevölkerung auf, was nun durch die Entdeckung der APOL1-Risikovarianten erklärt werden kann. Die vermutlich in Westafrika begonnene Selektion des Risikoallels lässt sich – analog zur Sichelzellanämie – durch einen durch diese Veränderung in APOL1 bedingten verbesserten Schutz vor der durch Trypanosomen ausgelösten Schlafkrankheit erklären.

Therapie

Die Entdeckung der APOL1-Risikovarianten hat einen herausragenden Beitrag zum Verständnis der Prädisposition für glomeruläre Erkrankungen geleistet. Spezifische Therapieansätze können hieraus jedoch noch nicht abgeleitet werden.

9.2.2 Alport-Syndrom

Das **Alport-Syndrom** ist gekennzeichnet durch eine häufig bereits früh im Kindesalter auftretende Mikrohämaturie mit (kleiner) Proteinurie und progredientem Verlust der Nierenfunktion. Darüber hinaus finden sich bei betroffenen Individuen oft Innenohrschwerhörigkeit und Augenauffälligkeiten. Die zugrunde liegende genetische Veränderung sind Mutationen in den Ketten des Typ-IV-Kollagens, welches eine wichtige Rolle in der Struktur der glomerulären Basalmembran spielt. Typ-IV-Kollagen setzt sich aus drei unterschiedlichen Kollagenketten zusammen, die entweder auf Chromosom 2 oder dem X-Chromosom codiert sind. Hieraus lässt sich bereits ableiten, dass es Familien mit autosomal-rezessivem und X-chromosomalem Erbgang gibt. Auch Träger nur eines betroffenen Allels (z.B. Frauen bei X-chromosomalem Erbgang oder im Sinne eines autosomal-dominanten Erbgangs) können durchaus symptomatisch werden und eine chronische Niereninsuffizienz entwickeln.

Therapie

Für das Alport-Syndrom gibt es mittlerweile eine ausreichende Datenlage, die zeigt, dass durch eine konsequente RAAS-blockierende Therapie mit einem ACE-Hemmer oder Angiotensin-Rezeptorblocker die Progression der Nierenerkrankung verlangsamt wird (Savva et al. 2016). Hierdurch kann eine signifikante Verzögerung des Einsetzens der Dialysepflichtigkeit erreicht werden, sodass die **RAAS-Blockade** immer als **Grundpfeiler der Therapie** zu erachten ist.

9.2.3 Genetische Formen der IgA-Nephropathie

Die **IgA-Nephropathie** ist keine klassisch genetische Nierenerkrankung und soll daher an dieser Stelle nicht ad extenso besprochen werden. Da jedoch familiäre Häufungen der Erkrankung sowie Familien mit autosomal-dominantem Erbgang vorkommen, wurde in den letzten Jahren eine Vielzahl an Studien zur genetischen Prädisposition der IgA-Nephritis durchgeführt. GWAS-Analysen (Genome-wide Association Studies) haben Polymorphismen in Genen des Komplement-Systems, der Entzündungsregulation und glykosylierende Enzyme als prädisponierende Faktoren für eine IgA-Nephropathie identifiziert. In einer italienischen Familie mit autosomal-dominantem Erbgang ließ sich darüber hinaus eine pathogene Mutation im SPRY2-Gen nachweisen. Genetische Diagnostik ist jedoch wissenschaftlichen Untersuchungen vorbehalten und spielt in der klinischen Routine keine Rolle (Floege, Amann 2016).

Therapie

Die Therapie ist von einer etwaigen zugrunde liegenden genetischen Veränderung unabhängig. Entscheidend sind die regelmäßige **nephrologische Kontrolle** und die konsequente Durchführung einer **RAAS-Blockade.** Nach jetziger Datenlage – insbesondere nach Publikation der STOP-IgAN-Studie – ist eine **immunsuppressive Therapie** den selteneren Fällen mit großer Proteinurie und rascher Progredienz im Sinne einer rapid-progredienten Glomerulonephritis in Einzelfallentscheidung vorbehalten. Die bei IgA-Nephritis auftretenden Episoden eines akuten Nierenversagens im Rahmen einer Makrohämaturie bedürfen lediglich der supportiven Therapie.

Essentials für die Hausarztpraxis

- **Genetische Nierenerkrankungen** gelten zwar im Einzelnen als seltene Erkrankungen, verursachen aber als Gesamtkollektiv einen signfikanten Anteil der Fälle mit **terminaler Niereninsuffizienz.**
- Hier ist als **häufigste genetische Erkrankung** im Erwachsenenalter v.a, die **ADPKD** zu nennen.
- In der Diagnostik spielt im Regelfall die **klinische Einschätzung** eine **übergeordnete Rolle** vor der humangenetischen Diagnostik.
- Auch wenn es sich um **genetische Ursachen** handelt, ist therapeutischer Nihilismus auf jeden Fall zu vermeiden. So gibt es in einigen Fällen durchaus gute Daten für Interventionen, die die Progression hemmen.
- Im Fall der **ADPKD** liegt eine Zulassung für eine gezielte Behandlung durch Blockade des **Vasopressin (V2R)-Rezeptors (Tolvaptan)** vor.

9

LITERATUR

Eckardt K-U, Alper SL, Antignac C et al: Autosomal dominant tubulointerstitial kidney disease: diagnosis, classification, and management – A KDIGO consensus report. Kidney Int 88 (2015) 676–683. doi:10.1038/ki.2015.28.

Floege J, Amann K: Primary glomerulonephritides. Lancet Lond Engl. 387 (2016) 2036–2048. doi:10.1016/S0140-6736(16)00272-5.

Friedman DJ, Pollak MR: Apolipoprotein L1 and Kidney Disease in African Americans. Trends Endocrinol Metab TEM 27 (2016) 204–215. doi:10.1016/j.tem.2016.02.002.

Gansevoort RT, Arici M, Benzing T et al.: Recommendations for the use of tolvaptan in autosomal dominant polycystic kidney disease: a position statement on behalf of the ERA-EDTA Working Groups on Inherited Kidney Disorders and European Renal Best Practice. Nephrol Dial Transplant 31 (2016) 337–348. doi:10.1093/ndt/gfv456.

Gossage L, Eisen T, Maher ER: VHL, the story of a tumour suppressor gene. Nat Rev Cancer. 15 (2015) 55–64. doi:10.1038/nrc3844.

Guay-Woodford LM, Bissler JJ, Braun MC et al.: Consensus expert recommendations for the diagnosis and management of autosomal recessive polycystic kidney disease: report of an international conference. J Pediatr 165 (2014) 611–617. doi:10.1016/j.jpeds.2014.06.015.

Kurschat CE, Müller R-U, Franke M et al.: An approach to cystic kidney diseases: the clinician's view. Nat Rev Nephrol 10 (2014) 687–699. doi:10.1038/nrneph.2014.173.

Sadowski CE, Lovric S, Ashraf S, et al. A single-gene cause in 29.5% of cases of steroid-resistant nephrotic syndrome. J Am Soc Nephrol JASN 26 (2015) 1279–1289. doi:10.1681/ASN.2014050489.

Savva I, Pierides A, Deltas C: RAAS inhibition and the course of Alport syndrome. Pharmacol Res 107 (2016) 205–210. doi:10.1016/j.phrs.2016.03.017.

Schmidt LS, Linehan WM: Molecular genetics and clinical features of Birt-Hogg-Dubé syndrome. Nat Rev Urol 12 (2015) 558–569. doi:10.1038/nrurol.2015.206.

Schrier RW, Abebe KZ, Perrone RD et al.: Blood Pressure in Early Autosomal Dominant Polycystic Kidney Disease. N Engl J Med. 371 (2014) 2255–2266. doi:10.1056/NEJMoa1402685.

Schueler M, Halbritter J, Phelps IG et al.: Large-scale targeted sequencing comparison highlights extreme genetic heterogeneity in nephronophthisis-related ciliopathies. J Med Genet 53(2016) 208–214. doi:10.1136/jmedgenet-2015-103304.

Torres VE, Chapman AB, Devuyst O'et al.: Tolvaptan in Later-Stage Autosomal Dominant Polycystic Kidney Disease. N Engl J Med 377 (2017) 1930–1942; doi: 10.1056/NEJMoa1710030

Torres VE, Abebe KZ, Chapman AB et al.: Angiotensin blockade in late autosomal dominant polycystic kidney disease. N Engl J Med 371 (2014) 2267–2276. doi:10.1056/NEJMoa1402686.

Torres VE, Chapman AB, Devuyst O et al.: Tolvaptan in Patients with Autosomal Dominant Polycystic Kidney Disease. N Engl J Med 367 (2012) 2407–2418. doi:10.1056/NEJMoa1205511.

Verhave JC, Bech AP, Wetzels JFM, Nijenhuis T: Hepatocyte Nuclear Factor 1β-Associated Kidney Disease: More than Renal Cysts and Diabetes. J Am Soc Nephrol JASN 27 (2016) 345–353. doi:10.1681/ASN.2015050544.

KAPITEL

10 Harnsäure-Nephropathie, Hyperurikämie und Gicht

Friedrich Thaiss[1]

Kernaussagen

- Mit einer **Hyperurikämie** können unterschiedliche Nierenschädigungen einhergehen.
- Solange die Nierenfunktion nicht eingeschränkt ist, stützt sich die **Therapie** auf **Urikostatika** und **Urikosurika.**
- Mit **zunehmender Niereninsuffizienz** verlieren die Urikosurika ihre Wirksamkeit, die Urikostatika sind in der Dosis anzupassen.
- **Zusätzliche Therapieverfahren** kommen bei der akuten **Harnsäure-Nephrolithiasis** und der **akuten hyperurikämischen Nephropathie** zum Einsatz.
- In jedem Fall muss für eine **gute Diurese** gesorgt werden, wobei möglichst auf den Einsatz von Diuretika verzichtet werden sollte.

10.1 Vorbemerkungen

Harnsäure entsteht als Endprodukt des Purinstoffwechsels beim Menschen (Dissanayake et al. 2020; Benn et al. 2018; Pascart, Lioté 2019; Johnson et al. 2018; Braga et al. 2020; Joosten et al. 2020). Eine Hyperurikämie beruht meist auf einer erhöhten Harnsäureproduktion, kann aber auch Folge einer verminderten Harnsäureausscheidung sein. Wichtige Urat-Transporter (Urat-Reabsorption URAT1 und Urat-Exkretion) sind in Tubulusepithelien der Niere und in extrarenalen Epithelien wie Darm und Leber beschrieben worden (ATP-binding Cassette ABC Transporter Superfamily, s.u.). Erhöhte Harnsäure und daraus resultierenden Folgeerkrankungen sind von erheblicher volkswirtschaftlicher Bedeutung. Eine Hyperurikämie kann zu sehr unterschiedlichen Nierenschäden führen (Braga et al. 2020; Jung et al. 2020):

- Bei der **chronischen Uratnephropathie** (Gichtniere) als Folge einer erhöhten Harnsäureproduktion oder einer Störung der tubulären Harnsäuresekretion finden sich Uratkristallablagerungen im Nierenmark (Tubuli, Sammelrohre, Interstitium), oft begleitet von einer lokalen Entzündungsreaktion. Weitere histologische Begleitmerkmale sind:
  - Eine Arterio- und Arteriolosklerose sowie eine Glomerulosklerose.
  - Die Nierenfunktion ist häufig vermindert, nur etwa 10% der Gichtpatienten entwickeln eine terminale Niereninsuffizienz.
  - Funktionell ist zunächst die renale Konzentrationsleistung eingeschränkt, später sinken häufig die glomeruläre Filtrationsleistung und die Nierendurchblutung ab.
- Die **akute hyperurikämische Nephropathie** tritt im Zuge einer akuten und schweren Hyperurikosurie z.B. bei Tumorzelllyse auf.
- Bei der **Harnsäure-Nephrolithiasis** kann es zu einer interstitiellen Nephritis mit Tubulusatrophie kommen.
- Sekundär kann sich eine **Pyelonephritis** als Folge einer Harnstase mit intra- und extratubulären Uratablagerungen entwickeln.

Erhöhte Harnsäurewerte und Gichtsymptomatik werden auch nach **Nierentransplantation** beobachtet.

Eine vermehrte Harnsäuresynthese findet sich bei Enzymdefekten des Purinmetabolismus wie beim Lesch-Nyhan-Syndrom und beim Adeninphosphoribosyltransferase-Mangel.

[1] Autor der Vorauflage: Ekkehart Heidbreder†

10.2 Diagnostische Voraussetzungen

Wichtig sind die Kontrollen der Harnsäurewerte im Serum und des Harn-pH sowie die Überprüfung der Diurese und der aktuellen Nierenfunktion einschließlich einer abdominellen Sonographie.

ALS FAUSTREGEL GILT

Nach einer Proteinurie, Leukozyturie, Hämaturie und Blutdruckerhöhung ist zu fahnden.

Da die Gicht auch als systemisches Leiden aufgefasst werden muss, gilt die weitere Untersuchung des Patienten der Analyse wichtiger pathogener **Begleiterkrankungen,** z.B.

- Diabetes mellitus,
- arterielle Hypertonie (Sanchez-Lozada et al. 2020),
- metabolisches Syndrom,
- koronare Herzerkrankung (Ying et al. 2021),
- Hyperlipoproteinämie und Fettleber,
- Veränderungen des Augenhintergrunds und
- neurologische Komplikationen (Lesh-Nyhan-Syndrom).

10.3 Therapie

Ziel der Behandlung ist

- die dauerhafte Senkung der Harnsäurekonzentration im Serum auf Werte von 5,0–5,5 mg/dl,
- die Auflösung vorhandener Harnsäureablagerungen sowie
- die Behandlung von Komplikationen im Zuge einer chronischen Hyperurikämie.

Richtwert zur Einleitung einer medikamentösen Behandlung: Die Behandlungsempfehlungen einer asymptomatischen Hyperurikämie sind aktuell limitiert, da epidemiologische Studien dazu fehlen. Bei Vorliegen von Begleiterkrankungen (➤ Kap. 10.2) sollten jedoch Maßnahmen wie Änderung des Lebensstils sowie Stoffwechselführung und Blutdruckeinstellung frühzeitig intensiviert werden (Yip et al. 2020). Eine primär-prophylaktische medikamentöse Therapie ist aktuell noch nicht generell anerkannt (Stamp et al. 2020).

ALS FAUSTREGEL GILT

Bei Gicht und Harnsäuresteinleiden ist die Indikation zur medikamentösen Therapie unabhängig vom aktuellen Serumharnsäurespiegel zu stellen.

Zur Hemmung des akuten Gichtanfalls und Senkung des Serumharnsäurespiegels stehen Arzneimittel zur Verfügung, die die Harnsäurebildung hemmen (Urikostatika) oder die renale Harnsäureausscheidung erhöhen (Urikosurika).

➤ Tab. 10.1 gibt einen Überblick über die Therapieoptionen und die zur Verfügung stehenden Substanzen.

Tab. 10.1 Evidenz- und Empfehlungsgrade der Therapiemaßnahmen

Wirkung	Medikament	Empfehlungsgrad
Reduktion der Uratlast	Diät	B
Entzündungshemmung beim akuten Gichtanfall	NSAR	A (**cave:** Nierenfunktion)
	Kortikosteroide ACTH	A
	Kolchizin	A
	IL1-β-Hemmung	B (nur bei Therapieversagen)
Xanthinxidoreduktase (XOR)-Inhibitor	Allopurinol	A
	Febuxostat	Nicht Mittel erster Wahl (bei unter Allopurinol therapierefraktärer Hyperurikämie u. evtl. geeigneter nach Nierentransplantation)
	Topiroxostat	In der Entwicklung
Urikosurika-Urat-Transporter 1 (URAT-1)-Inhibitor	Benzbromaron	B (**cave:** Nebenwirkungsprofil u. eingeschränkte Nierenfunktion)
	Probenecid	Limitierter klinischer Nutzen
	Lesinurad	Lesinurad (in Kombination mit Allopurinol) ist in der EU zwar zugelassen, aber in Deutschland (noch) nicht auf dem Markt
	Dotinurad	In der Entwicklung
Rekombinante Xanthinoxidoreduktase-Enzyme (Urikolytika)	Drittlinientherapie i.v. für Spezialindikationen	
	Rasburicase	
	Pegloticase	
nach: DEGAM-Leitlinie 23a 2020; DGRH-Leitlinie 2016; Engel et al. 2017; Reuss-Borst 2016		

10.3.1 Senkung der Serumharnsäurekonzentration

Diät

Ausschließlich diätetische Maßnahmen sind bei symptomloser Hyperurikämie (Serum-Harnsäure < 9 mg/dl) zu empfehlen:

- Verzehr von Fleisch und Wurstwaren ist einzuschränken, Innereien sind zu meiden.
- Die Alkoholzufuhr soll eingeschränkt werden.
- Das Körpergewicht soll bei Übergewicht normalisiert werden.
- Auf eine ausreichende Flüssigkeitsaufnahme ist zu achten.

Steigerung der Diurese

Die tägliche Harnausscheidung sollte 2–3 l nicht unterschreiten, da die Wasserdiurese einerseits die Ausfällung von Harnsäure in den Tubuli, andererseits Harnsäureniederschläge im Interstitium verhindert, indem sie die papilläre Harnsäurekonzentration herabsetzt.

Bei der Prophylaxe der akuten Harnsäure-Nephropathie hat die **forcierte Diurese** eine besondere Bedeutung, da sie die intratubuläre Obstruktion – zumindest in der Frühphase – verhindern kann.

Cave

! Diuretika und Saluretika sollten möglichst nicht verordnet werden, denn Saluretika wie z.B. Furosemid und Thiazide können den Harnsäurespiegel im Serum steigern.

Urikostatika – Allopurinol

Allopurinol ist ein Xanthinoxidasehemmer, inhibiert die Umwandlung von Hypoxanthin zu Xanthin und verhindert so die Harnsäurebildung. Die Vorstufen Xanthin und Hypoxanthin werden im Harn ausgeschieden.

Therapeutischer Wert: Allopurinol ist Bestandteil der Basistherapie des gestörten Harnsäurestoffwechsels und bei Hyperurikämie gut zur Monotherapie geeignet, besonders

- bei Patienten mit Niereninsuffizienz, bei denen, abhängig vom Grad der Niereninsuffizienz, Urikosurika kontraindiziert sind,
- bei massiver Tophibildung und myelo- oder lymphoproliferativen Erkrankungen sowie
- bei Harnsäure-Nephrolithiasis.

Dosierung:

- 1–3 ×/d 1 Tbl. à 100 mg nach dem Essen oder
- 300 mg als ED.

Cave

! Dosisreduktion (100 mg/d) bei Niereninsuffizienz erforderlich.

Dialysepatienten sollen Allopurinol nach der Dialyse einnehmen.

In ➤ Tab. 10.2 ist die Allopurinoldosierung in Abhängigkeit von der Nierenfunktion zusammengefasst.

Nebenwirkungen:

- Allergische Reaktionen mit Fieber und Eosinophilie.
- Exfoliative Dermatitis.
- Evtl. Auslösung von Gichtanfällen bei Therapiebeginn.
- Gastrointestinale Störungen werden beobachtet.

Cave

! Allopurinol potenziert die Wirkung und Toxizität von Mercaptopurin und Azathioprin

Azathioprin wird durch die Xanthinoxidase metabolisiert – und birgt daher bei Kombination mit diesen Substanzen die Gefahr der Knochenmarkdepression, v.a. bei Immunsuppression nach Nierentransplantation, sowie von Leber- und Nierenschäden – interstitielle Nephritis, Vaskulitis – in sich.

Tab. 10.2 Allopurinoldosierung bei Erwachsenen in Abhängigkeit von der Nierenfunktion

Endogene Kreatinin-Clearance [ml/Min.]	Allopurinoldosis
100	300 mg/d
80	250 mg/d
60	200 mg/d
40	150 mg/d
20	100 mg/d
Dialysepatienten	100 mg 2 ×/Wo.

Die Dosis von Mercaptopurin und/oder Azathioprin muss ggf. um 75% gesenkt werden.

Weitere Arzneimittelinteraktionen des Allopurinols sind beschrieben worden mit

- Cumarinen,
- Theophyllin,
- 5-Fluorouracil und
- Cyclophosphamid.

Urikostatika – Febuxostat

Dosierungen von 40–80 mg/d, insbesondere bei Patienten, die unter Allopurinol Nebenwirkungen zeigen, bei Patienten mit Niereninsuffizienz (keine Dosisreduktion bis GFR > 30 ml/Min.) und nach Nierentransplantation (Chewcharat et al. 2020; Hu, Brown 2020).

Urikosurika

Diese Substanzen steigern die Harnsäure-Clearance, indem sie die tubuläre Harnsäurerückresorption hemmen. Außer Benzbromaron sind sie nur bei normaler Nierenfunktion zu verwenden und einschleichend zu dosieren; dennoch sollten die Patienten keine renalen Symptome aufweisen.

ALS FAUSTREGEL GILT

Auf eine Diurese von mind. 2 l/d ist zu achten, ggf. ist der Harn zu alkalisieren (➤ Kap. 10.3.3).

Ihre Indikation haben diese Substanzen v.a. bei ungenügender Harnsäuresenkung unter Xanthinoxidasehemmung.

Probenecid

Dosierung:

- Beginn mit 2 × ½ Tabl. à 500 mg/d,
- dann steigern auf 2 × 1 Tabl. à 500 mg/d.
- Maximaldosis: 3 g (3 × 1 Tabl. à 500 mg/d).

Auf gute Hydrierung ist zu achten.

Nebenwirkungen:

- Gastrointestinale Beschwerden
- Allergische Reaktionen

Arzneimittelinteraktionen bestehen mit

- Penicillin,
- Ciprofloxacin,
- Indometacin und
- Salicylaten.

Kontraindikationen: Bei chronischer Niereninsuffizienz besteht eine verringerte Wirksamkeit, bei einer Filtrationsrate < 30 ml/Min. ist Probenecid wirkungslos.

Cave

! In seltenen Fällen Auslösung einer akuten Harnsäure-Nephropathie.

Benzbromaron

Dosierung:
- Beginn mit 50 mg/d,
- dann Steigerung auf 100 mg/d.

Die Gabe von Benzbromaron erfolgt wegen der protrahierten Wirkung nur 1 ×/d.

Die Substanz sollte bei Niereninsuffizienz und Lebererkrankungen nicht verordnet werden, da die Häufigkeit von Nebenwirkungen steigt.

Nebenwirkungen: gastrointestinale Beschwerden (Übelkeit, Sodbrennen, Durchfall). Arzneimittelinteraktionen bestehen mit Salicylaten.

10.3.2 Behandlung der Harnsäure-Nephrolithiasis

Besonders bei Harnsäure-Nephrolithiasis ist neben der Verminderung der Purinaufnahme mit der Nahrung die Auflösung der Steine anzustreben. Durch Erhöhung des Harn-pH (Alkalinisierung) auf Werte von 6,0–6,5 – täglich mehrfache Kontrolle mit Indikatorpapier! – gelingt es, Harnsäuresteine aufzulösen.

Cave

! Der Urin-pH ist auf etwa 6,5 einzustellen, bei höheren pH-Werten besteht die Gefahr der Kalziumphosphat (Hydroxylapatit)-Präzipitation und der Kalziumsteinbildung.

Bei Mononatrium- oder Monoammoniumuratsteinen ist die Auflösung der Steine nicht möglich.

Zitrate

Dosierung:
- Kaliumzitrat 30–60 mmol/d in 2 Dosen
- Kalium-Natrium-Hydrogenzitrat (Hexakalium-Hexanatrium-Pentazitrat-Hydrat-Komplex [Uralyt U]) je nach Harnreaktion.

Kontraindikationen:
- Mischsteine und Phosphatsteine
- Neutrales oder alkalisches Harnmilieu
- Massiver Harnwegsinfekt
- Niereninsuffizienz (drohende Hyperkaliämie!)

Bikarbonat

Bikarbonat ist in kurativer und prophylaktischer Hinsicht den o.g. Substanzen unterlegen.

Dosierung: 0,6–1,2 g/d.

10.3.3 Behandlung der akuten Harnsäure-Nephropathie bei Tumor-Lyse-Syndrom

Eine akute hyperurikämische Nephropathie kann unter zytostatischer Therapie bei myeloproliferativen Erkrankungen auftreten und zum Ausgangspunkt eines akuten Nierenversagens werden.

Urikolytika

Rasburicase und Pegloticase katalysieren als rekombinante Enzyme die Oxidation von Harnsäure zu dem besser löslichen und harngängigen Allantoin und sind daher insbesondere zur Prophylaxe und Therapie der akuten Harnsäure-Nephropathie im Rahmen eines Tumor-Lyse-Syndroms geeignet (Srivastava et al. 2019; Howard et al. 2011).

Dosierung: s. Fachinformationen.

Bei Leber- oder Niereninsuffizienz ist keine Dosisanpassung erforderlich.

Nebenwirkungen:

Häufiges Auftreten von
- Fieber,
- Erbrechen,
- Kopfschmerzen und
- Diarrhö.

Cave

! Bei gleichzeitiger Behandlung mit Urikolytika und zytoreduktiver Chemotherapie ist mit einer deutlichen Zunahme unerwünschter Ereignisse zu rechnen.

Kontraindikation:
- Überempfindlichkeit gegenüber Urikasen und
- Erkrankungen, die eine hämolytische Anämie auslösen können wie z.B. der Glukose-6-Phosphatdehydrogenase-Mangel.

Sonstiges

Auch Allopurinol kann zur Prophylaxe eingesetzt werden:
- Therapiebeginn 24–48 h vor zytostatischer Therapie
- Auf reichliche Flüssigkeitszufuhr und Harnalkalisierung achten

Bei akutem Nierenversagen ist der Einsatz einer intermittierenden Hämodialysebehandlung zu erwägen.

10.3.4 Behandlung von Komplikationen

Behandlung einer begleitenden Hypertonie

Eine arterielle Hypertonie kann einerseits mit einer verminderten Harnsäureausscheidung einhergehen, andererseits ist wegen ihrer per se schädigenden Wirkung auf das Nierengewebe eine konsequente antihypertensive Therapie erforderlich.

Angiotensin-Konversionsenzym-Inhibitoren (ACE-Hemmer) oder Angiotensin$_1$ (AT$_1$)-Rezeptorantagonisten sind bei Hypertonie oder auch zur Hemmung einer fortschreitenden Niereninsuffizienz zu empfehlen. Sie können außerdem den Harnsäurespiegel durch ihre urikosurische Wirkung senken, so z.B. Losartan.

Behandlung der Pyelonephritis

Je nach Schwere der Nephropathie ist eine Langzeitüberwachung empfehlenswert.

Auch bei asymptomatischer Bakteriurie kann eine kurzfristige Gabe von Antibiotika erforderlich werden.

Hyperurikämie nach Nierentransplantation

Eine Hyperurikämie entwickelt sich bei 80% der nierentransplantierten Patienten unter immunsuppressiver Therapie, bei 5–20% kann es auch zur Gicht kommen. **Risikofaktoren** sind:

- Adipositas
- Diuretikagabe und
- Niereninsuffizienz.

Die Behandlung der Hyperurikämie bei Patienten nach Nierentransplantation kann besser mit Febuxostat (geringeres Nebenwirkungsprofil) statt mit Allopurinol erfolgen, sofern die Transplantatfunktion reduziert ist und Allopurinol schlecht toleriert wird (Chewcharat et al. 2020).

10.3.5 Therapieausblick

Therapie der Hyperurikämie durch Stimulation der ABC-Transporter, insbesondere im Darmepithel (Fujita, Ichida 2018)

Essentials für die Hausarztpraxis

- **Hyperurikämie** und Begleit- sowie Folgeerkrankungen sind für die betroffenen Patienten, aber auch für die Versichertengemeinschaft, von erheblicher Relevanz.
- **Primärprophylaxe** der Hyperurikämie ist durch **Änderung des Lebensstils,** der **Ernährung** und des **Bewegungsverhaltens** möglich.
- Das **Grundprinzip der medikamentösen Therapie** der **symptomatischen Hyperurikämie** basiert auf der Gabe von **Xanthinoxidase-Hemmern,** wie Allopurinol und Febuxostat. Eine medikamentöse Therapie der nicht symptomatischen Hyperurikämie wird aktuell noch nicht empfohlen.
- **Schwerwiegende und rezidivierende Verläufe** der symptomatischen Hyperurikämie mit Organbeteiligungen machen eine interdisziplinäre, fächerübergreifende Kooperation erforderlich (Stichpunkte: IL1β-Hemmung, Abklärung rezidivierender Nierensteine, Behandlung des Tumor-Lyse-Syndroms mit Urikolytika).
- Therapie der Hyperurikämie durch **Stimulation der Urat-Exkretion** (ABC-Transporter), insbesondere im Darmepithel, eröffnet in naher Zukunft neue Behandlungsoptionen.

LITERATUR

Benn CL, Dua P, Gurrell R et al.: Physiology of Hyperuricemia and Urate-Lowering Treatments. Front Med (Lausanne) 31;5 (2018) 160.

Braga TT, Foresto-Neto O, Camara NOS: The role of uric acid in inflammasome-mediated kidney injury. Curr Opin Nephrol Hypertens 29(4) (2020) 423–431.

Chewcharat A, Chang YT, Thongprayoon C et al.:Efficacy and safety of febuxostat for treatment of asymptomatic hyperuricemia among kidney transplant patients: A meta-analysis of observational studies. Clin Transplant 34(4) (2020) e13820.

Deutsche Gesellschaft für Allgemeinmedizin und Familienmedizin (DEGAM): Häufige Gichtanfälle und chronische Gicht (2019). AWMF-Register-Nr. 053-032a; DEGAM-Leitlinie Nr. 23a. www.awmf.org/uploads/tx_szleitlinien/053-032al_S3_Haeufige-Gichtanfaelle-chronische-Gicht_2020-02.pdf.

Deutsche Gesellschaft für Rheumatologie (DGRh): Gichtarthritis (fachärztlich). Langfassung S2e-Leitlinie (2016). AWMF-Register-Nr. 060/005. www.awmf.org/uploads/tx_szleitlinien/060-005l_S2e_Gichtarthritis_2016-08.pdf.

Dissanayake LV, Spires DR, Palygin O, Staruschenko A: Effects of uric acid dysregulation on the kidney. Am J Physiol Renal Physiol. 1;318(5) (2020) F1252–F1257.

Engel B, Just J, Bleckwenn M, Weckbecker K: Treatment Options for Gout. Dtsch Arztebl Int 31;114(13) (2017) 215–222.

Fujita K, Ichida K: ABCG2 as a therapeutic target candidate for gout. Expert Opin Ther Targets 22(2) (2018) 123–129.

Howard SC, Jones DP, Pui CH: The tumor lysis syndrome. N Engl J Med 12;364(19) (2011) 1844–1854.

Hu AM, Brown JN: Comparative effect of allopurinol and febuxostat on long-term renal outcomes in patients with hyperuricemia and chronic kidney disease: a systematic review. Clin Rheumatol 16 (2020). doi: 10.1007/s10067-020-05079-3. Online ahead of print.

Johnson RJ, Bakris GL, Borghi C et al.: Hyperuricemia, Acute and Chronic Kidney Disease, Hypertension, and Cardiovascular Disease: Report of a Scientific Workshop Organized by the National Kidney Foundation. Am J Kidney Dis. 71(6) (2018) 851–865.

Joosten LAB, Crişan TO, Bjornstad P, Johnson RJ: Asymptomatic hyperuricaemia: a silent activator of the innate immune system. Nat Rev Rheumatol 16(2) (2020) 75–86.

Jung SW, Kim SM, Kim YG, Lee SH, Moon JY: Uric acid and inflammation in kidney disease. Am J Physiol Renal Physiol 1;318(6) (2020) F1327-F1340. PMID: 34133780. doi: 10.1111/1440-1681.13539.

Pascart T, Lioté F: Gout: state of the art after a decade of developments. Rheumatology (Oxford) 1;58(1) (2019) 27–44.

Reuss-Borst MA: Hyperurikämie: wann und wie behandeln? Gesellschaft für Innere Medizin Vol. 57/2. Internist 57 (2016) 194–201.

Sanchez-Lozada LG, Rodriguez-Iturbe B, Kelley EE et al.: Uric Acid and Hypertension: An Update With Recommendations. Am J Hypertens 18;33(7) (2020) 583–594.

Srivastava A, Palsson R, Leaf DE et al.:Uric Acid and Acute Kidney Injury in the Critically Ill. Kidney Med 15;1(1) (2019) 21–30.

Stamp LK, Merriman TR, Singh JA: Expert opinion on emerging urate-lowering therapies. Expert Opin Emerg Drugs 23(3) (2018) 201–209.

Ying H, Yuan H, Tang X et al.: Impact of Serum Uric Acid Lowering and Contemporary Uric Acid-Lowering Therapies on Cardiovascular Outcomes: A Systematic Review and Meta-Analysis. Front Cardiovasc Med Mar 23;8 (2021) 641062. doi: 10.3389/fcvm.2021.641062. PMID: 33869304; PMCID: PMC8044896.

Yip K, Cohen RE, Pillinger MH: Asymptomatic hyperuricemia: is it really asymptomatic? Curr Opin Rheumatol 32(1) (2020) 71–79.

KAPITEL

11 Nierenerkrankungen in der Schwangerschaft

Christine Kurschat

Kernaussagen

- **Renale Erkrankungen in der Schwangerschaft** sind durch eine **erhöhte Morbidität und Mortalität bei Mutter und Kind** gekennzeichnet. Die Prophylaxe, Prävention und Therapie einer akuten Erkrankung sind von besonderer Bedeutung.
- Physiologische Veränderungen der Nieren während der Schwangerschaft führen zu einer **Größenzunahme der Nieren** und zu einer Hyperfiltration, die als **Gestationshyperfiltration** bezeichnet wird.
- Die **Diagnostik des Urins** erfolgt mit Streifentests und einer Untersuchung des Urinsediments. Urinkulturen sind während der Schwangerschaft in regelmäßigen Abständen bei Risikopatientinnen sinnvoll.
- **Weitere diagnostische Maßnahmen** umfassen die Nierenfunktionsdiagnostik, die Untersuchung auf Gerinnungsstörungen und Systemerkrankungen sowie die Ultraschalluntersuchung. Die **Indikation zur histologischen Abklärung** mittels Nierenbiopsie ist in der Schwangerschaft **sehr streng zu stellen.**
- Eine **arterielle Hypertonie** besteht, wenn bei zwei Messungen, die 4–6 h auseinanderliegen, der Blutdruck > 140/90 mmHg liegt. Sie sollte bei Blutdruckwerten ≥ 160/110 mmHg medikamentös behandelt werden, wobei die internationalen Leitlinien gering unterschiedliche Grenzwerte formulieren (Phipps et al. 2016). **Ein klares Blutdruckziel ist umstritten.** Eine zu starke Absenkung des Blutdrucks kann zu einer Minderperfusion und Wachstumsretardierung des Fetus führen. Daher sollte der **diastolische Blutdruck nicht < 80 mmHg abgesenkt** werden (Phipps et al. 2016).
- Die **Behandlung der Hypertonie** sollte möglichst mit vertrauten Medikamenten erfolgen. **ACE-Hemmer** und **Angiotensin-II-Rezeptorblocker** sind **absolut kontraindiziert** und müssen vor einer geplanten Schwangerschaft umgestellt werden.
- **Akute Nierenfunktionsverschlechterungen in der Schwangerschaft** müssen möglichst frühzeitig erkannt werden. Bei rasch progredienter Nierenfunktionsverschlechterung nach der 32. SSW sollte eine Beendigung der Schwangerschaft in Betracht gezogen werden.
- Bei **rapid progressiven Nierenerkrankungen** muss ggf. immunsuppressiv behandelt werden, da das Leben der Mutter bedroht ist. Die **Medikation** sollte möglichst an die fetale Situation angepasst werden.
- Bei **Frauen unter Hämo- oder Peritonealdialysebehandlung** sind Schwangerschaften sehr selten, ihre Diagnose kann schwierig sein. Wichtig ist, dass eine schwangere Dialysepatientin so viel Dialysedosis wie möglich erhält, d.h. im Idealfall bis zu 6 ×/Wo. (Hladunewich, Schatell 2016).
- Bei **schwangeren Dialysepatientinnen** muss auf ausreichenden **Erythropoietinersatz** und **Eisensupplementation** geachtet werden.
- **Nach Nierentransplantation** muss während einer Schwangerschaft die **Immunsuppression** an die veränderte maternale Physiologie angepasst werden, i.d.R. sind Dosissteigerungen notwendig. Mycophenolsäure-haltige Immunsuppressiva sollten vor Beginn einer Schwangerschaft auf **Azathioprin** umgestellt werden, da sie teratogen wirken können.

- Eine weitgehend **asymptomatische Abflussbehinderung** des Urins bei normaler Nierenfunktion ist häufig und bedarf während der Schwangerschaft keiner spezifischen Therapie. Wichtig sind **regelmäßige Urinkontrollen,** um einen Harnwegsinfekt frühzeitig zu bemerken. Beim Auftreten klinischer Symptome kann eine Entlastung der Abflussstörung notwendig werden.
- **Harnwegsinfekte** und eine **Zystitis** können z.B. mit Penicillinen oder Cephalosporinen behandelt werden. Eine **akute Pyelonephritis** sollte stationär behandelt werden.

11.1 Vorbemerkungen

Alle hypertensiven und nephropathischen Erkrankungen in der Schwangerschaft sind mit einer **erhöhten peripartalen Morbidität und Mortalität bei Mutter und Kind** assoziiert. Ein aktueller Review gibt eine gute Übersicht über die derzeitigen Empfehlungen (Hui, Hladunewich 2019) Neuere Untersuchungen zeigen, dass sowohl Schwangere mit Bluthochdruck als auch Kinder, die bei Geburt untergewichtig sind, ein **erhöhtes Risiko für kardiovaskuläre und metabolische Erkrankungen** aufweisen (Hermes et al. 2013; McDonald et al. 2008; Barker, Osmond 1987). **Ziel** jeder Intervention muss daher neben der Kontrolle der akuten Erkrankung die Prävention/Prophylaxe sein.

- Die **schwangerschaftsassoziierte Hypertonie** ist mit 5–10% häufig und in 10–50% der Fälle mit einer renalen Beteiligung im Sinne einer Präeklampsie assoziiert.
- Ein **akutes Nierenversagen** ist in industrialisierten Ländern selten und wird meist in den ersten beiden Trimestern beobachtet:
  - bei septischen Aborten mit gramnegativen Erregern,
  - bei einer Hypovolämie unterschiedlicher Genese, aber auch
  - bei einer Geburt im Rahmen schwerer Verlaufsformen einer Präeklampsie (Nierenrindennekrosen, hämolytisch-urämisches Syndrom, HELLP-Syndrom) oder
  - während der gesamten Schwangerschaft bei akuten Glomerulonephritiden.
- Schwangerschaften sind bei **chronisch nierenkranken Frauen mit eingeschränkter Nierenfunktion** selten. Die Schwangerschaft führt dann häufig zu einer
  - Nierenfunktionsverschlechterung mit oder ohne Proteinurie,
  - zu Bluthochdruck sowie
  - zu präeklamptischen Verläufen.
- **Schwangerschaften bei Hämo- oder Peritonealdialysepatientinnen** sind sehr selten und benötigen die Führung durch ein spezialisiertes Zentrum.
- **Schwangerschaften nach Nierentransplantation** sind häufiger und werden bei einem Serumkreatinin < 1,4 mg/dl nach dem ersten Trimester bei bis zu 97% der Schwangeren erfolgreich beendet.
- **Relevante obstruktive Uropathien** treten in der Schwangerschaft nicht gehäuft auf, jedoch haben symptomatische, aber auch asymptomatische Harnwegsinfekte in der Schwangerschaft eine hohe pathophysiologische Relevanz (Präeklampsie, intrauterine Wachstumsretardierung) und müssen behandelt werden.

Cave

Die **Diagnose einer Frühschwangerschaft** unter der Behandlung mit einem **Nierenersatzverfahren** (Hämo- oder Peritonealdialyse) ist **zum Teil schwierig,** da die β-HCG-Bestimmung im Urin bei Anurie nicht möglich ist und das Serum-β-HCG falsch hoch sein kann.

11.2 Physiologische Veränderungen

- Während der Schwangerschaft nimmt die **Nierengröße** um ca. 1 cm zu. Meist kommt es im Verlauf der Schwangerschaft zu einer **physiologischen Obstruktion** mit Aufstau bevorzugt des rechten Nierenbeckenkelchsystems.
- Das **Herzzeitvolumen** steigt im Wesentlichen durch die Expansion des intravasalen Plasmavolumens (+ 2 l) um ca. 50% bis zum Ende des 4. Mon. an, jedoch sinkt der periphere Widerstand bereits ab der 7. SSW, sodass eine Abnahme des mittleren arteriellen Blutdrucks bei überwiegender Reduktion des diastolischen Drucks um 12–17 mmHg erfolgt.
- Das **Körpergewicht** nimmt um durchschnittlich 12,5 kg zu, **Ödeme** der abhängigen Körperpartien treten häufig auf.
- Die Volumenexpansion führt auch zu einer **Reduktion der Serumharnsäure und des Hämatokrits.** Eine Serumharnsäure von > 4,5 mg/dl in der Schwangerschaft ist als pathologisch zu werten. Es kommt zu einer **Gestationshyperfiltration** mit Polyurie ohne konsekutive funktionelle oder strukturelle Schäden.

11.3 Diagnostische Voraussetzungen

11.3.1 Urinstatus und Beurteilung des Urinsediments

Der Urinstatus mittels **Streifentest** ist ein exzellenter Screeningtest für verschiedene Nierenpathologien während einer Schwangerschaft:

- Ein positiver Nachweis von **Leukozytenesterase ± Nitritpositivität** kann auf einen Harnwegsinfekt hindeuten.
- Ein positiver **Albuminnachweis** ist ein Zeichen für eine glomeruläre Proteinurie.
- Eine **posthepatische Cholestase** oder eine **Hämolyse** können zu einem erhöhten Urobilinogen führen.
- Eine relevante **Hämolyse mit Hämoglobinurie** kann zu einem mit einer Mikrohämaturie vergleichbaren Hämoglobinsignal im Urin führen.

Der Urinstatus sollte durch die Untersuchung des **Urinsediments** von frisch gewonnenem Urin vervollständigt werden. **Leukozyten** können ein Hinweis auf eine bakterielle Entzündung der Nieren einschließlich des harnableitenden Systems sein.

- Finden sich **begleitend keine Bakterien,** sollte an atypische Erkrankungen (Chlamydien, Urogenitaltuberkulose) gedacht werden, die sich einem einfachen kulturellen Nachweis entziehen können.
- **Leukozyten** in Kombination mit einer **Proteinurie** mit oder ohne **Mikrohämaturie** lassen an eine renoparenchymatöse, nichtinfektiöse Erkrankung (z.B. tubulointerstitielle Nephritis bei Hypersensitivitätsreaktion auf Medikamente wie Penicilline) denken.

ALS FAUSTREGEL GILT

Im letzten Trimester kann eine **Leukozyturie nur eingeschränkt bewertet** werden und sollte bei Verdacht durch eine **Urinkultur** ergänzt werden.

Bei Beschwerden, die mind. 1 ×/Trimester auftreten, sollte eine **Urinkultur** angelegt und ein **Antibiogramm** durchgeführt werden. Keimzahlen $\geq 10^5$/ml sind als pathologisch zu werten. Eine positive Urinkultur am Anfang der Schwangerschaft hat einen prädiktiven Wert für das Auftreten von Infekten während des gesamten Verlaufs der Schwangerschaft.

11.3.2 Nierenfunktionsdiagnostik

Durch die Zunahme des renalen Plasmaflusses kommt es zu einer **Zunahme der GFR** (122 ± 24 – 170 ± 23 ml/Min. zwischen der 8. und 32. SSW). Wenn das Kreatinin in der Schwangerschaft > 70 µmol/l (0,8 mg/dl) ansteigt, ist dies pathologisch. Ebenfalls als pathologisch anzusehen ist ein Anstieg der Harnsäure > 4,5 mg/dl.

Die physiologische Zunahme der GFR in der Schwangerschaft und das Absinken des Serumkreatinins auf Werte von 36–45 µmol/l (0,4–0,5 mg/dl) wird in aller Regel nicht bei einem Serumkreatinin > 1,5 mg/dl beobachtet.

Die **Expansion des Plasmavolumens** in der Schwangerschaft kann anhand der **Serumharnsäure** besonders gut verfolgt werden, die durchschnittlich um 25% (2,5–4 mg/dl) absinkt. Da häufig renale Erkrankungen in der Schwangerschaft wie z.B. die Präeklampsie bereits frühzeitig mit einer Verminderung des intravasalen Blutvolumens einhergehen, kann eine Serumharnsäure > 4,5 mg/dl als Hinweis auf diese Erkrankungen benutzt werden.

Die **Serumalbuminkonzentration** ist infolge der Plasmavolumenexpansion auf ca. 30–35 g/l erniedrigt, stellt jedoch insbesondere beim Vorliegen einer Proteinurie keinen verlässlichen Parameter dar.

Eine **Proteinurie** > 0,3 g/d sollte auch in der Schwangerschaft als erhöht beurteilt werden; mit zunehmender zeitlicher Nähe zum Entbindungstermin begünstigt die Lordose aber zusätzlich eine vermehrte orthostatische Proteinurie, die keine pathologische Bedeutung hat.

11.3.3 Gerinnungsstörungen, Systembeteiligung

ALS FAUSTREGEL GILT

Bei einem **akuten Nierenversagen** in der Schwangerschaft sind **Gerinnungsstörungen** (Prothrombin, Fibrinogen, Antithrombin III, Fibrinspaltprodukte, PTT) und eine **Leberpathologie** (ALAT, ASAT, γ-GT, Bilirubin) **auszuschließen.**

Eine **thrombotische Mikroangiopathie** kann durch folgende Parameter charakterisiert sein:

- Thrombozytopenie
- Hyperregenerative Anämie
- LDH-Erhöhung mit erhöhter α-HBDH und erniedrigtem Haptoglobin als Hämolyseparameter
- Nachweis von Fragmentozyten

Humorale Faktoren, die eine Systemerkrankung erkennen lassen, sollten analysiert werden:

- Komplement C3, C4
- ANA
- ANCA
- ds-DNA- und Anti-Histon-Antikörper
- Antibasalmembran-Antikörper (Anti-GBM-Antikörper)
- Hepatitis-B/-C- und HIV-Diagnostik
- Ggf. Kryoglobuline
- Immunelektrophorese

11.3.4 Bildgebende Verfahren

Cave

! Die Anwendung ionisierender Strahlung soll in der Schwangerschaft wegen der nachgewiesenen fetalen Schädigung vermieden werden.

Ultraschalluntersuchungen haben bei normaler Schallintensität keinen signifikanten Einfluss auf den Fetus und können bei Patientinnen unter der Behandlung mit maschinellen Nierenersatzverfahren (Hämodialyse, Peritonealdialyse) dem Schwangerschaftsnachweis dienen. Steinabklärungen und weitere urologische diagnostische/therapeutische Abklärungen sollten möglichst mittels Ultraschall durchgeführt werden und nicht mit ionisierender Strahlung.

Magnetresonanztomographie ist als Reservemethode möglich. Gadolinium-haltiges Kontrastmittel sollte in der Schwangerschaft vermieden werden.

11.3.5 Histologische Abklärung

Die Durchführung einer **Nierenbiopsie in der Schwangerschaft** ist möglich. Obwohl sie keine erhöhte Komplikationsrate hat, sollte sie zwei besonderen Situationen vorbehalten bleiben:

- Einer plötzlichen Verschlechterung der Nierenfunktion ohne offensichtliche Ursache, um rapid-progressive Formen einer Glomerulonephritis zu diagnostizieren und schnell einer adäquaten Therapie zuführen zu können und

- zur ätiologischen Beurteilung von symptomatischen nephrotischen Syndromen, die sich deutlich vor der 32. SSW manifestieren.

ALS FAUSTREGEL GILT

Nach der 32. SSW sollte **vor einer Biopsie** entsprechend der kindlichen Reife die **Beendigung der Schwangerschaft** diskutiert werden.

11.4 Differenzialdiagnose und Therapie

Vor einer Therapie sollten die in ➤ Tab. 11.1 aufgeführten ätiopathogenetischen Zuordnungen durchgeführt werden.

Tab. 11.1 Ätiopathogenetische Zuordnungen

Arterielle Hypertonie	• Schwangerschaftsinduzierte arterielle Hypertonie • Schwangerschaftsinduzierte arterielle Hypertonie mit weiteren Organmanifestationen (Präeklampsie) • Chronisch vorbestehende arterielle Hypertonie • Pfropfgestose bei vorbestehender arterieller Hypertonie oder Nierenerkrankung
Akutes Nierenversagen	• Sepsis (z.B. gramnegativ bei septischen Aborten) • Hypovolämisch-zirkulatorisch (bei Blutung, Hyperemesis gravidarum etc.) • Toxisch (bei induzierten Aborten) • Rhabdomyolyse (bei Infekten) • Hämolyse (bei induzierten Aborten) • Schwere Verlaufsformen bei Präeklampsie/HELLP-Syndrom • Akute Schwangerschaftsfettleber • Hämolytisch-urämisches Syndrom (HUS)
Chronische Nierenerkrankungen	• Idiopathische oder sekundäre Glomerulonephritiden • Immunologische Systemerkrankungen mit renaler Beteiligung (z.B. SLE, ANCA-Vaskulitis) • Nichtimmunologische Systemerkrankungen mit renaler Beteiligung (z.B. Diabetes mellitus) • Genetisch determinierte Erkrankungen (z.B. ADPKD, Alport-Syndrom)
Nierenersatzverfahren	• Hämodialyse • Peritonealdialyse • Nierentransplantation
Obstruktive Uropathie	• Physiologisch in der Schwangerschaft • Vorbestehende erworbene oder angeborene Stenosen des ableitenden Harntrakts • Urolithiasis
Infekte der ableitenden Harnwege	• Zystitis, unkompliziert • Zystitis, therapierefraktär • Pyelonephritis • Urosepsis • Urogenitaltuberkulose

11.4.1 Behandlung der arteriellen Hypertonie

Eine **neu auftretende arterielle Hypertonie** in der Schwangerschaft kann ein Frühsymptom einer Präeklampsie oder anderer Organbeteiligungen sein.

- Bei sonst fehlenden Endorganbeteiligungen einer Hypertonie oder Risikofaktoren konnte weder gezeigt werden, dass eine Behandlung bei milder bis moderater Hypertonie mit Blutdruckwerten < 170/110 mmHg einen Vorteil für das Kind bringt, noch konnte gezeigt werden, dass das Auftreten einer Präeklampsie verhindert wird (Abalos et al. 2014).
- Bei Blutdruckwerten ≥ 160/110 mmHg fehlen Studien, jedoch wird hier aufgrund historischer Beobachtungen von einer Behandlungsbedürftigkeit der Mutter ausgegangen.

Ein klares **Blutdruckziel ist weiterhin umstritten** (Phipps et al. 2016). Eine Übersicht der aktuellen Leitlinien bietet Nissaisorakarn et al. 2016.

Cave

Da eine **übermäßige Blutdrucksenkung** zu einer **Wachstumretardierung des Fetus** führen kann, sollten **diastolische Blutdruckwerte zwischen 90 und 100 mmHg,** bei hypertensiven Endorganschäden der Mutter oder sonstigen Risikofaktoren zwischen 80 und 90 mmHg angestrebt werden (Phipps et al. 2016; von Dadelszen et al. 2000).

Eine **ambulante Betreuung** ist möglich, wenn die in ➤ Tab. 11.2 genannten Bedingungen erfüllt sind.

11.4.2 Medikamentöse Therapie

ALS FAUSTREGEL GILT

Die länger dauernde **Behandlung einer arteriellen Hypertonie** in der Schwangerschaft stellt einen **Kompromiss** zwischen **maternalen Erfordernissen** und einem **möglichst optimalen Schutz des Kindes** dar.

Die **oral verfügbaren Antihypertensiva** sind mit wichtigen maternalen bzw. fetalen Nebenwirkungen verbunden:

Tab. 11.2 Bedingungen, die die ambulante Betreuung einer Hypertonie in der Schwangerschaft erlauben

1	Blutdruck < 160/100 mmHg
2	Keine Proteinurie
3	Keine Prodromi
4	Unauffällige Verlaufskardiotokogramme und Doppler-Sonographien
5	Labor im Normbereich
6	Keine fetale Wachstumsretardierung oder dezelerierender Perzentilenwechsel
7	Keine vorbestehenden mütterlichen Erkrankungen, keine Multiparität
8	Ausreichende maternale Kooperation mit Blutdruckselbstmessung und Kontrollen einer Albuminurie mit Urinstix
9	Ärztliche Kontrolle mindestens 1 ×/Wo.

11

- Der zentrale α_2-Agonist **α-Methyldopa** (z.B. Presinol®) ist eines der ältesten Antihypertensiva und aufgrund guter Verträglichkeit für Mutter und Fetus das Antihypertensivum der ersten Wahl. α-Methyldopa kann zusätzlich in seltenen Fällen eine maternale Hepatopathie verursachen.
- **β-Rezeptorenblocker** (z.B. Metoprolol) erhöhen das Risko intrauteriner Wachstumsretardierung, vor allem bei Gabe im 1. Trimenon.
- Der Einsatz des α-, Betablockers **Labetalol** (z.B. Trandate® [in Deutschland nicht erhältlich]) ist möglich, unterliegt jedoch einer Tachyphylaxie; auch die Leberfunktion sollte überwacht werden.
- Es gibt zunehmend Daten für den Einsatz verschiedener **Kalziumkanalblocker vom Dihydropyridintyp** zur Blutdrucksenkung (z.B. **Nifedipin** [Adalat®]). Es gibt zwar eine tierexperimentelle, jedoch keine humane Evidenz für eine Fetopathie durch Nifedipin. Der tokolytische Effekt sollte beachtet werden. Nifedipin kann als Mittel der zweiten Wahl auch im 1. Trimenon eingesetzt werden.
- **Dihydralazin** (z.B. Nepresol®) kann zu persistierenden maternalen Zephalgien führen, die von Prodromi einer drohenden Eklampsie zu differenzieren sind. Es wird daher in der späteren Schwangerschaft wegen maternaler Nebenwirkungen zurückhaltend eingesetzt. Die Indikationsstellung im 1. Trimenon sollte streng erfolgen.

Cave

! **Absolut kontraindiziert** sind **ACE-Hemmer** (ACEI) und **Angiotensin-II-Rezeptorblocker** (ARB) wegen in jedem Trimenon nachgewiesener Embryo- und Fetopathie (Cooper et al. 2006). Diese sollten vor Beginn einer Schwangerschaft auf **alternative Antihypertensiva,** z.B α-Methyldopa umgestellt werden.

! Wegen der intravasalen Volumenkontraktion mit verminderter uteroplazentarer Durchblutung sind **Diuretika** im Allgemeinen **kontraindiziert.**
- Nur bei **Lungenödem, Herzinsuffizienz** oder **Überwässerung** bei fortgeschrittener Niereninsuffizienz ist ihr Einsatz gerechtfertigt.
- Eine Ausnahme stellt die chronische Anwendung (> 3 Mon.) von **Thiaziddiuretika** bei vorbestehender Hypertonie dar, die bei sonst stabilem Verlauf den Einsatz dieser **Medikamentengruppe rechtfertigt.**

- **Zentral wirksame Antihypertensiva** wie Reserpin oder Clonidin sind wegen ihrer Nebenwirkungen bei Mutter und Kind nicht einzusetzen.

Dosierungsvorschläge für die Langzeitanwendung sind in > Tab. 11.3 dargestellt.

ALS FAUSTREGEL GILT

- Die **Behandlung** sollte möglichst mit **vertrauten Medikamenten** erfolgen.
- Auch beim **hypertensiven Notfall** müssen **unbedingt hypotensive Phasen,** die insbesondere bei der Kombination von Kalziumantagonisten und Magnesiumsulfat auftreten, **vermieden** werden.

Tab. 11.3 Dosierung von Antihypertensiva in der Schwangerschaft (Seely, Ecker 2011)

α-Methyldopa	2–3 × 250 mg bis 2000 mg/d, einschleichend dosieren, nicht abrupt absetzen
Dihydralazin	2 × 12,5 mg, bis max. 100 mg/d, möglichst nicht im 1. Trimenon
β-Rezeptorenblocker	Abhängig von der Substanz, z.B. Metoprolol 50–200 mg/d, nicht abrupt absetzen, wenn möglich 48–72 h vor Geburt beenden
Nifedipin, retardiert	2 × 20– 2 × 40 mg/d, max. 120 mg/d, strenge Indikationsstellung im 1. Trimenon
Dihydralazin	2–4 × 12,5 mg/d, max. 100 mg/d
Thiaziddiuretika	z.B. Hydrochlorothiazid 1 × 25 mg, Weiterführung in der Schwangerschaft möglich, wenn Patientin bereits vorher stabil mit Thiaziden eingestellt war

Schwere hypertensive Schwangerschaftskomplikationen werden als hypertensiver Notfall gewertet, wenn zentralnervöse oder andere Organmanifestationen, insbesondere auch ein Lungenödem, vorliegen. Dabei wird der Blutdruck auf hochnormale Werte (140–160/90–100 mmHg) gesenkt, aber max. um 20% des Ausgangswerts/h (**cave:** Hypotonie). Dazu dienen:
- **Dihydralazin** (5–10 mg alle 20 Min. i.v. oder kontinuierlich 0,5–10 mg/h)
- **Urapidil** (6,25–12,5 mg über 2 Min. i.v. oder kontinuierlich 6–24 mg/h)
- **Nifedipin** (10 mg p.o. initial, 10–20 mg p.o. alle 4–6 h)

Die Behandlung wird ergänzt durch eine **antikonvulsive Therapie mit Magnesiumsulfat,** vorsichtige Volumengabe (nicht bei Lungenödem), bei Lungenödem oder Herzinsuffizienz **Furosemid** i.v. respektive weitere erforderliche supportive Maßnahmen.

Bei einem **HELLP-Syndrom** kann die Anwendung von **Glukokortikoiden** diskutiert werden.

11.4.3 Nierenfunktionseinschränkung

Akute Nierenfunktionseinschränkung

ALS FAUSTREGEL GILT

Akute Nierenfunktionsverschlechterungen in der Schwangerschaft und insbesondere nach der 32. SSW müssen **möglichst frühzeitig erkannt** werden, da eine Entbindung bei fetaler Reife ohne Schaden für das Kind möglich ist und einer eventuell irreversiblen Nierenfunktionseinbuße der Mutter (z.B. bei rapid progressiver Glomerulonephritis) gegebenenfalls vorgebeugt werden kann.

Cave

! Bei **rasch progredienter Nierenfunktionseinschränkung** und/oder **schwerem, lebensbedrohlichem nephrotischem Syndrom** nach der 32. SSW ist dringend eine **Beendigung der Schwangerschaft** zu diskutieren.

Neben der Entbindung als therapeutische Maßnahme oder Voraussetzung zur aggressiven, unter Umständen immunsuppressiven

Therapie müssen zusätzlich vorhandene spezifische Ursachen behandelt werden.

- Ein Volumenmangel muss schnell ausgeglichen werden.
- Bei einem HUS ist i.d.R. eine Plasmapherese, möglicherweise von einer Hämodialyse begleitet, sowie eine hoch dosierte Steroidtherapie notwendig. Die Gabe von FFP ist meist aus Volumengründen nicht möglich.

Während sich nach Behandlung einer prärenalen Ursache die Nierenfunktion rasch normalisiert, sofern noch keine strukturellen Schäden (z.B. akute Tubulusnekrose) aufgetreten sind, bedürfen **renoparenchymatöse Erkrankungen** häufig einer **spezifischen nephrologischen Therapie.** Diese Erkrankungen können auch progredient in eine dialysepflichtige Niereninsuffizienz fortschreiten.

Chronische Nierenfunktionseinschränkung

Cave

! Nephroprotektive und antihypertensiv/antiproteinurisch wirksame Medikamente wie **ACE-Hemmer** und **Angiotensin-II-Rezeptorblocker** sind **in der Schwangerschaft kontraindiziert** (Cooper et al. 2006).

- Bei einer Nierenerkrankung dürfen **nichtsteroidale Antiphlogistika** sowie andere, potenziell **nephrotoxische Substanzen** (Röntgenkontrastmittel) grundsätzlich nur nach Absprache mit einem Nephrologen eingesetzt werden, um eine akute Nierenfunktionsverschlechterung zu vermeiden.
- **Um die relative** Eisenverwertungsstörung bei fortgeschrittener Nierenfunktionseinschränkung auszugleichen, sollte Eisen supplementiert werden (Ziel: Transferrinsättigung > 20%).
- **Erythropoietin** wird wie bei Hämodialysebehandlung angewandt, wobei hohe Dosierungen eine Hypertonie auslösen oder unterhalten können.

! **Diuretika** sollten **maternalen Notfallsituationen vorbehalten** bleiben.

Ein **systemischer Lupus erythematodes** kann sich in der Schwangerschaft verschlechtern und bedarf einer Fortsetzung der Behandlung während der Schwangerschaft, wobei Prednison, Azathioprin und Ciclosporin A eingesetzt werden können. Eine alternative Immunsuppression ist nur nach sorgfältiger Indikationsstellung zu wählen. **Mycophenolsäure-haltige Präparate** sind in der Schwangerschaft **kontraindiziert** und sollten mind. 6 Wo. vor einer Schwangerschaft umgestellt werden. Rituximab sollte in der Schwangerschaft nur dann eingesetzt werden, wenn der mögliche Nutzen des Einsatzes die Risiken überwiegt. Dies ist immer eine individuelle Einzelfallentscheidung.

- Die Immunsuppression muss hierbei individuell so gewählt werden, dass die Krankheitsaktivität kontrolliert ist. Falls dies mit Prednison-Dosen ≤ 10 mg/d gelingt, ist die Inzidenz von Lippen-Kiefer-Gaumenspalten beim Fetus verringert.
- Während der Entbindung und unmittelbar postpartal werden bei einer vorausgegangenen Therapie mit Glukokortikoiden höhere Prednison-Dosen („Stressdosen") benötigt, u.a. um eine Exazerbation der Systemerkrankung nach der Geburt zu vermeiden.

ALS FAUSTREGEL GILT

Bei rapid progressiven Nierenerkrankungen muss immunsuppressiv behandelt werden, da das **Leben der Mutter bedroht** ist. Die fetale Situation erfordert eine an diese maternale Notlage angepasste Beurteilung.

11.4.4 Nierenersatzverfahren in der Schwangerschaft

Hämo- oder Peritonealdialyse

Schwangerschaften bei Patientinnen an der Hämodialyse als Nierenersatzbehandlung sind sehr selten und kommen nur bei ca. 0,4–max. 1,4% der Frauen im reproduktiven Alter vor.

Die niedrige Reproduktionsrate bei **Patientinnen an der Hämo- oder Peritonealdialyse** liegt einerseits an dem geringen Anteil an dialysepflichtigen Patientinnen im reproduktiven Alter, andererseits finden sich bei den betroffenen Frauen Zyklusunregelmäßigkeiten bis zur sekundären Amenorrhö bei Hyperprolaktinämie und anderen Hormonstörungen mit konsekutiv anovulatorischen Zyklen. Die **Diagnose einer Schwangerschaft** bei einem Nierenersatzverfahren ist zum Teil schwierig, da oft eine Anurie vorliegt und die β-HCG-Bestimmung im Urin nicht möglich ist. Ebenfalls kann das Serum-β-HCG falsch hoch sein. Hier ist die Sonographie hilfreich.

- Sowohl bei **Hämodialyse** als auch bei **Peritonealdialyse** sollte in der Schwangerschaft auf einen adäquaten **Erythropoietinersatz** geachtet werden. Trotz ausreichender Eisenverfügbarkeit (Transferrinsättigung > 20%) steigt der Erythropoietinbedarf im Verlauf der Schwangerschaft oft deutlich an, um einen Ziel-Hb-Wert von 10–11 g/dl zu erreichen. Erythropoietin kann zu hypertensiven Blutdruckwerten führen.
- Bisherige Ergebnisse zeigen keine fetopathische Wirkung des Erythropoietins, jedoch fehlen kontrollierte Studien.
- **Eisen** sollte hinreichend supplementiert werden, da hierdurch häufig der Erythropoietinbedarf reduziert werden kann.
- Ein sekundärer **Hyperparathyreoidismus** sollte durch die Gabe von **1,25-OH-Vitamin D_3** beherrscht werden.
- **Trinkmengen** und **diätetische Beschränkungen** (kalium- und phosphatarme Diät ohne Protein- oder kalorische Limitierung, Supplementation von wasserlöslichen Vitaminen) sind zu beachten, wobei das Dialyseendgewicht dem Fortschritt der Schwangerschaft sukzessive angepasst werden muss.
  ! Im Gegensatz zur Dialyse außerhalb der Schwangerschaft darf das zirkulierende Blutvolumen nicht an der unteren Grenze verbleiben.
- Eine **intensivierte Hämodialyse** mit bis zu 6 Behandlungen/Wo. (Harnstoff < 17 mmol/l, Dauer > 20 h/Wo.) hat sich bewährt, um ein Polyhydramnion, dessen Ursache in einer osmotischen Diurese der fetalen Nieren bei erhöhten mütterlichen Harnstoffwerten gesehen wird, unter Kontrolle zu halten.

Die **kontinuierliche ambulante Peritonealdialyse** (CAPD) bietet die Vorteile eines kontinuierlichen Dialyseverfahrens, jedoch ist im Verlauf der Schwangerschaft die verabreichbare Dialysatmenge und somit die Dialyseeffizienz limitiert (intraabdominal toleriertes Dialysatvolumen). Eine Schwangerschaft ist per se kein Grund, eine CAPD auf eine Hämodialyse umzustellen.

Alternativ bietet sich hier die Kombination mit einer **nächtlichen automatisierten Peritonealdialyse** (APD) mithilfe eines **Cyclergeräts** an.

Eine **Peritonitis** sollte stationär behandelt werden.

ALS FAUSTREGEL GILT

Die **Betreuung und Entbindung von Schwangeren,** die mit einem **Dialyseverfahren** behandelt werden, soll in einem **Perinatalzentrum** erfolgen, da sehr geringe Geburtsgewichte möglich sind.

Eine **elektive Beendigung** der Schwangerschaft **ab der 34. SSW** wird diskutiert, eine Prolongation über die 38. SSW hinaus wird nur selten praktiziert. Oft ist aus kindlicher oder mütterlicher Indikation eine **Sectio caesarea** erforderlich.

Transplantation

Die **Nierentransplantation** stellt das **beste Nierenersatzverfahren für junge Frauen** dar (Shah, Verma 2016). Nierentransplantierte Frauen haben eine reduzierte Fruchtbarkeit und wurden in 2–23% der Fälle schwanger, wobei 82–97% dieser Schwangerschaften nach dem ersten Trimester erfolgreich beendet werden konnten (Gill et al. 2009; Levidiotis et al. 2009).

Mit **Transplantatabstoßungen** muss auch während einer Schwangerschaft gerechnet werden. **Regelmäßige Spiegelkontrollen** der Immunsuppressiva sind notwendig, da sich der Bedarf der Medikation in der Schwangerschaft ändern kann.

Die Schwangerschaft bei nierentransplantierten Patientinnen kann durch verschiedene **opportunistische Infektionen** kompliziert werden, die eine Bedeutung für das Kind haben. Dazu gehört

- die CMV-Reaktivierung bzw. der De-novo-CMV-Infekt,
- die Toxoplasmose sowie
- replizierende Hepatitis-B- bzw. -C-Erkrankungen, wobei die Hepatitis B bei einer vaginalen Entbindung mit entsprechenden prophylaktischen Maßnahmen (Impfung des Neugeborenen direkt nach der Geburt) kein Problem mehr für das Kind darstellt.

Während eine aktive CMV- bzw. Toxoplasmoseerkrankung ein hohes fetales Fehlbildungsrisiko hat, ist die vertikale Übertragung bei der Hepatitis-C-Erkrankung mit ca. 7% gering, sofern keine Kombination mit einer HIV-Erkrankung vorliegt.

Immunsuppression

Während einer Schwangerschaft muss die Immunsuppression an die veränderte maternale Physiologie angepasst werden, d.h. in aller Regel muss die eingenommene Dosis gesteigert werden, um einen vergleichbaren Effekt zu erzielen.

- **Glukokortikoide** haben in Dosierungen < 20 mg/d Prednison-Äquivalenten ein relativ geringes teratogenes Risiko, allerdings ist das Risiko für eine Lippen-Kiefer-Gaumenspalte bei Dosen > 10 mg/d Prednison-Äquivalent deutlich erhöht.
- **Azathioprin,** im Tiermodell teratogen, hat sich beim Menschen ebenfalls als relativ sicheres Medikament erwiesen, zumal der aktive Metabolit vom Fetus erst im Verlauf der Leberreifung synthetisiert werden kann.
- Die Azathioprin-Dosierung braucht nicht adaptiert zu werden und beträgt wie vor der Schwangerschaft i.d.R. 1–2 mg/kg KG/d, sollte 2 mg/kg KG/d jedoch nicht überschreiten.
- Die therapierelevanteste **Nebenwirkung** des Azathioprins ist eine Anämie bzw. Leukozytopenie, die auch in der Schwangerschaft kontrolliert werden muss und insbesondere bei einer ausgeprägten Anämie Anlass zur Dosisreduktion geben kann.
- Die Fetotoxizität von **Cyclosporin A** wirkt sich im Wesentlichen auf das Geburtsgewicht aus, führt häufiger aber zu maternaler Hypertonie oder einer Präeklampsie. Der Schwangerschaftserfolg insgesamt ist mit dem unter einer Azathioprin-Behandlung vergleichbar. Die Cyclosporin-A-Dosierung muss schrittweise angehoben werden, meist um ca. 35%. Da die therapeutische Breite jedoch gering ist, müssen häufige Spiegelkontrollen erfolgen.
- Die Einnahme von **Tacrolimus** (z.B. Prograf®, Advagraf®) ist in der Schwangerschaft ebenfalls möglich. Ähnlich wie bei Ciclosporin sollten engmaschige Spiegelkontrollen erfolgen (Kainz et al. 2000).
- **Mycophenolsäure-haltige Immunsuppressiva** (Mycophenolat Mofetil, CellCept®, Myfortic®) sind teratogen und sollten mind. 6 Wo. vor geplanter Schwangerschaft auf Azathioprin umgestellt werden.
- **Sirolimus** (Rapamycin)/**Everolimus** sollte während der Schwangerschaft nicht eingenommen und daher mind. 6 Wo. vorher umgestellt werden.

Kontrollen

- Während der Schwangerschaft sollen **sonographische Verlaufskontrollen der Transplantatniere** erfolgen, da diese exponiert im kleinen Becken durch den Fetus komprimiert und z.B. obstruiert werden kann.
- Anlässlich der Kontrollen sollte auch stets ein Harnwegsinfekt mittels **Urinstix, Urinstatus** und **Urinkultur** ausgeschlossen werden.
- Die **Trinkmenge** sollte nicht zu knapp sein und die Blase häufig entleert werden, um die Antirefluxmechanismen zu entlasten.
- Ein **Abstoßungsverdacht**, z.T. schwierig von einer Präeklampsie abzugrenzen, wird histologisch mittels Nierenbiopsie gesichert.

Entbindung

Die **elektive Sectio** wird aufgrund der besonderen anatomischen Situation der Transplantatniere in der rechten oder linken Fossa iliaca bei zusätzlich bestehendem renalen Minderwuchs oder renaler Osteopathie gegenüber einer vaginalen Entbindung bevorzugt.

Während der Entbindung sollte die Dosis der Kortikosteroide erhöht und somit an die damit verbundene Stresssituation angepasst werden.

11.4.5 Obstruktive Uropathie

Neben der Beobachtung und dem Ausschluss eines Infekts bedarf eine Abflussbehinderung bei normaler Nierenfunktion während der Schwangerschaft keiner spezifischen Therapie.

Bei **Auftreten klinischer Symptome** wie z.B. eines bilateralen Spannungsgefühls kann eine Therapie der Abflussbehinderung notwendig werden.

- Dabei wird versucht, durch Lagerung der Schwangeren eine Entlastung der ableitenden Harnwege vom Druck des Fetus zu erreichen. Der Erfolg soll sonographisch dokumentiert werden, da dadurch gleichzeitig die Diagnose einer physiologischen **Obstruktion** gesichert werden kann.
- Kleinere **Nierensteine** können bei hinreichender Diurese spontan abgehen, ostiumnahe oder intravesikale Konkremente sollten zystoskopisch geborgen werden.

Bei Nierenfunktionsverschlechterung (> 20%), bei persistierendem Infekt unter resistenzgerechter antibiotischer Therapie und fehlender Option zu einer Beendigung der Schwangerschaft ist zur Entlastung der Obstruktion die **retrograde Ureterensondierung** mit Einlage eines Doppel-J-Katheters möglich. Ebenfalls kann eine **perkutane Nephrostomie** notwendig werden.

11.4.6 Infekte der Nieren und ableitenden Harnwege

Asymptomatischer Harnwegsinfekt

Ist der Harnwegsinfekt nicht klinisch symptomatisch und bestehen keine systemischen Zeichen einer Infektion, sollte vor der antibiotischen Behandlung die bakterielle Sensitivitätstestung abgewartet und entsprechend antibiogrammgerecht behandelt werden. Allgemeinmaßnahmen, d.h. hohe Flüssigkeitszufuhr und wiederholte Blasenentleerung, sollten ausgeschöpft werden.

ALS FAUSTREGEL GILT

- Hinreichend sicher zur Behandlung in der Schwangerschaft sind **Penicillinderivate** sowie **Cephalosporine, Nitrofurantoin** und **Fosfomycin** (➤ Tab. 11.4). Ziel ist eine Eradikation des bakteriellen Erregers, da eine unbehandelte Bakteriurie in 30–40% in eine symptomatische Harnwegsinfektion übergeht. Daher ist es ratsam, ca. 1 Wo. nach Beendigung der antibiotischen Therapie erneut eine mögliche Bakteriurie zu überprüfen. Die Therapiedauer beträgt ca. 4–7 d. Nitrofurantoin sollte, wenn möglich, nicht im 1. Trimester gegeben werden. Fosfomycin wird i.d.R. einmalig verabreicht.
- Um einer vaginalen Candidiasis entgegenzuwirken, sollte das vaginale Keimspektrum wiederhergestellt werden.

Bei einem **Rezidiv** wird eine erneute Eradikation mit einer prolongierten Therapie über 2 Wo. angestrebt. Gelingt keine persistierende Eradikation, sollte eine antibiotische Dauerprophylaxe für den Zeitraum der Schwangerschaft diskutiert werden (**cave:** Pingpong-Infekte mit dem Geschlechtspartner).

Tab. 11.4 Behandlung von unkomplizierten Harnwegsinfekten: in der Schwangerschaft geeignete Antibiotika.

Während der gesamten Schwangerschaft anwendbar	• Aminobenzylpenicilline (z.B. Amoxicillin + Clavulansäure, Ampicillin) • Cephalosporine (z.B. Cefpodoxim) • Fosfomycin
Ab 4. Schwangerschaftsmonat anwendbar	• Nitrofurane (z.B. Nitrofurantoin) • Trimethoprim-Sulfamethoxazol/Cotrimoxazol: ab 2 Wo. vor der Geburt nicht mehr anwenden

Symptomatischer Harnwegsinfekt (Zystitis)

ALS FAUSTREGEL GILT

Bei einer symptomatischen Zystitis wird die antibiotische Therapie nicht hinausgezögert. Die Schwangere wird umgehend nach Versendung des Urins zur mikrobiologischen Untersuchung mit einem oralen **Penicillin** (Amoxicillin + Clavulansäure, Ampicillin), einem oralen **Cephalosporin, Nitrofurantoin** oder **Fosfomycin** behandelt (➤ Tab. 11.4). Fosfomycin wird als Einmaldosis verabreicht. Die übrigen Antibiotika sollten für 4–7 d eingenommen werden. Einmalgaben zeigten einen Trend zu häufigeren Rezidiven (Widmer et al. 2015). Nitrofurantoin sollte, wenn möglich, im 1. Trimester vermieden werden.

Da bei einer Therapie mit den genannten Penicillinen, insbesondere beim Vorliegen einer Harnretention, das Wachstum von Klebsiellen begünstigt wird, sollte schon primär die **Kombination mit Clavulansäure** erwogen werden.

Bei **ESBL-Keimen** sind Nitrofurantoin oder Fosfomycin möglich.

Nach Erhalt des Kulturergebnisses wird die antibiotische Behandlung, wenn nötig, adaptiert.

Die medikamentösen Behandlungsmöglichkeiten eines unkomplizierten Harnwegsinfekts sind in ➤ Tab. 11.4 zusammengefasst.

- Frauen, bei denen mehrere Versuche nicht zu einem **Sistieren der Bakteriurie** führen, können mit einer **antibiotischen Dauertherapie,** z.B. mit Nitrofurantoin 50–100 mg zur Nacht, behandelt werden. Aufgrund fehlender Daten ist diese Therapie **nicht als Prophylaxe bei rezidivierender Bakteriurie** empfohlen.
- Bei Frauen mit **häufigen Harnwegsinfekten** in der Vorgeschichte ist eine **postkoitale Prophylaxe** mit Nitrofurantoin (50–100 mg zur Nacht) oder einem oralen Cephalosporin sinnvoll.

Pyelonephritis

ALS FAUSTREGEL GILT

Die **akute Pyelonephritis** der Eigennieren, insbesondere aber der Transplantatniere, bei der aus verschiedenen Gründen (Immunsuppression, häufig zumindest mäßiggradiger zystoureteraler Reflux) eine erhöhte Gefährdung besteht, sollte **stationär behandelt** werden, bis klare Hinweise für eine Besserung der Infektion vorliegen.

Die **Therapie** muss **ungezielt sofort** einsetzen.

- Bei Übelkeit, Emesis oder paralytischem Ileus ist eine parenterale Therapie vorzuziehen.

- Die Gewinnung einer Urinkultur ist vor Beginn der antibiotischen Therapie unerlässlich, um das Resistenzspektrum der Erreger an die antibiotische Therapie anpassen zu können.

Aufgrund der Kontraindikation vieler gebräuchlicher Antibiotika in der Schwangerschaft werden vorwiegend parenteral verabreichbare Cephalosporine sowie orale Cephalosporine, Amoxicillin + Clavulansäure oder Ampicillin benutzt. Hilfestellung bei der **Therapieauswahl** bietet die klinische Situation (Erregerspektrum und Empfindlichkeit bei vorangegangenen Infekten; bekannte Erreger im Rahmen einer chronischen Pyelonephritis können Resistenzen entwickelt haben).

Bei **ESBL-Keimen** ist Meropenem möglich.

Kontraindiziert sind während der gesamten Schwangerschaft Tetrazykline, Aminoglykoside sowie Chinolone.

Trimethoprim-Sulfamethoxazol/Cotrimoxazol ist im 1. Trimester bzw. mind. 2 Wo. präpartal **nicht empfohlen.**

Die Therapie sollte sich über mind. 14 d erstrecken und eine konsequente Nachbetreuung beinhalten. **Urinsediment und Kontrollkulturen** 3 d nach Beginn der Behandlung sollten ein Ansprechen der Therapie bestätigen, falls die anhand der initialen Kulturen nachgewiesenen Erreger auf die begonnene Therapie sensibel waren.

Keimfreiheit sollte nach Beendigung der Antibiotikawirkung ca. 1 Wo. nach Absetzen mittels Urinkultur bestätigt werden.

Um eine **Rekurrenz** rechtzeitig zu erkennen, sind monatliche Urinkulturen sinnvoll. Zur **Prophylaxe** kann Nitrofurantoin (50–100 mg zur Nacht) oder ein orales Cephalosporin zur Nacht gegeben werden.

11.5 Prophylaxe von Komplikationen

In **Risikosituationen,** z.B. bei vorbestehender Nierenerkrankung, arterieller Hypertonie, Präeklampsie bzw. Eklampsie oder HELLP-Syndrom in der Vorgeschichte, werden verschiedene prophylaktische Therapien empfohlen.

- Bei **schwerer Präeklampsie** in der Vorgeschichte scheint die niedrig dosierte Gabe von **Acetylsalicylsäure und eine Kalziumsubstitution** prophylaktisch deren Inzidenz zu reduzieren. Auch die Gabe der Antioxidanzien Vitamin C und Vitamin E ist möglich (Phipps et al. 2016).
- **Niedermolekulares Heparin** wird eingesetzt **bei nachgewiesenem Antiphospholipidsyndrom,** nach dem bei zwei konsekutiven Früh- oder Spätaborten oder nach hypertensiven, komplizierten Schwangerschaften gefahndet werden muss.
- Bei **Autoimmunerkrankungen** unter Steroidtherapie sollte am Ende der Schwangerschaft wegen der erhöhten Rezidivgefahr die **Glukokortikoiddosis erhöht** werden.
- **Hypertensive Schwangerschaftserkrankungen** können durch eine natriumarme Diät nicht verhindert werden (Duley et al. 2007). Der Gebrauch von Diuretika als Prophylaxe einer hypertensiven Schwangerschaftserkrankung ist nicht indiziert, da sie zu einer Volumenkontraktion und negativen Auswirkungen auf das fetale Wachstum führen können.

Essentials für die Hausarztpaxis

- Schwangerschaften sind bei **chronisch nierenkranken Frauen mit eingeschränkter Nierenfunktion** selten. Die Schwangerschaft führt dann häufig zu einer Nierenfunktionsverschlechterung mit oder ohne Proteinurie, zu Bluthochdruck sowie zu präeklamptischen Verläufen.
- **ACE-Hemmer** und **Angiotensin-II-Rezeptorblocker** sind in der Schwangerschaft **absolut kontraindiziert** und sollten vor Beginn einer Schwangerschaft auf **alternative Antihypertensiva,** z.B α-Methyldopa umgestellt werden.
- Eine **arterielle Hypertonie** besteht, wenn bei 2 Messungen, die 4–6 h auseinanderliegen, der Blutdruck > 140/90 mmHg liegt. Sie sollte bei Blutdruckwerten ≥ 160/110 mmHg medikamentös behandelt werden, wobei die internationalen Leitlinien gering unterschiedliche Grenzwerte formulieren (Phipps et al. 2016). **Ein klares Blutdruckziel ist umstritten.**
- Hinreichend sicher zur Behandlung von Harnwegsinfekten in der Schwangerschaft sind **Penicillinderivate** sowie **Cephalosporine, Nitrofurantoin** und **Fosfomycin.**
- Die Volumenexpansion in der Schwangerschaft führt zu einer **Reduktion der Serumharnsäure und des Hämatokrits.** Eine Serumharnsäure von > 4,5 mg/dl ist in der Schwangerschaft als pathologisch zu werten.

LITERATUR

Abalos E, Duley L, Steyn DW: Antihypertensive drug therapy for mild to moderate hypertension during pregnancy. Cochrane Database Syst Rev CD002252 (2014) doi:10.1002/14651858.CD002252.pub3.

Barker DJ, Osmond C: Death rates from stroke in England and Wales predicted from past maternal mortality. Br Med J Clin Res Ed 295 (1987) 83–86.

Cooper WO et al.: Major congenital malformations after first-trimester exposure to ACE inhibitors. N Engl J Med 354 (2006) 2443–2451.

Duley L, Henderson-Smart DJ, Meher S, King JF: Antiplatelet agents for preventing pre-eclampsia and its complications. Cochrane Database Syst Rev (2007).

Gill JS, Zalunardo N, Rose C, Tonelli M: The pregnancy rate and live birth rate in kidney transplant recipients. Am J Transplant Off J Am Soc Transplant Am Soc Transpl Surg 9 (2009) 1541–1549.

Hermes W et al.: Cardiovascular risk factors in women who had hypertensive disorders late in pregnancy: a cohort study. Am J Obstet Gynecol 208 (2013) 474.e1–8.

Hui D, Hladunewich MA: Chronic kidney disease and Pregnancy. Obstet Gynecol 133 (2019) 133 1182–94.

Kainz A, Harabacz I, Cowlrick IS et al.: Review of the course and outcome of 100 pregnancies in 84 women treated with tacrolimus. Transplantation 70 (2000) 1718–1721.

Levidiotis V, Chang S, McDonald S: Pregnancy and maternal outcomes among kidney transplant recipients. J Am Soc Nephrol JASN 20 (2009) 2433–2440.

McDonald SD, Malinowski A, Zhou Q et al.: Cardiovascular sequelae of preeclampsia/eclampsia: a systematic review and meta-analyses. Am Heart J 156 (2008) 918–930.

Phipps E, Prasanna D, Brima W, Jim, B: Preeclampsia: Updates in Pathogenesis, Definitions, and Guidelines. Clin J Am Soc Nephrol CJASN 11 (2016) 1102–1113.

Seely EW, Ecker J: Clinical practice. Chronic hypertension in pregnancy. N Engl J Med 365 (2011) 439–446.

von Dadelszen P et al.: Fall in mean arterial pressure and fetal growth restriction in pregnancy hypertension: a meta-analysis. Lancet Lond Engl 355 (2000) 87–92.

Widmer M, Lopez I, Gülmezoglu AM et al.: Duration of treatment for asymptomatic bacteriuria during pregnancy. Cochrane Database Syst Rev (2015).

KAPITEL

12 Akutes Nierenversagen

Stefan John

Kernaussagen

- Das **akute Nierenversagen** (ANV) beinhaltet nicht nur den akuten Funktionsverlust der Nieren, sondern bereits die **akute Nierenschädigung (Acute Kidney Injury, AKI),** da diese bereits mit einer erheblichen Verschlechterung der Prognose einhergeht.
- Auch die neueste Definition des AKI (KDIGO-Leitlinien) wird jedoch weiterhin durch **Veränderungen der Funktionsparameter** Serumkreatinin und Urinvolumen bestimmt.
- Eine **AKI** führt nicht nur zu Urämie und Störung des Wasser-, Elektrolyt- und Säure-Basen-Haushalts, sondern stellt eine **Systemerkrankung** mit Beeinträchtigung anderer Organe und erheblicher Verschlechterung der Kurz- und Langzeitprognose dar.
- **Ursachen** können zirkulatorische, entzündliche, allergische oder toxische Prozesse sein.
- Eine AKI kommt **häufig bei stationären Patienten** vor (ca. 20%), insbesondere bei Patienten der Intensivstation. **Sepsis** stellt heute die häufigste Ursache einer AKI dar. Die **Prognose** hängt von der Grunderkrankung ab (schlechteste Prognose bei Sepsis und Multiorganversagen).
- Das **AKI** ist durch **hohe Natriumkonzentration im Urin** gekennzeichnet und muss differenzialdiagnostisch gegenüber einer prärenalen oder postrenalen Azotämie abgegrenzt werden.
- Bei **Patienten mit manifester oligurischer AKI** gibt es nur sehr wenige präventive oder therapeutische evidenzbasierte medikamentöse Maßnahmen.
- Die **wichtigsten therapeutischen Maßnahmen** bei AKI sind **Medikamentenadjustierungen** und Optimierung der Hämodynamik mit **Flüssigkeitssubstitution** unter Kontrolle des Wasser- und Elektrolythaushalts sowie häufig die **Nierenersatztherapie.**
- Bei der **Nierenersatztherapie** muss bzgl. des Beginns, des verwendeten Verfahrens, aber auch der Dosis immer der potenzielle Nutzen gegenüber dem Risiko des eingesetzten Verfahrens individuell abgewogen werden.
- **Wichtigste ärztliche Aufgabe** ist die **Prävention des ANV** durch die Identifizierung von Risikopatienten, den Einsatz prophylaktischer Maßnahmen und die frühzeitige Erkennung des drohenden AKI.

12.1 Vorbemerkungen

12.1.1 Definition, Epidemiologie und Prognose

Der Begriff **akutes Nierenversagen** beschreibt eine abrupte und schwere Verschlechterung der Nierenfunktion und damit der glomerulären Filtrationsrate (GFR) bis hin zur Notwendigkeit einer Nierenersatztherapie. Da bereits aber eine nur milde akute Schädigung und/oder Funktionsverschlechterung der Niere zu einer Prognoseverschlechterung für den Patienten führt, wandelt sich die Terminologie von der früheren akuten Tubulusnekrose über das akute Nierenversagen immer mehr zur **akuten Nierenschädigung (Acute Kidney Injury, AKI).**

Lange bestand keine einheitliche Definition einer AKI. Mit der RIFLE-Klassifikation (2004) und den AKIN-Kriterien (2007) wurden erstmals Kriterien definiert, mit denen eine AKI anhand von **Kreatininanstieg** und **Urinausscheidung** in verschiedene Schweregrade eingeteilt werden kann. Beide Klassifikationen und ihre Stadien sind

Tab. 12.1 Klassifikation des akuten Nierenversagens gemäß KDIGO AKI Guidelines 2012.

Stadium	Serumkreatinin (Anstieg vom Ausgangswert)	Urinausscheidung
1	≥ 0,3 mg/dl in 48 h o. ≥ 1,5-fach in 7 d	< 0,5 ml/kg KG/h ≥ 6 h
2	≥ 2,0- bis 2,9-fach	< 0,5 ml/kg KG/h ≥ 12 h
3	≥ 3,0-fach o. ≥ 4,0 mg/dl mit aktuellem Anstieg ≥ 0,5 mg/dl o. Notwendigkeit zum Nierenersatz	< 0,3 ml/kg KG/h ≥ 24 h o. Anurie ≥ 12 h

inzwischen bezüglich ihrer prognostischen Vorhersagekraft sehr gut validiert und ergänzen sich. Daher wurden beide in den KDIGO-Leitlinien zur AKI zusammengeführt (➤ Tab. 12.1).

Limitationen im raschen Erkennen einer AKI bestehen allerdings noch immer aufgrund der zur Definition herangezogenen Parameter Serumkreatinin und Urinfluss, die prinzipiell Parameter der Nierenfunktion darstellen: **Serumkreatinin** zeigt nicht die Nierenschädigung, sondern erst den Funktionsverlust der Nieren an, ist in seiner Konzentration stark abhängig von Alter, Geschlecht, Muskelmasse und Hydratationszustand des Patienten und steigt meist erst langsam und spät nach Stunden oder Tagen an. Der **Urinfluss** muss über mind. 6 h gemessen werden und verhindert damit ein rasches Erkennen einer AKI. Auch kann der Urinfluss bei prärenalem Nierenversagen stark erniedrigt sein, obwohl die Niere gerade dann eben noch gut funktioniert (maximale Rückresorption von Natrium und Wasser!). Umgekehrt macht der Einsatz von Diuretika das Urinflusskriterium zunichte, da spätestens dann der erzeugte Fluss keinerlei Korrelation zur Nierenfunktion mehr aufweist.

Große Hoffnung für ein rascheres Erkennen einer AKI wird auf den Einsatz **neuer Biomarker** gesetzt, welche möglicherweise früh eine Schädigung der Niere und nicht erst den späten Funktionsverlust anzeigen können. Noch sind diese Marker jedoch nicht ausreichend evaluiert und etabliert und ihr Einsatz kann in der klinischen Routine nicht empfohlen werden

MERKE

! **Serumkreatinin** und **Urinfluss** sind späte Marker eines bereits eingetretenen Nierenfunktionsverlusts!

Die **AKI** ist ein zunehmend häufiger anzutreffendes **komplexes Syndrom,** welches insbesondere auf der Intensivstation (ITS) auftritt. Es sind ca. 20% aller hospitalisierten Patienten betroffen. Auf der ITS ist die Prävalenz je nach fachlicher Ausrichtung noch deutlich höher und liegt bei 20–40%. Die Sterblichkeit liegt bei 20–40% je nach Ursache. Inzidenz und Mortalität sind damit der des akuten Myokardinfarkts vergleichbar. Die mit Abstand häufigste **Ursache** (> 50%) für das ANV auf der ITS ist die **schwere Sepsis** und der **septische Schock.** Auch bei schweren COVID-19-Erkrankungen tritt eine AKI gehäuft auf. Eine AKI selbst ist wiederum mit einem hohen Risiko für infektiöse bzw. septische Komplikationen (> 40%) verbunden.

Jede Nierenfunktionsverschlechterung führt zu komplexen extrarenalen Störungen verschiedener Organsysteme (➤ Tab. 12.2), die ihren Niederschlag in erhöhten Komplikations- und Sterblichkeitsraten quer durch alle betroffenen Kollektive finden. Die mit 50–70% höchste Sterblichkeit weisen Patienten mit septischer AKI auf.

Tab. 12.2 Mögliche Folgen einer AKI auf andere Organsysteme.

Organsystem	Extrarenale Folgen eines akuten Nierenversagens
Herz	• Perikarditis • Druck- u Volumenbelastung
Leber	Hepatische Kongestion
Magen-Darm-Trakt	• Urämische Gastritis u. Enteropathie • Blutungen
Lunge	• Lungenödem • Fluid Lung
Gehirn	• Urämische Enzephalopathie • Bewusstseinsstörungen, Delir
Blutbildung	Reduzierte Blutbildung bei Erythropoetinmangel
Knochen	• Vitamin-D-Hydroxylierung gestört mit sekundärem Hyperparathyreoidismus • Knochenentkalkung • Renale Osteopathie
Säure-Basen-Haushalt	• Akkumulation renal eliminierter Protonen mit metabolischer Azidose • Azidose induziert Katabolie u. Muskelabbau • Einfluss auf jedes pH-abhängige enzymatische System
Volumenhaushalt	Fehlende Volumenregulation prädisponiert zu Überwässerung mit Lungenödem, serösen Ergüssen, venöser Kongestion
Elektrolythaushalt	• Hyperkaliämie • Hyperphosphatämie • Gestörte Natriumregulation
Medikation	Verlängerte Halbwertszeiten renal eliminierter o. glukunoridierte Substanzen
Proteinmetabolismus	• Akkumulation von stickstoffreichen Proteinstoffwechselprodukten • Harnstoff wirkt als Osmolyt u. kann transporterunabhängig in Zellen übertreten
Glukosemetabolismus	• Reduzierte Insulinelimination • Mangelnde Glukoserückresorption
Immunsystem	• Störung der zellulären u. humoralen Immunantwort • Erhöhte Infektanfälligkeit

MERKE

! Das **akute Nierenversagen** stellt eine **„Systemerkrankung"** und damit einen unabhängigen prädiktiven Faktor für eine höhere Sterblichkeit dar: „Patienten sterben nicht nur mit, sondern an einem akuten Nierenversagen."

Auch für die **Langzeitprognose** hat eine AKI erhebliche Auswirkungen: So ist das Risiko für eine Nichterholung der Nierenfunktion und/

oder die spätere Entwicklung einer chronischen Nierenerkrankung (CKD) wie auch die Mortalität nach Überleben einer AKI noch über viele Jahre deutlich erhöht.

12.1.2 Ursachen

Ursachen und damit auch **Pathophysiologie** einer AKI sind sehr unterschiedlich. Neben zirkulatorisch-ischämischen Mechanismen spielen vor allem inflammatorische und medikamentös/toxische Mechanismen eine entscheidende Rolle. Häufig liegen jedoch verschiedene Ursachen gleichzeitig vor und summieren sich in ihren Effekten.

In Hinsicht auf Prävention und Therapie können klinisch unterschieden werden:

- Prärenale AKI (Exsikkose, Schock)
- Kardiorenales Syndrom (CRS)
- Postrenale AKI (Aufstau)
- **Intrarenale AKI**
  - Bei Sepsis bzw. anderen Schockformen auf der ITS (z.B. schweres SARS-CoV-2)
  - Bei Medikamenten
  - Perioperativ (Kardiochirurgie)

Ein meist noch reversibles prärenales Nierenversagen stellt häufig die „Vorstufe" eines späteren intrarenalen Nierenversagens dar, das dann histologisch durch eine mehr oder weniger ausgeprägte Tubulusnekrose gekennzeichnet und daher dann auch nicht mehr schnell reversibel ist. Eine erhöhte fraktionelle Natriumexkretion (FENa) mit einem fast plasmaisotonen Urin spiegelt die tubuläre Schädigung wider, während sich in der prärenalen Situation noch eine sehr niedrige FENa (< 1%) findet.

12.1.3 Differenzialdiagnose

Eine postrenale AKI kann i. d. R. durch eine Nierensonographie ausgeschlossen werden. Von der eigentlichen AKI mit tubulärer Schädigung muss immer eine rasch verlaufende, entzündliche Glomerulonephritis (RPGN) oder Vaskulitis (ANCA-assoziiert, SLE, HUS/TTP) sowie interstitielle Nephritis (toxisch, allergisch, Hantaviren) abgegrenzt werden. Einen Überblick über die **wichtigsten Differenzialdiagnosen** und die zur Abgrenzung durchzuführenden Untersuchungen gibt ➤ Tab. 12.3. Das Hinzuziehen eines nephrologischen Facharztes bis hin zur Nierenbiopsie kann in vielen Fällen notwendig sein.

Tab. 12.3 Wichtige Differenzialdiagnosen einer AKI und zu ihrem Ausschluss wichtige Untersuchungen.

Differenzialdiagnose	Untersuchung
Prärenale AKI	• Fraktionelle Na-Exkretion FENa < 1% • Urin-Na < 10 mmol/l
Postrenale AKI	Nierensonographie: Ausschluss Aufstau
Glomerulonephritis	Aktives Urinsediment (Erythrozyturie mit Akanthozyten, dysmorphen Erythrozyten o. Erythrozytenzylindern), Proteinurie, ggf. Nierenbiopsie
Vaskulitis	ANA, ANCA, C3, PR3-AK, MPO-AK, ggf. Nierenbiopsie
HUS/TTP, thrombotische Mikroangiopathien	• Thrombos ↓, Hämolyse (Hb ↓, LDH ↑, Haptoglobin ↓) • Fragmentozyten im Ausstrich, ggf. Nierenbiopsie
Allergisch interstitielle Nephritis	Eosinophile im Urin, ggf. Nierenbiospie
Virale interstitielle Nephritis	Serologie auf Hantaviren
Plasmozytom-assoziierte Nierenerkrankung	S-Elpho, Immunelpho im Urin, Bence-Jones-Proteinurie, Serumkalzium

12.2 Prävention und Therapie

12.2.1 Allgemeine Behandlungsprioritäten

Nach wie vor existiert keine gesicherte, evidenzbasierte, allgemeine pharmakologische Therapie der AKI. Umso wichtiger erscheint die Umsetzung einfacher, allgemeiner Behandlungsleitlinien zu sein. Neben der frühzeitigen Identifizierung von Risikopatienten, wird in der KDIGO-Leitlinie zur AKI ein **stadienbasiertes Management** vorgeschlagen (➤ Abb. 12.1).

Auch wenn es sich hierbei um sehr allgemeine Behandlungsmaßnahmen handelt, kommt diesen oft eine entscheidende Bedeutung zu. Insbesondere das rasche Absetzen nephrotoxischer Medikamente (vor allem NSAID und ACE-Hemmer bzw. ARB) und die Überprüfung der Medikamentendosierungen können oft ein Fortschreiten einer AKI verhindern helfen. Die Überprüfung des Volumenstatus, ggf. mit Anpassung der Diuretikadosis, ist ebenfalls von hoher Wichtigkeit. Diuretika werden weder zur Prävention noch zur Therapie einer AKI empfohlen, können jedoch zur Volumensteuerung eingesetzt werden. Nicht empfohlen werden: **Dopamin, Fenoldapam, ANP** oder **Theophyllin.** Subklaviakatheter sollen vermieden werden, da eine nicht zu unterschätzende Zahl von Patienten mit einer AKI später chronisch dialysepflichtig bleibt oder wird und eine katheterinduzierte Thrombose der V. subclavia dann die Anlage eine Dialyseshunts am entsprechenden Arm unmöglich macht.

12.2.2 AKI bei Sepsis und auf der Intensivstation

Diuretika

Da das nicht oligurische Nierenversagen eine bessere Prognose besitzt als das oligurische, wurde angenommen, dass eine mithilfe von Diuretika induzierte Flusserhöhung in den Tubuli hilfreich zur Prävention

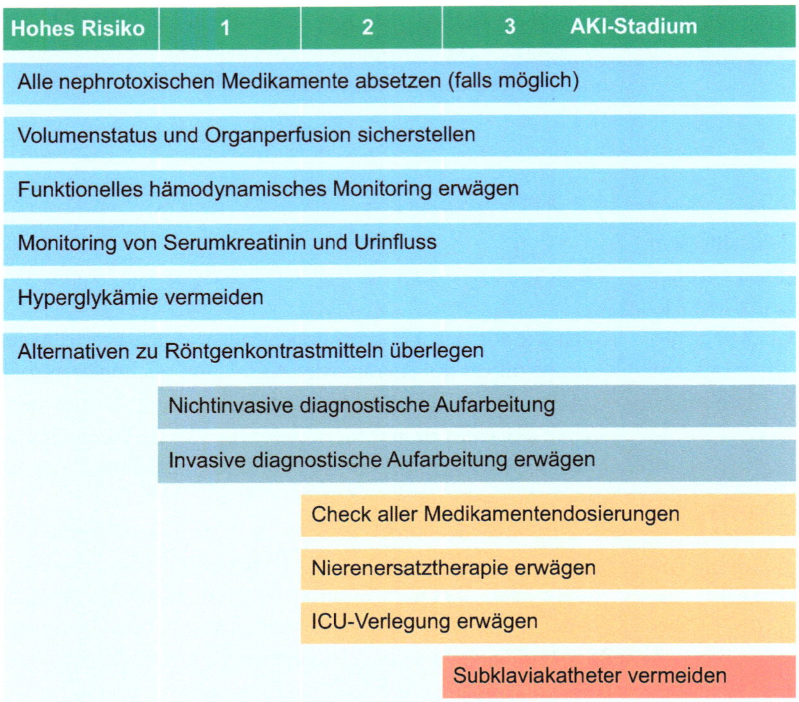

Abb. 12.1 Stadienbasiertes Management eines AKI nach KDIGO-Leitlinien [F844-001]

einer AKI sein könnte. Ein gängiger klinischer Reflex ist es daher, einer zunehmenden Oligurie mit gesteigerten Dosen an Diuretika zu begegnen. Da Diuretika jedoch nicht die GFR, sondern ausschließlich die tubuläre Natrium- und Wasserrückresorption beeinflussen, haben sie keinen Einfluss auf die Nierenfunktion und den Verlauf eines Nierenversagens. Sie können jedoch zu Nebenwirkungen wie Tinnitus oder Taubheit führen. Schleifendiuretika können in einzelnen Fällen zur Volumenkontrolle eingesetzt werden. Bestehen Oligurie und ein Anstieg der Nierenfunktionsparameter, sollte das Erkennen einer AKI und der Beginn einer adäquaten Nierenersatztherapie jedoch nicht durch Diuretikaversuche verzögert werden.

MERKE

! **Diuretika** haben keinen Einfluss auf die Nierenfunktion oder den Verlauf eines Nierenversagens, **können** aber **das Erkennen einer AKI verzögern.** Zur Volumensteuerung können sie bei noch induzierbarer Diurese eingesetzt werden.

Volumentherapie

Bei der **schweren Sepsis** hat sich eine rasche und an hämodynamischen Zielen (MAP > 65 mmHg, steigende Laktatclearance) ausgerichtete **Volumenersatztherapie** als erfolgreich und außerordentlich wichtig erwiesen. Auch wenn viele andere hämodynamischen Zielwerte durch neuere Studien infrage gestellt werden, bleibt der Einsatz einer initialen raschen Volumentherapie unbestritten.

Zur Volumentherapie der septischen AKI sollten **ausschließlich kristalloide Lösungen** eingesetzt werden. Balancierten Lösungen wie Ringer-Laktat oder Ringer-Acetat sollte gerade beim Einsatz größerer Mengen der Vorzug vor NaCl 0,9% gegeben werden, da NaCl 0,9% selbst eine hyperchlorämische Azidose mit renaler Vasokonstriktion induzieren kann. Kolloidale Lösungen wie höhergradig substituierte HAES-Lösungen (z. B. HAES 10% 200/0,5) weisen ein signifikant erhöhtes renales Risiko auf, vor allem bei Patienten mit septischem Schock. Da auch für „modernere" isoonkotische HAES-Lösungen (z. B. HAES 6% 130/0,4) noch nicht einmal Daten zur Unbedenklichkeit vorliegen, sollen auch diese Lösungen bei Patienten mit drohendem septischem ANV derzeit nicht eingesetzt werden. Dagegen scheinen hypoonkotische Humanalbuminlösungen (4–5%) zumindest genauso sicher zu sein wie kristalloide Lösungen.

Fluid Overload: Eine persistierende Flüssigkeitsüberladung sollte unbedingt vermieden werden, da diese im weiteren Intensivverlauf mit einem schlechteren Überleben einhergeht. Erklärt werden kann dieses Phänomen vermutlich mit einer anhaltend beeinträchtigten Organdysfunktion durch ein persistierendes Organödem, was in Lunge (Lungenödem), Gehirn (akutes Psychosyndrom), Leber (Lebersynthesestörung), Darm (Atonie, abdominales Kompartment) usw. zu beobachten ist. Auch eine renale Kongestion mit Erhöhung des interstitiellen Drucks in der Niere kann zu einer Verschlechterung der renalen Perfusion und einem Abfall der GFR führen. Nach erfolgter Kreislaufstabilisierung durch Volumen sollte daher immer so rasch wie möglich wieder eine Euvolämie angestrebt werden.

MERKE

Zur **Volumentherapie** der septischen AKI sollten v.a. **balancierte, kristalloide Lösungen** und kein NaCl eingesetzt werden. Kolloidaler Volumenersatz mit HAES oder Gelatinelösungen sollte bei Patienten mit septischem Schock auch aufgrund eines erhöhten renalen Risikos nicht eingesetzt werden. Humanalbumin kann gegeben werden. Eine anhaltende Flüssigkeitsüberladung muss umgekehrt vermieden werden.

Medikamentöse Ansätze

Es existiert **keine gesicherte medikamentöse Therapie** einer septischen AKI. Physiologischerweise unterliegt die Niere einer Autoregulation ihres Perfusionsdrucks durch Steuerung des Gefäßtonus, insbesondere der glomerulären Versorgungsgefäße. Bei Sepsis ist diese Autoregulation jedoch massiv gestört. Damit führt jeder Abfall des Perfusionsdrucks direkt zu einem Abfall der glomerulären Filtration und damit der Nierenfunktion. Hierauf zielen die meisten medikamentösen Ansätze ab:

Katecholamine

- **Noradrenalin:** Da Noradrenalin zur Vasokonstriktion im Splanchnikusgebiet und bei Gesunden zur Minderung des renalen Blutflusses führen kann, wurde seine Verwendung oft kritisch diskutiert. Bei septischer AKI scheint Noradrenalin jedoch am besten geeignet, die renale Perfusion und Nierenfunktion zu verbessern. Eine Erhöhung des mittleren arteriellen Blutdrucks (MAP) scheint hier den entscheidenden Mechanismus darzustellen. Eine absolute Höhe eines Ziel-MAP ist nicht ausreichend wissenschaftlich gesichert. Vielfach wird auf 65 mmHg als Ziel verwiesen. In Abhängigkeit vom Ausgangsblutdruck eines Patienten (Hypertoniker vs. Normotoniker) können auch höhere MAP-Werte bis 75–80 mmHg die GFR möglicherweise günstig beeinflussen.
- **Dopamin „in Nierendosis" und Fenoldopam:** nicht sinnvoll. Eventuell deletäre Nebenwirkungen, wie Herzrhythmusstörungen, intestinale Ischämien, koronare Minderperfusion und immunologische Nebenwirkungen.
- **Inotropika Dobutamin und Levosimendan:** keine gesicherten Daten. Im Zusammenhang mit einem Low-Output-Syndrom erscheint nach erfolgtem Volumenausgleich Dobutamin geeignet, auch die renale Perfusion zu steigern.

Gesicherte Maßnahmen bei AKI im septischen Schock:

- Rasche Volumentherapie mit kristalloidem Volumenersatz (vorzugsweise balancierte Lösungen und/oder Humanalbumin)
- Herstellung eines hinreichenden Perfusiondrucks (MAP > 65 mmHg, bei vorbestehender Hypertonie eher > 75 mmHg) mit Noradrenalin
- Meiden nephrotoxischer Substanzen (v.a. Aminoglykoside, NSAID)

Nicht sinnvoll sind:

- Dopamin „in Nierendosis"
- Diuretika als Therapie eines ANV (können aber zum Volumenmanagement eingesetzt werden)

12.2.3 AKI bei Kontrastmittelgabe (CA-AKI)

Die **kontrastmittelassoziierte Nephropathie** (CA-AKI) wurde über Jahrzehnte als eine der häufigsten Formen der akuten Nierenfunktionsverschlechterung im stationären Bereich angesehen. Tatsächlich besteht bei Patienten, die aufgrund einer schon bestehenden Erkrankung eine KM-Untersuchung benötigen, bereits ein deutlich erhöhtes Risiko für das Auftreten einer AKI. Das zusätzliche Risiko durch das KM selbst scheint nach neueren Untersuchungen nur sehr gering zu sein. Daher sprechen wir inzwischen von einer nur KM-assoziiertem AKI.

Risikoeinschätzung

Zunahme des Risikos mit abnehmender Nierenfunktion (eGFR < 60 ml/Min.). Begleitende Herzinsuffizienz und langjähriger Diabetes mellitus erhöhen das Risiko für eine AKI stark. Allgemein sind alle Zustände, die mit einer eingeschränkten renalen Perfusion einhergehen, Risikofaktoren. Hierzu zählen auch Hypotonie, Exsikkose, Sepsis oder die Einnahme nichtsteroidaler Antiphlogistika (NSAID). Das Auftreten einer AKI erhöht die Mortalität erheblich und sollte daher unbedingt vermieden werden. Hierzu kann eben auch die indizierte Untersuchung mit KM hilfreich sein!

Prävention der CA-AKI durch Volumengabe

- Eine Vielzahl von Maßnahmen wurde in vielen Studien untersucht. Die Datenlage ist jedoch für alle Maßnahmen äußerst heterogen: **Präventive Hydrierung (nicht mehr empfohlen):** Große Studien der letzten Jahre konnten keinen Vorteil einer präventiven Hydrierung zeigen. Dies gilt für alle untersuchten Lösungen. Im Gegenteil erhöht diese Maßnahme das Risiko einer kardialen Dekompensation und steigert die Kosten. Allerdings sollte umgekehrt kein Patient exsikkiert in eine KM-Untersuchung gehen.
- **Mannitol oder Schleifendiuretika (nicht empfohlen)**
- **Statine (nicht empfohlen):** sehr heterogene Datenlage
- **ACC (nicht empfohlen):** Nach einer Vielzahl initial positiver Studien inzwischen viele negative Studien, nicht mehr empfohlen.

MERKE

! Keine Angst vor Kontrastmittel aber vor AKI! Eine AKI tritt kaum durch KM aber i.R. der Grunderkrankung auf. Eine AKI i.R. der bestehenden Grunderkrankung selbst muss dringend vermieden werden, da es die Mortaltät erhöht!

! Daher dürfen therapierelevante Untersuchungen mit KM dem Patienten nicht vorenthalten werden, um eine möglichst optimale Therapie der Grunderkrankung anstreben zu können.

12.2.4 AKI perioperativ

Das **Risiko für eine perioperative AKI** ist v.a. bei kardiochirurgischen Eingriffen unter Einsatz einer Herz-Lungen-Maschine besonders hoch, kann jedoch prinzipiell bei allen Eingriffen auftreten. Da der Zeitpunkt des „renalen Traumas" durch die Operation vorgegeben ist, müsste hier eine Prävention einer AKI besonders effektiv durchführbar sein. Trotz einer Vielzahl diskutierter Maßnahmen gibt es aber nach wie vor **keine gesicherte Prävention oder Therapie** der perioperativen AKI! Diskutiert werden:

- **Statine (nicht empfohlen):** sehr heterogene Datenlage. Ein Neuansetzen eines Statins vor Operation kann sogar zu einer erhöhten Rate an AKI führen. Statine können perioperativ bei Patienten fortgeführt werden, die bereits damit therapiert waren.

Bei Patienten ohne Statin sollte vor herzchirurgischem Eingriff nicht mit einem Statin begonnen werden.

- **Levosimendan (nicht empfohlen):** Randomisierte Studien konnten keine positiven Effekte belegen.
- **Bikarbonatgabe zur Urinalkalisierung (nicht empfohlen):** kein Effekt auf das Auftreten einer AKI. Im Gegenteil: Gefahr von mehr Alkalosen und längeren Beatmungszeiten.
- **Fenoldapam (nicht empfohlen):** kein Effekt. Im Gegenteil: höhere Rate an perioperativer Hypotonie.
- **Ischämische Präkonditionierung (nicht empfohlen):** Versuch einer AKI-Prävention durch präoperative Ischämieinduktion nach Narkoseeinleitung in einem „entfernten" also „remoten" Gefäßgebiet. Meist am Oberarm durch Aufblasen einer RR-Manschette über den systolischen Blutdruck für 3 × 5 Min. Positive Effekte auf das Auftreten einer AKI in vielen kleineren oder monozentrischen Studien gezeigt. In zwei großen multizentrischen RCT jedoch ohne Effekt!

12.3 Nierenersatztherapie

12.3.1 Zeitpunkt des Beginns

Die Frage, wann eine **Nierenersatztherapie** bei Patienten mit ANV begonnen werden sollte, wird sehr unterschiedlich behandelt und ist häufig empirisch bzw. abhängig von der jeweiligen institutionellen Praxis. Der klinische Untersuchungsbefund in Kombination mit Laborwerten, Krankheitsverlauf und Grunderkrankung sollte über die Einleitung einer Nierenersatztherapie entscheiden. Spätestens bei **Vorliegen „absoluter" Dialyseindikationen** (➤ Tab. 12.4) muss ein Nierenersatzverfahren begonnen werden.

Da das akute Nierenversagen ausgeprägte Effekte auf verschiedene biologische Funktionen ausübt (➤ Tab. 12.1), könnte gerade ein **früher Beginn**, vor Eintreten einer absoluten Indikation zum Nierenersatz, schwere Entgleisungen des Stoffwechsels und die damit verbundenen negativen Konsequenzen eines akuten Nierenversagens vermeiden helfen. Dies gilt besonders in der Situation des septischen Organversagens. Auf der anderen Seite kann Nierenersatz selbst eine ganze Reihe **negativer Folgen** haben, da Nierenersatz selbst z. B. das Immunsystem beeinflusst oder Blutungskomplikationen auslösen kann. Besonderer Bedeutung kommt der meist unerkannten und meist ungewollten Entfernung vieler anderer Substanzen aus dem Blut zu, wie z. B. Hormonen, Spurenelementen, Vitaminen, Nährstoffen, aber vor allem auch Medikamenten wie Antibiotika. In diesem Zusammenhang wurde der Begriff eines **„Dialyt- oder Filtrationstraumas"** geprägt. Dieses potenzielle Trauma eines Nierenersatzes muss immer gegenüber dem potenziellen Nutzen bei der Entscheidung zum Beginn gegenübergestellt werden.

Eine Reihe großer randomisierter Studien der letzten Jahre findet keinen positiven Effekt eines frühen (also vor Auftreten absoluter Indikationen) Beginns einer Nierenersatztherapie bei Patienten im Stadium II oder III eines AKI. Ein eher abwartendes Vorgehen wird daher empfohlen. Wichtig wäre allerdings für die Zukunft eine bessere Risikostratifizierung bzgl. der Aussage, welcher Patient im weiteren Verlauf unweigerlich nierenersatzpflichtig werden wird, zu erreichen. Solche Patienten könnten möglicherweise dann von einem früheren Beginn durch raschere metabolische Kontrolle und Verhinderung von Notfallindikationen profitieren. Umgekehrt muss bei Patienten, die eine hohe Wahrscheinlichkeit einer spontanen Erholung der Nierenfunktion haben, der dann unnötige Einsatz eines Nierenersatzverfahrens vermieden werden. Die AKI-Stadien scheinen wenig hilfreich, um diese Risikostratifizierung zu erreichen. Möglicherweise sind hier klinische Parameter wichtiger. Auch neue Biomarker oder Prädiktionsmodelle können hier in Zukunft möglicherweise eine bessere Vorhersage ermöglichen, wer von einem dann „rechtzeitigen" Beginn eines Nierenersatzverfahrens profitieren könnte.

Ein rein „prophylaktischer" Beginn eines Nierenersatzes bei Patienten noch ohne erkennbare AKI scheint in jedem Falle auch bei Patienten mit septischem Schock nicht sinnvoll zu sein. Vor Auftreten eines Anstiegs von Serumkreatinin oder Harnstoff bzw. ohne Oligurie sollte ein Nierenersatzverfahren daher nicht begonnen werden.

Tab. 12.4 Klassische „absolute" Indikationen zum Beginn eines Nierenersatzverfahrens.

Renal	**Urämie** • Azotämie • Neuropathie, Myopathie • Enzephalopathie (Verschlechterung des mentalen Status) • Perikarditis
	Volumenüberladung (Overload of Fluids) • Ödeme • Lungenödem • Oligurie < 200 ml Urinvolumen in 12 h • Anurie < 50 ml in 12 h
	Elektrolyte • Hyperkaliämie (K^+ > 6,5 mmol/l) • Na^+-Störungen
	Säure-Basen-Haushalt (Acid-Base): metabolische Azidose (pH < 7,0)
Nicht renal	**Intoxikationen:** mit dialysierbarem Toxin

ALS FAUSTREGEL GILT

Beginn Nierenersatz

- Ein **Nierenersatzverfahren** sollte spätestens bei Vorliegen lebensbedrohlicher Komplikationen im Elektrolyt-, Volumen- oder Säure-Basen-Haushalt begonnen werden. Ansonsten ist nach derzeitiger Datenlage bei Patienten im AKI-Stdium II–III ein abwartendes Vorgehen zu rechtfertigen.
- **„Früher"** Beginn des Nierenersatzes bei schwer kranken Patienten: Das Auftreten klassischer absoluter Dialyseindikationen wie Urämie, Hypervolämie, Hyperkaliämie oder metabolischer Azidose sollte gerade bei schwer kranken Patienten nicht abgewartet werden. Eine klare Regel was „früh" bedeutet gibt es mangels klarer Daten jedoch **nicht.** Besonders Patienten, die im weiteren Verlauf so oder so nierenersatzpflichtig werden, könnten von einem früheren Beginn und einer rascheren metabolischen Kontrolle oder Kontrolle des Volumenhaushalts profitieren.
- Bei der **Entscheidung zum Nierenersatz** sollte das gesamte klinische Bild des Patienten berücksichtigt werden. Dabei spielen Faktoren, die durch Nierenersatz günstig beeinflusst werden können, oder der Trend von Laborwerten eine wichtigere Rolle als einzelne Laborwerte bzw. das AKI-Stadium nach KDIGO.

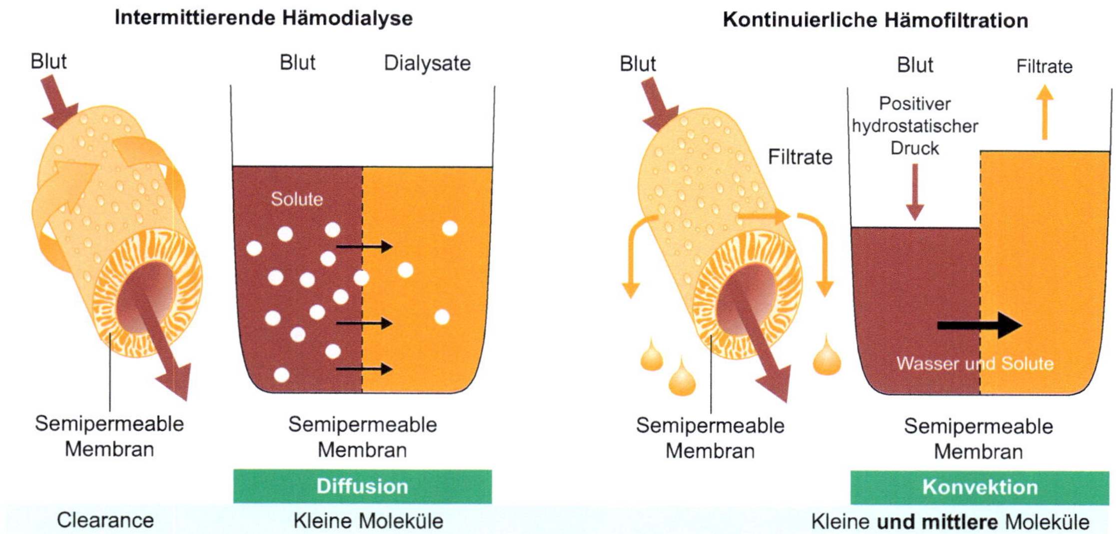

Abb. 12.2 Mechanismen der Diffusion und Konvektion in der Nierenersatztherapie [L231]

12.3.2 Verfahrenswahl

Prinzipiell sind Dialyseverfahren von Filtrationsverfahren zu unterscheiden. Benutzen **Dialyseverfahren** als treibende Kraft zur Entfernung von Stoffen aus dem Blut die Diffusion, kommt bei **Filtrationsverfahren** der Konvektion die entscheidende Bedeutung zu (➤ Abb. 12.2). Da durch Diffusion sehr effektiv und rasch kleine Moleküle entfernt werden können, werden diffusive Verfahren häufig intermittierend eingesetzt. Konvektive Verfahren ermöglichen eine langsame, hämodynamisch oft besser verträgliche Stoffentfernung, müssen daher aber über einen längeren Zeitraum – meist kontinuierlich – eingesetzt werden. Beide Prinzipien der Stoffentfernung können aber auch in Hybridverfahren mit dann sehr unterschiedlicher Behandlungsdauer kombiniert werden.

Bei Patienten mit einer AKI, auch im Rahmen einer schweren Sepsis oder eines septischen Schocks, ist ein kontinuierliches, **konvektives venovenöses Nierenersatzverfahren** (z. B. CVVH) gegenüber einem **intermittierendem diffusivem Verfahren** (intermittierende Hämodialyse, IHD) prinzipiell als gleichwertig anzusehen (Empfehlungsgrad A). Metaanalysen zeigten keinen signifikanten Unterschied bzgl. der Letalität von Patienten, die mit kontinuierlichen vs. intermittierenden Nierenersatzverfahren behandelt wurden.

Bei hämodynamisch instabilen septischen Patienten kann eine CVVH im Vergleich zu einer konventionellen IHD allerdings besser verträglich sein und die Flüssigkeitsbilanzierung erleichtern (Empfehlungsgrad B). Durch Modifikation einer IHD (z.B. längere Dialysezeiten, gekühltes Dialysat, reduzierter Blut- und Dialysatfluss) kann aber eine einer CVVH gleichwertige hämodynamische Stabilität erreicht werden.

Letztendlich ist es die Aufgabe des behandelnden Intensivmediziners im Sinne einer „Differenzialtherapie des ANV" das jeweilige Verfahren einzusetzen, dass zugeschnitten auf den individuellen Patienten und dessen aktuelle klinische Situation die größtmöglichen Vorteile bietet. Auch der Einsatz von Hybridverfahren (z. B. Slow Low Efficient Daily Dialysis, SLEDD-Verfahren), die die verschiedenen Vorteile kombinieren, ist hier oft sinnvoll. Einen Überblick über verschiedene Vor- und Nachteile der Verfahren, bezogen auf die grundlegenden Verfahren Hämodialyse und Hämofiltration, gibt ➤ Tab. 12.5.

12.3.3 Antikoagulation

Um das „Trauma" einer Nierenersatztherapie zu verringern, kommt auch der benötigten **Antikoagulation** eine große Rolle zu (Vermeiden von Blutungen, Clotting des extrakorporalen Kreislaufes etc.). Den **Standard** stellt hier nach wie vor **unfraktioniertes Heparin** dar. Fraktionierte Heparine sollten aufgrund starker Kumulation bei septischen Patienten mit einer AKI nicht angewandt werden. Das Verfahren einer nur regionalen Antikoagulation mittels **Citrat (RCA)** findet dagegen eine zunehmende Verbreitung. Bei den verschiedenen Verfahren einsetzbar scheint die regionale Citrat-Antikoagulation sicher und kann systemische Blutungskomplikationen vermeiden sowie Filterstandzeiten verlängern. Allerdings scheint eine RCA zu einem vermehrten Auftreten von Neuinfektionen zu führen. Die Gründe hierfür sind noch unklar. Ein verbessertes Outcome der Patienten konnte allerdings auch in einer großen RCT nicht gezeigt werden.

Lange galt eine ausreichend hohe Dosis von mind. 35 ml/kg KG/h an CVVH bzw. die tägliche Hämodialyse als „Goldstandard" gerade bei septischen Patienten. Neuere Studien konnten einen Überlebensvorteil einer höheren Dosis (> 20–25 ml/kg KG/h) jedoch nicht mehr nachweisen.

Aktuell muss bei kritisch kranken Patienten mit ANV eine ausreichend hohe Dosis eines Nierenersatzverfahrens (CVVH oder CVVHDF: mind. > 20–25 ml/kg KG/h Ultrafiltrationsrate, IHD: mind. 3 ×/Wo., Kt/Vurea 1,2–1,4) empfohlen werden. Allerdings muss bei der Verschreibung der Dosis berücksichtigt werden, dass diese unter klinischen Bedingungen oft nicht erreicht werden (Unterbrechung

Tab. 12.5 Vorteile und Nachteile der akuten Nierenersatzverfahren

	CRRT	SLEDD	IHD
Hämodynamische Stabilität	++	++	–
Flüssigkeitsmanagement	++	++	–
Reduziertes Risiko für Dysäquilibrium	++	+	–
Notfallbehandlung einer Elektrolytentgleisung	––	–	++
Bedarf an Antikoagulation	––	–	+
Thrombozytenaktivierung/-verlust	––	–	+
Fiebersenkung	++	+	–
Patientenmobilität	–	+	++
Medikamentendosierung/-elimination	–	–	+
Verlust von Spurenelementen/Elektrolyten	–	+	+
Materialkosten	––	+	++

+ Vorteile; – Nachteile; CRRT = kontinuierliches Nierenersatzverfahren, SLEDD = Slow Low Efficient Daily Dialysis; IHD = intermittierende Hämodialyse

der Behandlung durch Untersuchungen, Transporte, Filterprobleme, Blutungen etc.).

MERKE

! Um eine **empfohlene CVVH-Dosis** von 20–25 ml/kg KG/h zu erreichen, müssen oft 25–30 ml/kg KG/h verschrieben werden!

12.3.4 Nicht renale Indikation

Konventionelle Nierenersatzverfahren (CVVH und IHD) sind **nicht geeignet,** die Plasmakonzentrationen von Entzündungsmediatoren bei Patienten mit schwerer Sepsis bzw. septischem Schock signifikant zu beeinflussen. Über eine renale Indikation hinaus kann ihr Einsatz daher nicht empfohlen werden.

Neuere extrakorporale Verfahren mit dem Ziel einer gesteigerten Elimination von Entzündungsmediatoren (z. B. High-Volume-Hämofiltration [HVHF], High-Cut-of-Hämofiltration, Endotoxinadsorbtion, Immunadsorption) sind prinzipiell geeignet, die Plasmakonzentrationen bestimmter Mediatoren zu beeinflussen. Nutzen und Gefahren dieser Methoden z. B. für den septischen Patienten, müssen jedoch in randomisierten Outcome-Studien überprüft werden. Außerhalb von Studien kann der Einsatz dieser **Verfahren zur Therapie der schweren Sepsis bzw. des septischen Schocks** derzeit **nicht empfohlen** werden.

Essentials für die Hausarztpraxis

- Ein AKI tritt häufig **im Verlauf eines Krankenhausaufenthalts** auf (bis zu 20%).
- Eine bereits **vorbestehende chronische Nierenerkrankung** stellt einen wichtigen **Risikofaktor** dar. Falls vorliegend, sollte dies und vorbestehende Nierenwerte unbedingt mitgeteilt werden.
- Die Ätiologie eines AKI ist häufig multifaktoriell. **Schwere Infektionen/Sepsis** und **Nebenwirkungen von Medikamenten** stellen die **häufigsten Ursachen** dar.
- Das zusätzliche Risiko einer Nierenschädigung durch **Kontrastmittel** selbst scheint sehr gering zu sein. Keinem Patienten sollte daher eine indizierte KM-Untersuchung aufgrund der Angst einer Verschlechterung der Nierenfunktion verwehrt werden.
- Derzeit gibt es **keine gesicherte Prävention oder Therapie** eines AKI.
- Nach durchgemachter AKI ist das Risiko, selbst nach vollständiger Erholung der Nierenfunktion, über Jahre erhöht, um im Verlauf eine chronische oder auch dialysepflichtige Nierenerkrankung zu entwickeln. Eine nephrologische Nach- oder Mitbetreuung dieser Patienten ist in vielen Fällen wichtig.

LITERATUR

Ad-hoc working group of ERBP, Fliser D, Laville M et al.: A European Renal Best Practice (ERBP) position statement on the Kidney Disease Improving Global Outcomes (KDIGO) Clinical Practice Guidelines on Acute Kidney Injury: part 1: definitions, conservative management and contrast-induced nephropathy. Nephrol Dial Transplant 27 (2012) 4263–4272.

Brunkhorst FM, Weigand MA, Pletz M et al.: S3-Leitlinie Sepsis – Prävention, Diagnose, Therapie und Nachsorge. Langfassung. Med Klin Intensivmed Notfmed 2020. doi:10.1007/s00063-020-00685-0.

Gaudry, S, Hajage D, Benichou N et al.: Delayed versus early initiation of renal replacement therapy for severe acute kidney injury: a systematic review and individual patient data meta-analysis of randomised clinical trials. Lancet 395 (2020) 1506–1515.

John S: Nierenersatztherapie als mögliches Trauma im akuten Nierenversagen. Med Klin Intensivmed Notfmed 109 (2014) 342–347.

John S, Eckardt KU: Renal replacement strategies in the ICU. Chest 132 (2007) 1379–1388.

KDIGO Clinical Practice Guideline for acute kidney injury: Kidney Intern 2 (Suppl) (2012) 1–138.

Jörres A, John S, Lewington A et al.: A European Renal Best Practice (ERBP) position statement on the Kidney Disease Improving Global Outcomes (KDIGO) Clinical Practice Guidelines on Acute Kidney Injury: part 2: renal replacement therapy. Nephrol Dial Transplant 28 (2013) 2940–2945.

Kellum JA, Ronco C: Results of RENAL – What is the optimal CRRT target dose? Nat Rev Nephrol 6 (2011) 191–192.

Williams L-MS, Walker GR, Loewenherz JW et al.: Association of contrast and acute kidney injury in the critically ill. A propensity-matched study. Chest 157(4) (2020) 866–876.

Zarbock A, Küllmar M, Kindgen-Milles D et al.: Effect of regional citrate anticoagulation vs systemic heparin anticoagulation during continuous kidney replacement therapy on dialysis filter life span and mortality among critically ill patients with acute kidney injury a randomized clinical trial. JAMA 324 (2020) 1629–1639.

KAPITEL

13 Chronische Nierenerkrankung

Ulf Schönermarck und Michael Fischereder

Kernaussagen

- Der Terminus **chronische Nierenerkrankung** (Chronic Kidney Disease, CKD) ist durch das Vorliegen eines strukturellen Nierenschadens und/oder einer Einschränkung der Nierenfunktion unabhängig von der renalen Grunderkrankung definiert, die über mind. 3 Mon. vorliegen müssen. Der im deutschen Sprachgebrauch weiterhin übliche Begriff der chronischen Niereninsuffizienz beschreibt allein den Funktionszustand der Nieren. Die CKD wird anhand der geschätzten glomerulären Filtrationsrate (eGFR) und der Albuminurie in die Stadien G1–G5 und A1–A3 eingeteilt.
- Die **Quantifizierung** der Niereninsuffizienz erfolgt in der Praxis mit Formeln, die Serumkreatinin, Alter, Geschlecht und ethnische Herkunft berücksichtigen. Die am meisten benutzten Formeln sind die CKD-EPI-Formel und die abgekürzte MDRD-Formel (MDRD abb).
- Bei der **Abklärung** einer CKD müssen reversible Ursachen einer Niereninsuffizienz ausgeschlossen werden.
- Diabetes mellitus, chronische Glomerulonephritiden und hypertensive Nierenschäden sind die **häufigsten Ursachen** einer irreversiblen CKD in Deutschland.
- Wichtigste **Folgen** der Niereninsuffizienz stellen die renale Anämie, Störungen des Mineralhaushalts und Knochenstoffwechsels, die arterielle Hypertonie und die metabolische Azidose dar.
- **ACE-Hemmer**, alternativ Angiotensin-II-Rezeptorblocker (ARB), reduzieren bei proteinurischen Patienten mit CKD nicht nur die Proteinurie, sondern auch die Progression der Niereninsuffizienz. Diese Medikamente sind auch die **Mittel der ersten Wahl** zur **Behandlung der Hypertonie** bei CKD.
- Zu den allgemeinen Maßnahmen zur **Progressionsverminderung** einer CKD zählen neben der Behandlung mit einem ACE-Hemmer oder ARB eine Reduktion des Kochsalzkonsums (< 5 g/d), eine moderate diätetische Eiweißrestriktion (0,8 g/kg KG/d), die Einstellung eines möglichen Nikotinkonsums und bei gleichzeitigen kardiovaskulären Erkrankungen die Absenkung des LDL-Cholesterins mit einem Statin.
- SGLT-2-Inhibitoren senken bei Patienten mit Diabetes mellitus Typ 2 neben der kardiovaskulären Morbidität und Mortalität auch das Progressionsrisiko der chronischen Nierenerkrankung. Neuere Studien legen einen vergleichbaren Effekt bei CKD-Patienten ohne Diabetes mellitus nahe.
- Die **renale Anämie** sollte mit ESA (Erythropoietin Receptor Stimulating Agents) auf einen Ziel-Hämoglobinwert von 10–11,5 g/dl eingestellt werden. Ein höherer Hb-Wert ist mit dem Risiko vermehrter kardiovaskulärer Ereignisse assoziiert. Vor Therapiebeginn und bei ungenügendem Ansprechen auf ESA muss in erster Linie ein Eisenmangel ausgeschlossen und behandelt werden, wobei die Zielwerte für Ferritin und Transferrin-Sättigung höher als bei Nierengesunden liegen.
- Die Behandlung des **sekundären Hyperparathyreoidismus** im Rahmen der CKD-MBD (Chronic Kidney Disease – Mineral and Bone Disease) erfolgt neben einer Diät mit Phosphatbindern und aktiven Vitamin-D-Präparaten sowie Kalzimimetika und erfordert viel Erfahrung. Hauptfehler stellen eine ungenügende Behandlung der Hyperphosphatämie mit dem Risiko extraossärer Verkalkungen in Gefäßen und im Bindegewebe dar.
- Eine **metabolische Azidose** sollte mit Natriumhydrogenkarbonat auf Plasmawerte von > 22 mmol/l eingestellt werden, wobei eine Überkorrektur vermieden werden muss: 28 mmol/l dürfen nicht überschritten werden.
- Die **Dosierung von Medikamenten**, die renal ausgeschieden werden, muss bei eingeschränkter Nierenfunktion dem Stadium der Niereninsuffizienz angepasst werden. **Nephrotoxische Medikamente** sollten bei Niereninsuffizienz **vermieden** werden.
- Für die **Nierenersatztherapie** stehen bei Eintritt der Dialysepflichtigkeit – fortgeschrittenes Stadium G5 – verschiedene Hämodialyseverfahren, die Peritonealdialyse (CAPD) und die (präemptive) Nierentransplantation zur Verfügung. Klinische Gesichtspunkte bestimmen die Grenze der konservativen Behandelbarkeit bei fortgeschrittener Niereninsuffizienz und nur selten die Werte für Kreatinin, eGFR oder Harnstoff.

13.1 Vorbemerkungen

Der Terminus **chronische Nierenerkrankung** (Chronic Kidney Disease, CKD) ist durch das Vorliegen eines strukturellen Nierenschadens und/oder eine Einschränkung der Nierenfunktion auf eine GFR < 60 ml/Min./1,73 m^2 unabhängig von der renalen Grunderkrankung definiert, die über mind. 3 Mon. vorliegen müssen. Der im deutschen Sprachgebrauch weiterhin übliche Begriff der chronischen Niereninsuffizienz beschreibt allein die **Filtrationsleistung** der Nieren. In den letzten Jahren hat sich ausgehend von der Stadieneinteilung der chronischen Niereninsuffizienz nach den K/DOQI-Leitlinien die internationale Einteilung nach der KDIGO (Kidney Disease – Improving Global Outcomes) im klinischen Alltag etabliert. Diese berücksichtigt sowohl die geschätzte Nierenfunktion als auch die Albuminausscheidung und ermöglicht eine deutlich verbesserte Prognosebeurteilung.

Grundlage ist in aller Regel die **geschätzte glomeruläre Filtrationsrate** (**e**stimated **G**lomerular **F**iltration **R**ate, eGFR), für die verschiedene Formeln zur Verfügung stehen (➤ Tab. 13.1). Die **Korrekturfaktoren** für Frauen und Afroamerikaner berücksichtigen den bei diesem Personenkreis prozentual abweichenden Anteil der Muskelmasse am Körpergewicht.

Möglich ist natürlich auch die Bestimmung der **endogenen Kreatinin-Clearance** aus dem Kreatinin in Sammelurin und im Serum. Durch Sammelfehler ist aber die endogene Kreatinin-Clearance häufig schlecht reproduzierbar, sodass sich die eGFR unter Zugrundelegung des Serumkreatinins mehr und mehr durchgesetzt hat und für klinische Belange ausreicht.

Tab. 13.1 Formeln zur Bestimmung der glomerulären Filtrationsrate in ml/Min. (GFR)

Kreatinin-Clearance aus Kreatinin in Serum und Sammelurin als Annäherung an die GFR
Direkt bestimmte GFR aus Kreatinin in Serum und Sammelurin Kreatinin-Clearance = Kreatinin im 24-h-Urin [mg/dl] × Urinmenge in 24 h [ml] ÷ Serumkreatinin [mg/dl] × 1440
Formeln für die geschätzte GFR (eGFR)
CKD-EPI-Formel eGFR [ml/Min.] = 141 × min. (Serumkreatinin/k, $1)^{a}$ × max. (Serumkreatinin/k, $1)^{-1,209}$ × $0{,}993^{Alter}$ [J.] • Bei Frauen × 1,018, bei Afroamerikanern × 1,159 • Serumkreatinin in mg/dl • a = –0,329 bei Frauen und –0,411 bei Männern • k = 0,7 bei Frauen und 0,9 bei Männern min. bedeutet Minimum des Serumkreatinins/k oder 1, max. bedeutet Maximum des Serumkreatinins/k oder 1
Abgekürzte MDRD-Formel (MDRD abb) eGFR [ml/Min.] = 186 × (Serumkreatinin [mg/dl]) $^{-1,154}$ × (Alter [J.]$)^{-0,203}$ Bei Frauen × 0,742, bei Afroamerikanern × 1,212
Vollständige MDRD-Formel eGFR [ml/Min.] = 170 × (Serumkreatinin [mg/dl]$)^{-0,999}$ × (Alter [J.]$)^{-0,176}$ × (Harnstoff [mg/dl]/2,144$)^{-0,170}$ × Albumin [g/dl]$)^{0,318}$ bei Frauen × 0,762, bei Afroamerikanern × 1,180
CKD-EPI-Kreatinin-Cystatin-C-Formel eGFR [ml/Min.] = 135 × min. (Serumkreatinin/k, $1)^{a}$ × max. (Serumkreatinin/k, $1)^{-0,601}$ × min. (Serum-Cystatin C/0,8, $1)^{-0,375}$ × max. (Serum-Cystatin C/0,8, $1)^{-0,711}$ × $0{,}995^{Alter}$ • Bei Frauen × 0,969, bei Afroamerikanern × 1,08 • Serumkreatinin in mg/dl, Serum-Cystatin C in mg/l • a = –0,248 bei Frauen und –0,207 bei Männern • k = 0,7 bei Frauen und 0,9 bei Männern min. bedeutet Minimum des Serumkreatinins/k oder 1, max. bedeutet Maximum des Serumkreatinins/k oder 1; min. bedeutet Minimum des Serum-Cystatin C/0,8 oder 1, max. bedeutet Maximum des Serum-Cystatin C/0,8 oder 1
Cockroft-Gault-Formel eGFR = (140 – Alter [Jahre] × KG [kg]) ÷ Serumkreatinin [mg/dl] × 72 (bei Frauen × 0,85)
Die GFR-Werte sollten auch noch auf die Standard-Körperoberfläche von 1,73 m^2 bezogen werden. Die Körperoberfläche (KO) kann z.B. mit folgender Formel nach Mosteller errechnet werden: KO [m2] = √Größe [cm] × Gewicht [kg] ÷ 60

Weitere Informationen

Clearance-Rechner

Es besteht die Möglichkeit über das Internet verschiedene Clearance-Rechner herunterzuladen, Stichworte **„Clearance-Rechner“** und **„CKD-EPI-Formel“**.

Insbesondere die **CKD-EPI-Formel** (Chronic Kidney Disease – Epidemiology Collaboration) und die abgekürzte **MDRD-Formel** (MDRD abb, abbreviated Modified Diet in Renal Disease) werden von klinisch-chemischen Labors benutzt, um die GFR zu berechnen, da hierfür nur die Parameter Serumkreatinin, Alter, Geschlecht und ethnische Zugehörigkeit benötigt werden. Die MDRD-Formel **unterschätzt** aber häufig die wahre GFR. Weiterhin ist sie nur evaluiert für den GFR-Bereich zwischen 20 und 60 ml/Min. Die Formel erlaubt für Werte < 20 ml/Min. (CKD-Stadium G4–5) bzw. > 60 ml/Min. (CKD-Stadium G1–2) keine genauere Quantifizierung.

Tab. 13.2 Diagnoseverteilung aller von Quasi-Niere erfassten lebenden erwachsenen Dialysepatienten mit Stichtag 31.12.2006 (N = 48.535) in Deutschland (Quasi-Niere-Bericht 2006–2007). In Klammern angegeben ist der prozentuale Anteil unter den Patienten, die im gleichen Zeitraum neu mit der Dialyse begonnen haben und einen Anstieg der Bedeutung des Diabetes mellitus zeigen.

Erkrankung	Anteil der prävalenten (inzidenten) Patienten [%]
Diabetes mellitus 1 u. 2 • Diabetes mellitus 2 • Diabetes mellitus 1	• 28 (34) • 24 (32) • 4 (2)
Glomerulonephritis	19 (13)
Vaskuläre Nephropathie	17 (24)
Interstitielle Nephritis	12 (8)
Unbekannte Genese	10 (8)
Zystennieren	7 (5)
Verschiedene Erkrankungen	4 (4)
Systemerkrankungen	3 (4)
Hereditär, kongenital	1 (1)

Die **CKD-EPI-Formel** zeigt Vorteile gegenüber der MDRD-Formel besonders bei einer GFR von > 60 ml/Min. Die zusätzliche Bestimmung von Cystatin C im Serum als Marker der Nierenfunktion und die GFR-Berechnung durch Formeln, die sowohl Kreatinin als auch Cystatin C berücksichtigen, ermöglicht eine noch bessere Annäherung, ist aber i.d.R. im klinischen Alltag verzichtbar.

! **Ergebnisse der eGFR** dienen im klinischen Alltag in erster Linie als **Grundlage für die Medikamentendosierung** bei Niereninsuffizienz.

13.2 Grunderkrankungen

Die renalen Erkrankungen, die im Erwachsenenalter in Deutschland zu einer chronischen dialysepflichtigen Niereninsuffizienz führen, sind in ➤ Tab. 13.2 zusammengefasst. In den letzten Jahren ist eine **absolute und relative Zunahme** besonders des Diabetes mellitus Typ 2 und der vaskulären Nephropathien als Ursachen einer dialysepflichtigen Niereninsuffizienz zu beobachten.

13.3 Stadien

Eine **chronische Nierenerkrankung kann angenommen werden,** wenn pathologische strukturelle und/oder funktionelle Nierenbefunde erhoben werden, die über mind. 3 Mon. persistieren:

- pathologischer Urinbefund, z.B. Proteinurie, Albuminurie, Mikroalbuminurie, Hämaturie,

Tab. 13.3 Stadieneinteilung chronischer Nierenerkrankungen (CKD) nach KDIGO unter Berücksichtigung von Nierenfunktion (GFR) und Albuminurie

Stadium	GFR [ml/Min./1,73m²]	Beschreibung	Maßnahmen
G1	≥ 90	Nierenerkrankung mit normaler/erhöhter GFR	Behandlung von Grunderkrankung, Hypertonie u. Komorbidität
G2	60–89	Leichte Niereninsuffizienz	Wie Stadium G1
G3a	45–59	Leichte bis mittelgradige Niereninsuffizienz	Progressionsverzögerung, Komplikationen
G3b	30–44	Mittelgradige bis schwere Niereninsuffizienz	Wie Stadium G3a
G4	15–29	Hochgradige Niereninsuffizienz	Vorbereitung für Nierenersatztherapie
G5	< 15	Terminale Niereninsuffizienz	Beginn der Nierenersatztherapie nach klinischen Kriterien
Stadium	**Albuminurie**	**Beschreibung**	
A1	< 30 mg/g (< 3 mg/mmol)	Normal bis leicht erhöht	
A2	30–299 mg/g (3–30 mg/mmol)	Mäßig erhöht (Mikroalbuminurie)	
A3	≥ 300 mg/g (≥ 30 mg/mmol)	Stark erhöht oder nephrotisch (Makroalbuminurie)	

- eine Einschränkung der Nierenfunktion auf eine GFR < 60 ml/Min./1,73 m^2 unabhängig von der renalen Grunderkrankung,
- pathologischer Befund in der Bildgebung der Nieren, z.B. Schrumpfnieren, Zystennieren, pathologische Veränderungen in der Nierenbiopsie oder eine vorausgegangene Nierentransplantation.

Ausgehend von den Empfehlungen der National Kidney Foundation (NKF) der USA und der überarbeiteten Einteilung der KDIGO wird die **exkretorische Nierenfunktion** bei Nierenerkrankungen in **6 Stadien (G1–5)** eingeteilt (➤ Tab. 13.3). Aus dieser Stadieneinteilung leiten sich häufig allgemeine Therapieempfehlungen ab, die bei den einzelnen Stadien unterschiedlich sein können. Spätestens **ab dem Stadium G3** sollte eine **nephrologische Mitbetreuung** erfolgen, da sich sekundäre Störungen, z.B. sekundärer Hyperparathyreoidismus, renale Anämie und/oder arterielle Hypertonie, einstellen und die renale Funktionseinschränkung Änderungen der Medikamentendosierung bei renal eliminierten Substanzen bedingt. Zudem erfolgt eine Unterteilung in 3 Kategorien der Albuminurie (A1–3; ➤ Tab. 13.3).

13.3.1 Prognosebeurteilung

Die Stadieneinteilung der CKD nach KDIGO ermöglicht eine gute prognostische Risikobeurteilung in Bezug auf

- die Progression der Niereninsuffizienz bis zum Erreichen der Dialysepflichtigkeit,
- das Risiko für ein akutes Nierenversagen, aber auch für
- die kardiovaskuläre bzw. Gesamtmortalität der Patienten (➤ Abb. 13.1).

Im Allgemeinen gilt, dass das Risiko mit zunehmender Nierenfunktionseinschränkung und steigender Proteinurie wächst. Auch die Notwendigkeit einer nephrologischen Vorstellung lässt sich anhand der Risikoeinteilung gut abschätzen. Bei einer stark erhöhten Proteinurie – insbesondere im nephrotischen Bereich – sollte immer eine nephrologische Mitbeurteilung erfolgen.

13.3.2 Reversible Ursachen

Besteht der Verdacht einer **chronischen Niereninsuffizienz** müssen zunächst reversible Ursachen einschließlich einer akuten Nieren-

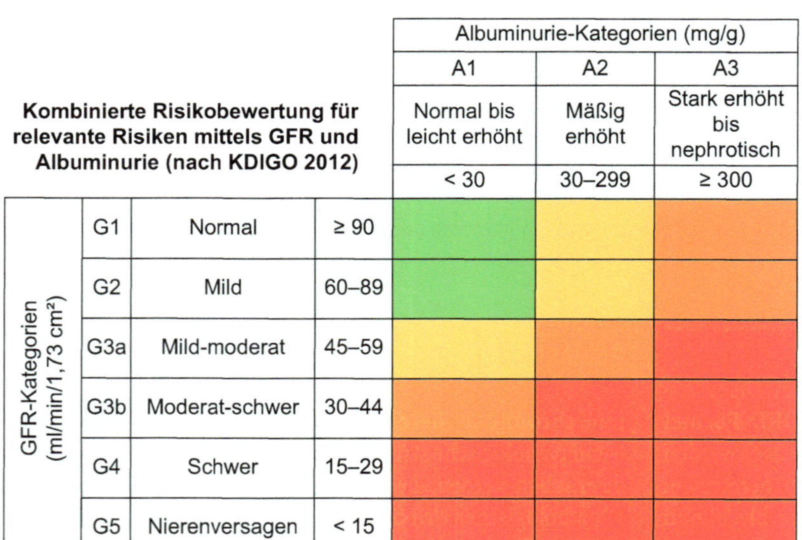

Abb. 13.1 Risikobewertung entsprechend der Stadieneinteilung der CKD nach KDIGO. Niedriges Risiko (weiß), mäßig erhöhtes Risiko (hellgrau), stark erhöhtes Risiko (grau), sehr stark erhöhtes Risiko (dunkelgrau). (modifiziert mit Erlaubnis von Macmillan Publishers Ltd: Kidney International. KDIGO CKD Work Group, KDIGO 2012 Kidney International, Supp. 3 [2013] 1–150) [F779-002]

Tab. 13.4 Wichtigste Ursachen einer reversiblen Nierenfunktionsverschlechterung

1	Hypovolämie, z.B. Durchfälle, Diuretika-Überdosierung, Blutungen
2	Intrarenale Minderperfusion, z.B. durch NSAR, ACE-Hemmer
3	Hypotonie
4	Nephrotoxische Medikamente, z.B. NSAR, Aminoglykoside und andere Antibiotika
5	Hyperkalzämie
6	Hypokaliämie
7	Hyperurikämie
8	Paraproteinämien
9	Akute interstitielle Nephritis
10	Akutes Nierenversagen bei vorbestehender chronischer Niereninsuffizienz
11	Postrenal, z.B. benigne Prostatahyperplasie

schädigung **ausgeschlossen** oder entsprechend behandelt werden. Mögliche **Ursachen** einer potenziell reversiblen Nierenfunktionsverschlechterung sind in ➤ Tab. 13.4 zusammengefasst. Sie können in aller Regel mit einfachen Mitteln diagnostiziert und gezielt behandelt werden.

Eine **Hypovolämie** durch Erbrechen, Durchfälle und übermäßigen Einsatz von Diuretika kann zu einer renalen Minderperfusion mit konsekutivem GFR-Abfall führen: akute Nierenschädigung bei vorbestehender chronischer Niereninsuffizienz (Acute on Chronic). Bei der Einschätzung ist der klinische Eindruck sehr wichtig. Eine gezielte **Flüssigkeits- und Elektrolytzufuhr** kann den Ausgangszustand häufig wiederherstellen.

Eine häufige Ursache einer passageren Verschlechterung der Nierenfunktion stellt der Einsatz von **Medikamenten** dar, die in die Mikrozirkulation der Nieren eingreifen und bei vorbestehender Niereninsuffizienz zu einem raschen Funktionsverlust führen können. Dies gilt für alle **nichtsteroidalen Antirheumatika** (NSAR), die bereits bei mittelgradiger Niereninsuffizienz nur mit dem Risiko eines akuten Nierenversagens eingesetzt werden können und deshalb nur mit Vorsicht gegeben werden sollten. Auch der unkontrollierte Einsatz von **ACE-Hemmern** und **Angiotensin-II-Rezeptorblockern** (ARB) kann zu einem raschen Zusammenbruch der exkretorischen Nierenfunktion führen, wenn diese Medikamente bei einem niereninsuffizienten Patienten neu und initial in zu hoher Dosis eingesetzt werden. In der letztgenannten Konstellation muss auch an das Vorliegen einer Nierenarterienstenose gedacht werden. Auch kann der sog. Triple Whammy, die Kombination aus ACE-Hemmer (bzw. ARB), NSAR und Diuretika, zu einer ausgeprägten Reduktion des glomerulären Perfusionsdrucks führen; er ist zudem mit einem erhöhten Risiko einer akuten Niereninsuffizienz verbunden.

Bei **kardialen Problemen**, z.B. bei Herzinsuffizienz durch reduzierte Pumpfunktion oder einen hämodynamisch wirksamen Perikarderguss mit Füllungsbehinderung des Herzens, kann ein Blutdruckabfall zu einer Verschlechterung der GFR führen („prärenales Nierenversagen").

Die Gabe von potenziell **nephrotoxischen Medikamenten** wie NSAR oder Aminoglykosiden, ist bei vorbestehender Niereninsuffizienz mit dem Risiko einer weiteren Nierenfunktionsverschlechterung assoziiert, weshalb ihr Einsatz dem möglichen therapeutischen oder diagnostischen Nutzen gegenübergestellt werden muss. Aktuelle Dosisempfehlungen finden sich in den Fachinformationen oder im Internet (www.dosing.de).

Eine **Hyperkalzämie** kann unabhängig von der Ursache zu einem akuten Nierenversagen oder zu einer Verschlechterung einer vorbestehenden Niereninsuffizienz führen. Neben den üblichen Ursachen – ossär metastasierende Tumorleiden, primärer Hyperparathyreoidismus – muss gerade bei niereninsuffizienten Patienten an eine Überdosierung mit Vitamin-D-Präparaten und kalziumhaltigen Phosphatbindern gedacht werden, die zur Behandlung der renalen Osteopathie eingesetzt werden.

Auch eine über Monate und Jahre bestehende **Hypokaliämie**, z.B. durch Abusus von Laxanzien oder Diuretika, kann zu einer Nierenfunktionsverschlechterung und gelegentlich sogar zu einer chronischen irreversiblen hypokaliämischen Nephropathie führen.

Besonders bei älteren Patienten mit Niereninsuffizienz sollte eine **Paraproteinämie** durch entsprechende Diagnostik in Serum und Urin – Immunfixation, freie Leichtketten – ausgeschlossen werden bzw. bei deren Nachweis gezielt behandelt werden.

Schwere **Hyperurikämien** mit Harnsäurespiegeln über 15 mg/dl treten häufig im Zusammenhang mit **Chemotherapien** – Tumorlyse-Syndrom – auf und können zu einer akuten Nierenfunktionsverschlechterung beitragen, die nach entsprechender Therapie (u.a. mit Rasburicase) meist weitgehend reversibel ist. Die Bedeutung einer milden Hyperurikämie per se ist weiterhin unklar.

Postrenale Harnabflussbehinderungen, z.B. Prostatahyperplasie, sollten mittels Sonographie ausgeschlossen und **entsprechend** behandelt werden.

Beim Einsatz einiger Medikamente kann ein **Anstieg des Serumkreatinins ohne gleichzeitige Erhöhung des Serumharnstoffs** beobachtet werden. Ursache kann eine Interferenz in der Bestimmungsmethode z.B. durch Cefoxitin, Flucytosin, aber auch durch Acetacetat bei der diabetischen Ketoazidose sein. Trimethoprim (Bestandteil von Cotrim), Cimetidin und Dronedaron vermindern dagegen die tubuläre Kreatininsekretion in der Niere und führen so zu einem Kreatininanstieg, der aber nicht durch eine Reduktion der GFR bedingt ist. Beide Effekte sind reversibel.

ALS FAUSTREGEL GILT

Erst wenn **reversible Ursachen einer Niereninsuffizienz ausgeschlossen** sind, kann von einer chronischen Niereninsuffizienz gesprochen werden.

13.4 Pathophysiologische Besonderheiten

Bei progredienter chronischer Niereninsuffizienz kommt es auch zu Störungen der **metabolischen** und **endokrinologischen Funktionen** der Nieren mit vielfältigen Folgen.

13

13.4.1 Renale Anämie

Bei einer langsam progredienten chronischen Niereninsuffizienz entwickelt sich eine **normochrome, normozytäre und hyporegenerative Anämie**. Die Hauptursache für die sich entwickelnde Anämie ist der **Mangel an endogenem**, von den Nieren nicht mehr in ausreichender Menge gebildetem **Erythropoietin**. Die Retikulozytenwerte liegen im Normbereich, sind aber bezogen auf das Ausmaß der Anämie zu niedrig (hyporegenerativ).

Daneben **supprimieren Urämietoxine** die **Erythropoese** und tragen zu einer verkürzten Erythrozytenüberlebenszeit bei. Außerdem besteht häufig trotz normaler Ferritinwerte ein funktioneller Eisenmangel durch eine Eisenverwertungsstörung.

Bis zu einem Serumkreatinin von ca. 3 mg/dl (265 µmol/l, CKD Stadium G3) liegt in aller Regel noch keine renale Anämie vor.

ALS FAUSTREGEL GILT

Bei einem **Serumkreatinin** von ca. 8 mg/dl (707 µmol/l) ist ein **Hämoglobinwert** von ca. 8 g/dl (5 mmol/l), entsprechend einem **Hämatokritwert** von ca. 24% zu erwarten.

Das Ausmaß der Anämie bei langsam progredienter Niereninsuffizienz wird aber auch vom **renalen Grundleiden mitbestimmt**. So haben Patienten mit einer Analgetikanephropathie oder einer Systemerkrankung häufig eine wesentlich stärker ausgeprägte Anämie als Patienten mit einer chronischen Glomerulonephritis. Zystennierenpatienten weisen dagegen häufig nur eine geringe oder gar keine Anämie auf.

Haben Patienten mit nur **geringer Niereninsuffizienz** bereits eine **überproportional ausgeprägte Anämie**, muss an zusätzliche Faktoren gedacht werden, z.B.

- Blutungen aus dem Gastrointestinaltrakt oder aus Zystennieren,
- Mangel an Eisen – Eisenresorptionsstörung, Eisenverwertungsstörung? –, Vitamin B_{12}, Folsäure,
- chronische bakterielle oder virale Infekte,
- aktive Immunerkrankungen, z.B. SLE, Vaskulitiden oder
- hämolytische Anämien.

13.4.2 Störungen des Knochen- und Mineralhaushalts, sekundärer Hyperparathyreoidismus

Aufgrund des komplexen Zusammenspiels zwischen Störungen des **Kalzium-Phosphat-Haushalts** und der Entwicklung eines **sekundären Hyperparathyreoidismus** mit Knochenveränderungen sowie extraossären Gefäß- und Weichteilverkalkungen wird die renale Osteopathie heute als Teilaspekt einer Systemerkrankung aufgefasst. Diese ist mit einer deutlich erhöhten kardiovaskulären Morbidität und Mortalität verknüpft und wird unter dem Oberbegriff Mineral- und Knochenerkrankung bei chronischem Nierenversagen zusammengefasst (CKD-MBD = Chronic Kidney Disease – Mineral and Bone Disorder).

Häufig tritt bereits **beim Übergang von CKD-Stadium G2 in das CKD-Stadium G3** eine laborchemisch nachweisbare Störung des Kalzium-Phosphat-Haushalts auf. Diese Störung verläuft über viele Jahre klinisch asymptomatisch, führt jedoch zu **morphologisch nachweisbaren Veränderungen**.

Der **Pathomechanismus** ist komplex. Vereinfacht dargestellt führen Hypokalzämie und Hyperphosphatämie sowie die verminderte Synthese von 1,25-$(OH)_2$-Vitamin D_3 (aktives Vitamin D_3, Calcitriol) infolge der ungenügenden 1-α-Hydroxylierung des 25-(OH)-Vitamin D_3 in den insuffizienten Nieren zu einem Anstieg des Parathormons. Diese Faktoren beeinflussen sich z.T. auch untereinander. An der Regulation sind außerdem weitere Mediatoren beteiligt, z.B. das phosphaturische Hormon FGF-23, das bei Niereninsuffizienz vermehrt gebildet wird und die renale Calcitriol-Synthese hemmt.

Die **Folgen des sekundären Hyperparathyreoidismus** manifestieren sich an **Nieren**, **Darm** und **Knochen** (renale Osteopathie). Eine Hyperphosphatämie, ein Mangel an aktivem Vitamin D_3 und eine Down-Regulation von PTH-Rezeptoren bewirken eine **PTH-Resistenz** des Skelettsystems auf physiologische PTH-Spiegel bei Niereninsuffizienz. Infolge der komplexen metabolischen Störungen entwickeln **praktisch alle niereninsuffizienten Patienten** eine Form der renalen Osteopathie, die in ihrer Ausprägung durch Hyperparathyreoidismus, Mangel an aktivem Vitamin D, aber auch durch Aluminiumbelastung, Akkumulation von β_2-Mikroglobulin und gelegentlich auch durch einen Hypoparathyreoidismus determiniert wird.

Die **renale Osteopathie** ist ein heterogenes Krankheitsbild. Unter Zugrundelegung histologischer Befunde lassen sich Störungen mit **erhöhtem** (High-turnover-Osteopathie) und **erniedrigtem Knochenumsatz** (Low-turnover-Osteopathie) beschreiben. Häufig liegen Mischformen vor.

- Typ der **Ostitis fibrosa** (Fibroosteoklasie, High-turnover-Osteopathie) als Folge des sekundären Hyperparathyreoidismus mit stark erhöhtem intaktem Parathormon (iPTH).
- Typ der **Osteomalazie** (Osteoidose) infolge einer Mineralisationsstörung u.a. bedingt durch Vitamin-D-Mangel und Aluminiumablagerungen.
- **Mischform** aus Ostitis fibrosa und Osteomalazie (High-turnover mit Mineralisationsdefekt). Sie stellt die häufigste Form (> 50%) der renalen Osteopathie dar.
- **Adyname Knochenerkrankung** (Low-turnover-Osteopathie). Ursache ist ein scheinbar normaler, aber für den reduzierten Knochenumsatz viel zu niedriger iPTH-Spiegel, z.B. nach Vitamin-D-Übersubstitution.
- β_2-Mikroglobulin-assoziierte **Amyloidose** durch Ablagerung des bei Niereninsuffizienz im Serum erhöhten β_2-Mikroglobulins in bestimmten Knochenarealen, häufig periartikulär (Handgelenk, Schulter, Knie, Hüfte, Wirbelsäule).

Die Störungen des Kalzium-Phosphat-Haushalts führen aufgrund der erhöhten extraossären Mineralienverfügbarkeit und einer verminderten Pufferkapazität des Knochens auch zu einer **vermehrten Kalzifizierung von Gefäßen, Herzklappen und Weichteilen**. Daneben ist eine Störung des Gleichgewichts zwischen kalzifizierungsfördernden und -hemmenden endogenen Substanzen von Bedeutung, z.B. Mangel des Kalzifizierungsinhibitors Fetuin A.

Als schwere und gelegentlich lebensbedrohliche Komplikation kann es akut zu extraossären **Verkalkungen** im Bereich der **Media kleiner und mittlerer arterieller Gefäße** der Haut, seltener auch periartikulär und viszeral – Muskeln, Lungen, Augen, Haut – kommen: **Kalziphylaxie**.

Die genaue Pathophysiologie ist unklar. Als **Risikofaktoren** gelten

- dialysepflichtige Niereninsuffizienz und Zustand nach Nierentransplantation,
- sekundärer und tertiärer Hyperparathyreoidismus
- erhöhtes Kalzium-Phosphat-Produkt > 70 mg^2/dl^2 bzw. 5,65 $mmol^2/l^2$, Kalzium und Phosphat jeweils in mg/dl bzw. in mmol/l,
- weibliches Geschlecht,
- Adipositas,
- Diabetes mellitus,
- Hypalbuminämie bei Mangelernährung und chronischer Entzündung sowie
- Vitamin K-Mangel bzw. Therapie mit Vitamin K-Antagonisten.

Hauptursache für diese Konstellation ist meist eine den aktuellen Laborbefunden **nicht angepasste Therapie mit kalziumhaltigen Phosphatbindern und Vitamin-D-Präparaten**, kombiniert mit ungenügender diätetischer Phosphatrestriktion. Häufig besteht zusätzlich ein Mangel an endogenen Faktoren, die einer Kalziumphosphatausfällung entgegenwirken, z.B. ein Mangel an Fetuin-A oder Matrix-Gla-Protein.

13.4.3 Arterielle Hypertonie

Eine **arterielle Hypertonie** wird bei vielen Nierenerkrankungen als Teilsymptom gesehen. Unabhängig vom renalen Grundleiden nimmt ihre Häufigkeit (➤ Tab. 13.5) und Schwere mit der Progression der Niereninsuffizienz zu. Die arterielle Hypertonie kann ihrerseits zu einer weiteren renalen Schädigung und somit zu einer Akzeleration der Progression beitragen. An der Pathophysiologie sind verschiedene Faktoren beteiligt, z.B. eine Natriumretention bei progredienter Niereninsuffizienz. Details ➤ Kap. 3.

Tab. 13.5 Häufigkeit der arteriellen Hypertonie bei verschiedenen Nierenerkrankungen

Erkrankung	Häufigkeit [%]
Polyzystische Nierendegeneration	50–80
Chronische Glomerulonephritis (ohne Berücksichtigung der Histologie)	ca. 60
Solitäre Nierenzysten	ca. 50
Mesangioproliferative Glomerulonephritis	30–50
Chronische Strahlennephritis	< 50
Refluxnephropathie	15–90
Analgetikanephropathie	15–75
Retroperitonealfibrose	ca. 33
Membranoproliferative Glomerulonephritis	ca. 30
Minimal-Change-Glomerulopathie des Erwachsenen	ca. 30
Membranöse Glomerulonephritis	ca. 25
Nierenzellkarzinom	10–50
Chronische Pyelonephritis	10–30

13.4.4 Elektrolyt- und Säure-Basen-Haushalt

Da die Nieren das Hauptorgan für die Elektrolytregulation und an der Homöostase des Säure-Basen-Haushalts beteiligt sind – täglich müssen 40–100 mmol H^+-Ionen über den Harn ausgeschieden werden –, kann sich mit progredienter Einschränkung der GFR und der damit verbundenen **rückläufigen tubulären Leistungen** ab dem Stadium G3 eine **Hyperkaliämie** sowie eine **metabolische Azidose** entwickeln.

Die **metabolische Azidose** kann über einige Zeit **respiratorisch kompensiert** werden und im **Stadium G5 schließlich in einen lebensbedrohlichen Zustand einer dekompensierten metabolischen Azidose** mit Kussmaul-Atmung übergehen.

13.5 Grundsätze der konservativen Therapie

Mit zunehmender Niereninsuffizienz und Albuminurie, spätestens aber ab dem Stadium G3 bzw. A3, sollte eine **nephrologische Mitbetreuung** erfolgen. Besser wäre aber eine frühere nephrologische Begleitung im Stadium G1 und G2, denn hier ist die Chance, das renale Grundleiden kausal zu behandeln und das Voranschreiten der Nierenerkrankung günstig zu beeinflussen, noch am größten. Bis zum Stadium G5, der terminalen Niereninsuffizienz mit anstehender Dialysepflichtigkeit, geht die Betreuung dann komplett in die Hand des Nephrologen über.

Die **Ziele** der nephrologischen Mitbetreuung sind:

- Fortführung der Behandlung der renalen Grunderkrankung
- Beeinflussung der Progression der Niereninsuffizienz
- Stadienangepasste Behandlung der Komplikationen der chronischen Niereninsuffizienz:
  - Anämie
  - Sekundärer Hyperparathyreoidismus
  - Arterielle Hypertonie
  - Metabolische Azidose
- Diätetische Beratung, u.a. Eiweiß, Phosphat, Kalium, Flüssigkeitszufuhr
- Kritische Beurteilung der Begleitmedikation, die dem Stadium der Niereninsuffizienz angepasst werden muss
- Vorbereitung des Patienten auf die zu erwartende Notwendigkeit der Nierenersatztherapie spätestens im Stadium G4
- Beratung in sozialmedizinischer Hinsicht, z.B. rechtzeitige Umschulung auf einen Beruf, der auch bei dialysepflichtiger Niereninsuffizienz ausgeübt werden kann; bei Kindern und Jugendlichen Beratung hinsichtlich der optimalen Berufswahl.

13.5.1 Therapie der Grundkrankheit

Bei gezielt behandelbaren renalen Erkrankungen wird bei fortschreitender Niereninsuffizienz deren Behandlung fortgeführt. Dies gilt für Immunerkrankungen der Nieren, z.B. systemischer Lupus erythematodes, Vaskulitiden der Niere und andere Glomerulonephritiden, für den Diabetes mellitus und für Paraproteinämien mit Nierenbeteiligung.

Dabei ist darauf zu achten, dass die **Medikamentendosis** an die Aktivität der Erkrankung und an den Grad der Niereninsuffizienz angepasst wird, was z.B. bei der Behandlung des Diabetes und bei Paraproteinämien von Bedeutung ist.

13.5.2 Beeinflussung der Progression der Niereninsuffizienz

Kommt es bei einer Nierenerkrankung initial zu einem Verlust an GFR, so zeigt sich im weiteren Verlauf unabhängig vom renalen Grundleiden meist eine Progression der Niereninsuffizienz bis hin zur Dialysepflichtigkeit, die sowohl vom renalen Grundleiden als auch von Begleitfaktoren abhängt (➤ Tab. 13.6). **Glomeruläre Erkrankungen** – Glomerulonephritiden, diabetische Nephropathie, hypertensive Nephropathie – und polyzystische Nierenerkrankung weisen eine **schnellere Progression** auf als rein tubulointerstitielle Erkrankungen.

Liegen **Kreatininwerte** über einen längeren Zeitraum vor, so kann daraus die weitere **Progression** der Niereninsuffizienz **abgeschätzt** werden. Werden die Kreatininwerte reziprok gegen die Beobachtungszeit aufgetragen – Ordinate: 1/Serumkreatinin, Abszisse: Zeit in Jahren –, so zeigt sich ein meist linearer Verlauf, der eine Extrapolation des weiteren Funktionsverlusts erlaubt (➤ Abb. 13.2).

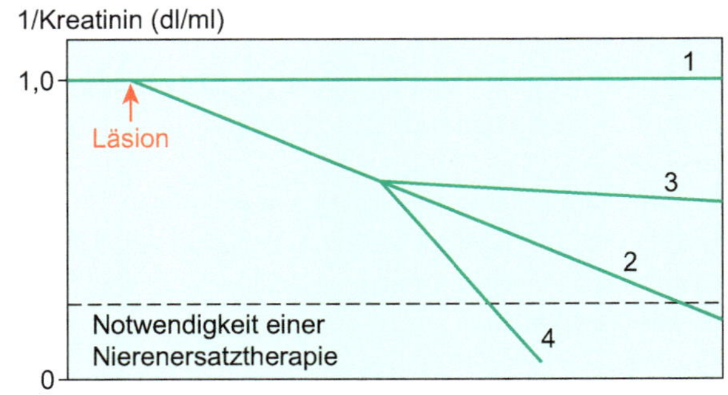

Abb. 13.2 Schematische Darstellung des Verlaufs der Nierenfunktion nach initialer Läsion sowie im weiteren Verlauf [L231]
Ordinate: 1/Kreatinin (präsentiert die Nierenfunktion). Abszisse: Zeit z.B. in Jahren. Kreatinin in mg/dl.
Physiologischerweise kommt es auch bei Nierengesunden ab dem 5. Lebensjahrzehnt zu einem jährlichen GFR-Verlust von ca. 1 ml/Min. (Linie 1). Nach einer schweren Nierenerkrankung mit weitgehender immunologischer Heilung, aber Verödung eines relevanten Anteils von Glomeruli kommt es anschließend durch Überlastung – Hyperfiltration, Hyperperfusion, intraglomeruläre Hypertonie – der restlichen, ursprünglich funktionstüchtigen Nephrone zu deren langsamer aber kontinuierlicher Schädigung mit stetem Abfall der GFR; in der o.g. Darstellung sichtbar in einer Verminderung von 1/Kreatinin (Linie 2).
Wird nun therapeutisch interveniert, so kann die Progression des Nierenfunktionsverlusts reduziert werden (Linie 3).
Im Fall einer Non-Compliance beschleunigt sich dagegen der Funktionsverlust (Linie 4).

13.5.3 SGLT-2-Inhibitoren als neues Therapieprinzip

Die selektive medikamentöse Hemmung des Natrium-Glukose-Co-Transporter 2, der im proximalen Tubulus exprimiert wird, führt zu einer verstäkten Glukosurie mit osmotischer Diurese sowie Natriurese. Die blutzuckersenkende Wirkung, die jedoch nicht mit dem gehäuften Auftreten einer Hypoglykämie einhergeht, hat zur Zulassung von SGLT2-Inhibitoren (z.B. Empagliflozin, Dapagliflozin, Canagliflozin) für die Therapie des Diabetes mellitus Typ 2 geführt. In großen Studien zeigte sich darüber hinaus eine Reduktion kardiovaskulärer Ereignisse und der kardiovaskulären Mortalität sowie kardialer Dekompensationen (Hospitalisierung aufgrund von Herzinsuffizienz), sodass die internationalen Fachgesellschaften den frühen Einsatz von SGLT-2-Inhibitoren bei Typ-2-Diabetikern mit hohem kardialem oder renalem Risiko empfehlen. Gleiches gilt für den Effekt auf die Rate kardialer Dekompensationen bei Patienten mit einer Herzinsuffizienz, aber ohne Diabetes mellitus. 2021 erfolgte die erste Zulassung (zunächst von Dapagliflozin) auch zur Behandlung der symptomatischen chronischen Herzinsuffizienz mit reduzierter Ejektionsfraktion unabhängig vom Vorliegen eines Diabetes.

Darüber hinaus konnte unter Therapie mit SGLT-2-Inhibitoren bei Typ-2-Diabetikern mit und ohne eingeschränkte Nierenfunktion (CKD-Stadien G1–3) ein deutlicher renoprotektiver Effekt gezeigt werden, bezogen auf renale Endpunkte wie terminales Nierenversagen, Verdopplung des Kreatininwerts oder renalbedingten Tod.

Aktuelle Studien weisen auf einen vergleichbaren renoprotektiven Effekt bei Patienten mit Nierenerkrankungen, aber ohne Diabetes mellitus hin. Erstmals scheint damit eine Therapie zur Progressionsverzögerung chronischer Nierenerkrankungen in greifbarer Nähe, die aber bisher nur für Patienten mit einem Diabetes mellitus eine Zulassung besitzt und damit aktuell für diese Indikation eine Off-Label-Therapie darstellt. Auch müssen weitere Studien die optimale Patientenauswahl untersuchen.

Tab. 13.6 Faktoren, welche die Progression der Niereninsuffizienz negativ beeinflussen

1	Proteinurie über 1,5 g/d oder 1 g/g Kreatinin
2	Arterielle Hypertonie
3	Männliches Geschlecht
4	Übergewicht
5	Afroamerikanische Abstammung
6	Hyperlipidämie
7	Rauchen
8	Proteinreiche Ernährung
9	Phosphatretention
10	Metabolische Azidose

13.6 Proteinurie

Eine Proteinurie stellt einen **eigenständigen Risikofaktor** für eine Progression der Niereninsuffizienz dar. So ist die Progression der Niereninsuffizienz bei einer Proteinurie von > 1 g/g Kreatinin größer als bei Patienten ohne relevante Proteinurie.

In mehreren Studien konnte gezeigt werden, dass eine konsequente Behandlung mit einem **ACE-Hemmer oder einem Angiotensin-II-Rezeptorblocker** (ARB) neben der **Blutdruckeinstellung** (Ziel: < 130/80 mmHg) auch zu einer Reduktion der Proteinurie und zu einer Verlangsamung der Progression der Niereninsuffizienz führt (Empfehlungsgrad A). Diese Progressionsminderung erreicht im Idealfall 1 ml/Min./J., was dem altersbedingten Funktionsverlust eines nierengesunden Erwachsenen (Alter > 40 J.) entspricht.

! Der Einsatz von ACE-Hemmern bzw. ARB sollte **möglichst frühzeitig** begonnen werden, d.h., möglichst bereits **vor Unterschreiten einer Clearance von 60 ml/Min.**

Der antiproteinurische Effekt kann durch eine Reduktion der Kochsalzzufuhr auf < 5 g/d Natriumchlorid, entsprechend < 2 g/d Natrium, verstärkt werden.

Patienten mit einer Reduktion der Proteinurie auf weniger als 1 g/g Kreatinin oder < 1,5 g/d profitieren am meisten von dieser Therapie. Systolische Blutdruckwerte < 120 mmHg sollten aber vermieden werden.

Wird eine gleich gute Blutdruckeinstellung mit anderen Antihypertensiva ohne Einsatz von ACE-Hemmern und/oder ARB erreicht, dann fehlen sowohl der antiproteinurische Effekt als auch die Minderung der Progression der Niereninsuffizienz.

13.7 Antihypertensive Therapie

Entsprechend der gültigen Leitlinien sollte der Blutdruck sowohl bei Diabetikern als auch bei Nichtdiabetikern auf Werte < 140/90 mmHg abgesenkt werden (Empfehlungsgrad A). Bei **bestehender Proteinurie** > 0,5–1 g/d sollte ein Blutdruck < 130/80 mmHg angestrebt werden. Die aktuell geänderten Leitlinien befürworten einen Blutdruck < 130/80 mmHg für Patienten < 65 J., wobei systolische Blutdruckwerte < 120 mmHg zu vermeiden sind. Die empfohlenen Zielblutdruckwerte müssen jedoch in jedem Fall individuell angepasst werden.

An **Substanzen** sollten in erster Linie ACE-Hemmer, bei Unverträglichkeit ARB – eventuell kombiniert mit Schleifendiuretika, β-Rezeptorenblockern und Kalziumantagonisten – eingesetzt werden. Bei **schwer einstellbarer Hypertonie** können auch andere Antihypertensiva wie α-Rezeptorenblocker oder direkte Vasodilatatoren angewendet werden. Die Wahl der Blutdruckmedikation richtet sich dabei auch nach den Begleiterkrankungen des Patienten. Häufig ist eine Kombinationstherapie erforderlich. Eine Reduktion der Kochsalzzufuhr sollte angestrebt werden.

13.7.1 Diätetische Eiweißrestriktion

Während es tierexperimentell gute Daten gibt, dass eine an Eiweiß reduzierte Ernährung die Progression der Niereninsuffizienz günstig beeinflusst, sind die Daten aus klinischen Studien nicht so eindeutig. Selbst Studien mit mehreren Hundert Patienten konnten meist nur einen minimalen und statistisch häufig nicht signifikanten Nutzen einer diätetischen Proteinrestriktion von 0,6–0,8 g/kg KG/d gegenüber einer normalen Ernährung mit einer Proteinaufnahme von ca. 1,0 g/kg KG/d zeigen.

Trotz der schwachen Datenlage wird ab dem Stadium G4 allgemein eine **moderate Eiweißrestriktion** auf ca. 0,8 g/kg KG/d unter Verwendung von biologisch hochwertigem Eiweiß empfohlen (Empfehlungsgrad B). Durch **ausreichende Kalorienzufuhr** von ca. 35 kcal/kg KG/d muss eine Mangelernährung vermieden werden. Dies ist meist nur durch Einbeziehung einer professionellen Diätberatung möglich.

13.8 Hyperlipidämie

Bei chronischen Nierenerkrankungen finden sich häufig eine **Hypertriglyzeridämie** und eine **Erhöhung des LDL-Cholesterins.** Während tierexperimentell die Behandlung der Hyperlipoproteinämie mit einer verminderten Progression der Niereninsuffizienz und einer Reduktion der Albuminurie einhergeht, sind die Befunde für eine Progressionsverzögerung bei niereninsuffizienten Patienten nicht eindeutig.

Aufgrund der Assoziation zwischen einer chronischen Niereninsuffizienz und dem Auftreten kardiovaskulärer Ereignisse wird eine **CKD im Stadium G3a–G5** als **Risikoäquivalent einer koronaren Herzerkrankung** gezählt. Aus den aktuellen Leitlinien ergeben sich folgende **Therapievorschläge**:

- Erwachsene im Alter > 50 J. und einer eGFR < 60 ml/Min./1,73m^2 ohne Dialysebehandlung sollten mit einem Statin bzw. einer Statin/Ezetimib-Kombination behandelt werden, unabhängig von Lipidstatus und kardiovaskulären Risikofaktoren (Empfehlungsgrad A).
- Für Erwachsene im Alter > 50 J. und einer eGFR > 60 ml/Min/1,73m^2 wird ebenfalls eine Therapie mit Statinen empfohlen (Empfehlungsgrad B).
- Erwachsene im Alter < 50 J. und einer eGFR < 60 ml/Min/1,73m^2 ohne Dialysebehandlung sollten bei Vorliegen eines Risikofaktors (Rauchen, Diabetes, Hypertonie, Proteinurie) mit einem Statin behandelt werden (Empfehlungsgrad B). Ohne Vorliegen dieser Risikofaktoren ist eine Statin-Therapie i.d.R. nicht erforderlich.

Aufgrund der Studienlage ist der **Neubeginn einer Statin-Therapie bei Dialysepatienten** (CKD Stadium G5) **ohne Nutzen** (Empfehlungsgrad B). Eine bereits bestehende Therapie kann bei Einleitung der Dialysebehandlung **fortgeführt** werden (Empfehlungsgrad C).

Die neuen europäischen Dyslipidämie-Leitlinien der European Society of Cardiology (ESC) und der European Atherosclerosis Society (EAS) haben Risikogruppen und Therapieziele neu definiert. Patienten mit mittelgradig eingeschränkter Nierenfunktion (eGFR 30–59 ml/Min./1,73 m^2) werden der hohen Risikokategorie zugeordnet mit einem Ziel-LDL-Cholesterin < 70 mg/dl und Patienten mit schwerer chronischer Nierenerkrankung (eGFR < 30 ml/Min./1,73 m^2) der sehr hohen Risikokategorie mit einem Ziel-LDL-Cholesterin < 55 mg/dl sowohl in der Primär- als auch Sekundärprävention. Es muss betont werden, dass gerade für hochgradig niereninsuffiziente Patienten die auf Studiendaten begründete Evidenz eingeschränkt ist und diese Therapieempfehlungen nicht unumstritten sind.

Patienten mit persistierendem nephrotischem Syndrom sollten aufgrund des erhöhten Risikos für kardiovaskuläre Erkrankungen mit einem Statin behandelt werden.

! Vor der **gleichzeitigen Gabe von Statinen mit Fibraten** muss wegen des Risikos einer **Rhabdomyolyse** gewarnt werden (Empfehlungsgrad A).

13.8.1 Änderungen des Lebensstils

! Ein **Einstellen des Nikotinkonsums,** regelmäßige sportliche Betätigungen (30 Min. 5 ×/Wo.) und eine salzarme Kost (< 5 g/d Natriumchlorid) können die kardiovaskuläre Mortalität positiv beeinflussen (Empfehlungsgrad A).

Rauchen hat sich als ein Faktor herausgestellt, der die **Progression von Nierenerkrankungen beschleunigt**. Deshalb sollten alle Raucher mit einer Nierenerkrankung angehalten werden, den **Nikotinkonsum komplett einzustellen.** So zeigten Studien bei Typ-1- und Typ-2-Diabetikern mit Nephropathie, dass die Progression durch Einstellen des Rauchens deutlich reduziert wurde, z.T. wurde auch ein Rückgang der Albuminurie berichtet.

13.8.2 Impfungen

Patienten mit chronischer Niereninsuffizienz haben ein **erhöhtes Infektionsrisiko.** Aus diesem Grund werden für alle Patienten mit chronischer Nierenerkrankung **jährliche Impfungen gegen Influenza** sowie für Patienten mit CKD-Stadium G4-5 eine **Pneumokokken-Impfung** mit Auffrischung nach 5 J. empfohlen. Außerdem sollten Patienten spätestens im Stadium G4–5 **gegen Hepatitis B immunisiert** werden.

13.9 Renale Anämie

Hämoglobinwerte von 7–10 g/dl (4,3–6,2 mmol/l) sind bei stabilen Dialysepatienten ohne relevante Begleiterkrankungen allein im Rahmen der Niereninsuffizienz durch **ungenügende Erythropoese** (Erythropoietinmangel) und **verkürzte Erythrozytenüberlebenszeit** zu erklären. Eine Verlängerung der wöchentlichen Dialysezeit führt im Gruppendurchschnitt zu einer Verbesserung der Hämoglobinwerte.

Verminderte Hämoglobinwerte sind mit einer Vielzahl von **unspezifischen Symptomen** assoziiert, in erster Linie aber mit einer eingeschränkten körperlichen Leistungsfähigkeit. Weiterhin wird die bei terminaler Niereninsuffizienz beobachtete linksventrikuläre Hypertrophie mit der Anämie in Zusammenhang gebracht und es besteht eine Assoziation mit erhöhter kardiovaskulärer Morbidität und Mortalität. Diese Befunde sprechen für eine Behandlung der ausgeprägten renalen Anämie. **Ziel der Behandlung** ist eine partielle Korrektur der Anämie mit Hämoglobin-Zielwerten von 10–11,5 g/dl (6,2–7,1 mmol/l; Empfehlungsgrad B). Eine komplette Korrektur der Anämie ist mit vermehrten kardiovaskulären Ereignissen assoziiert und bringt somit keine Vorteile. Insbesondere sollten keine Hämoglobin-Werte > 13 g/dl angestrebt werden (Empfehlungsgrad A).

Voraussetzung für ein gutes Ansprechen auf die Behandlung mit ESA ist eine ausreichende Verfügbarkeit von Eisen, wobei bei CKD Ferritinwerte < 100 ng/ml und eine Transferrinsättigung < 20% für einen absoluten Eisenmangel sprechen. Eine **Eisensubstitution** sollte bei Vorliegen einer Anämie mit dem Ziel begonnen werden **Ferritinwerte von 200–500 ng/ml** und eine **Transferrinsättigung von 30–40%** zu erreichen. Auch unter Erythropoietin-Therapie ist i.d.R. eine regelmäßige Eisensubstitution erforderlich.

Bei **nicht dialysepflichtigen Patienten** kann zunächst ein Therapieversuch mit oralen Eisenpräparaten erfolgen, häufig ist jedoch bei fortgeschrittener Niereninsuffizienz eine intravenöse Eisensubstitution erforderlich, da die intestinale Eisenresorption bei urämischen Patienten häufig stark eingeschränkt ist. Die neuen eisenhaltigen oralen Phosphatbinder scheinen hier aber eine verbesserte Eisenresorption aufzuweisen. Bei Dialysepatienten ist eine parenterale Eisensubstitution zu bevorzugen. Hierfür stehen verschiedene Eisenpräparate zur Verfügung (z.B. Eisen(III)-Gluconat, Ferrlecit®; Eisen(III)-Carboxymaltose, Ferinject®; Eisen(III)-Saccharosekomplex, Venofer/Fermed®; Eisen(III)-Hydroxidcitrat; Monofer®).

! Aufgrund sehr selten auftretender schwerer Überempfindlichkeitsreaktionen sollte eine schriftliche Aufklärung der Patienten erfolgen.

ALS FAUSTREGEL GILT

Vor der Behandlung der renalen Anämie mit **Erythropoietin** sollte ein absoluter oder funktioneller Eisenmangel ausgeschlossen werden und ggf. eine Eisensubstitution erfolgen.

Zur adäquaten Behandlung der renalen Anämie ist bei vielen Patienten bei Unterschreiten eines Hämoglobinwerts < 10 g/dl (6,2 mmol/l) eine Erythropoietingabe notwendig. Die **initiale Erythropoietindosis** liegt bei einer Wochendosis von 50–100 E/kg KG, die entweder einmal wöchentlich oder aufgeteilt an 3 d der Wo. i.v., z.B. am Ende der Dialysebehandlung, oder s.c. appliziert wird. Bei mittleren Dosen kann mit einem Anstieg des Hämatokritwerts um 1%/Wo. gerechnet werden. Dies entspricht einem Hämoglobinanstieg von 1 g/dl in 3 Wo.

! Somit eignet sich die Erythropoietintherapie nicht zur Behandlung akuter Blutverluste.

Die **Dosis zur Erhaltung** des angestrebten Hämoglobinwerts muss **individuell ermittelt** werden und kann durch Dosisanpassung oder durch Änderung des Dosisintervalls erfolgen, z.B. 1–2 ×/Wo.

Neben den Standard-Erythropoietinpräparaten, z.B. Epoetin alpha und Epoetin beta, stehen seit Jahren auch Biosimilars und **Formulierungen mit langer Halbwertszeit** – Darbepoetin, Methoxy-PEG-Epoetin beta – zur Verfügungen, die nur 1 × alle 2–4 Wo. appliziert werden müssen, weshalb diese Präparate besonders für noch nicht dialysepflichtige Patienten von Vorteil sind.

! Die **Behandlung mit Erythropoietin** muss **engmaschig überwacht** werden, um einen übermäßigen Hämoglobinanstieg, aber auch Nebenwirkungen zu vermeiden.

So wird bei bereits hypertensiven Patienten eine Verschlechterung der Blutdruckeinstellung beobachtet. Weiterhin besteht eine Tendenz zur **Hyperkaliämie** – problematisch bei einigen Patienten. Es kann bei Patienten mit bereits kritischen arteriovenösen Fisteln zu **Shuntverschlüssen** kommen und bei einigen Patienten werden – selten – **zerebrale Krampfanfälle** beobachtet. In allen Fällen muss die Behandlung entweder temporär unterbrochen oder in der Dosis angepasst werden. Insbesondere bei hohen Erythropoietin-Dosierungen und dem Erreichen von Hämoglobinwerten über dem Zielbereich muss mit einer erhöhten Zahl kardiovaskulärer Ereignisse und Komplikationen gerechnet werden.

Die wichtigste **Kontraindikation** für den Einsatz des rekombinanten humanen Erythropoietins ist eine schwere arterielle Hypertonie, z.B. systolische Blutdruckwerte über 180 mmHg. In dieser Konstellation muss unter der Behandlung mit einer weiteren Verschlechterung des Blutdrucks und konsekutiven zerebrovaskulären Ereignissen gerechnet werden.

Ursachen für ein **ungenügendes Ansprechen** der Behandlung mit Erythropoietin sind:

- Eisenmangel
- Blutverluste, z.B. okkulte oder offensichtliche gastrointestinale Blutverluste, Einblutungen in Zystennieren
- Persistierende Infekte, z.B. Virusinfekte
- Aluminiumintoxikation. Hier findet sich eine hyporegenerative mikrozytäre Anämie. Durch konsequente Vermeidung oder zeitliche Begrenzung der Gabe von aluminiumhaltigen Phosphatbindern kann diese Form der Erythropoietinresistenz vermieden werden.

13.10 Metabolische Azidose

Die fortgeschrittene Niereninsuffizienz geht mit einer metabolischen Azidose einher. Die Hydrogenkarbonatkonzentration bewegt sich bei unbehandelten Patienten meist zwischen 12 und 20 mmol/l. Da das im Knochen vorhandene Phosphat zur Pufferung herangezogen und somit aus dem Knochen mobilisiert wird, **verstärkt eine metabolische Azidose** auch die **renale Osteopathie.** Weiterhin führt die Azidose zu einem **Muskelkatabolismus**.

Aus den genannten Gründen macht es Sinn, die Azidose durch **orale Gabe von Natriumhydrogenkarbonat** wenigstens teilweise auszugleichen:

- bicaNorm® Filmtabletten 1 g, entsprechend 11,9 mmol HCO_3^-
- Nephrotrans® magensaftresistente Weichkapseln 500/840 mg, entsprechend 5,95/9,996 mmol HCO_3^-

Angestrebt wird eine **Hydrogenkarbonatkonzentration von mind. 22 mmol/l** (Empfehlungsgrad B). Möglicherweise haben höhere Zielspiegel (24–26 mml/l) Vorteile.

! Eine **Überkompensation** > 28 mmol/l sollte auf jeden Fall **vermieden** werden.

Die Behandlung muss durch **regelmäßige venöse Blutgasanalysen** überwacht werden. Der tägliche Bedarf an Hydrogenkarbonat liegt zwischen 0,5 und 1 mmol/kg KG. Bei dialysepflichtiger Niereninsuffizienz kann die Substitution im Rahmen der Hämodialysebehandlung erfolgen.

Neue Substanzen wie das Polyamin Veverimer, das Salzsäure im Gastrointestinaltrakt bindet und nicht zu einer erhöhten Natriumzufuhr beträgt, befinden sich in klinischer Testung.

13.10.1 Knochen- und Mineralhaushalt, sekundärer Hyperparathyreoidismus

Als Therapieziele sind nicht nur die Beeinflussung des Knochenstoffwechsels, sondern auch die **Verhinderung kardiovaskulärer Veränderungen** von Bedeutung. Aufgrund des Mangels an randomisierten prospektiven Studien mit harten Endpunkten liegt für viele Empfehlungen jedoch nur ein niedriger Evidenzgrad vor. Die neuen KDIGO-Leitlinien sehen zudem eine stärkere Beachtung von Trends und Extremen anstelle eng definierter Zielwerte, die Vermeidung von Extremwerten und die individuelle Betrachtung der Patienten vor. Aufgrund der oft unklaren Datenlage ist eine pragmatische Herangehensweise unumgänglich. Allerdings erfordert das Erreichen der angestrebten Zielwerte oft eine differenzierte und multimodale Therapie und verlangt viel Erfahrung, um immer wieder beobachtete **Komplikationen** zu verhindern:

- Hyperkalzämie
- Überschreitung des Ca-P-Produkts mit ausgeprägten extraossären Verkalkungen
- Tertiärer Hyperparathyreoidismus
- Verzögerte Indikationsstellung zur totalen oder subtotalen Parathyreoidektomie.

Insbesondere der **Phosphatkontrolle** wird eine größere Bedeutung eingeräumt.

! **Größter Fehler** bei der Behandlung der komplexen Störung des Kalzium-Phosphat-Haushalts ist häufig **der unkritische, unkontrollierte Einsatz von Vitamin-D-Präparaten** – dies führt zu einer Steigerung der intestinalen Kalzium- und Phosphatresorption – **ohne ausreichende Kontrolle von Serumphosphat und -kalzium**.

Auch ist eine komplette Unterdrückung des sekundären Hyperparathyreoidismus nicht das Ziel der Therapie, da der Knochen bei fortgeschrittener Niereninsuffizienz höhere iPTH-Spiegel für den normalen Knochen-Turnover benötigt als bei Nierengesunden.

Die **Zielwerte** für die Behandlung dieser Störung im Kalzium-Phosphat-Haushalt sind abhängig vom Stadium der Niereninsuffizienz (➤ Tab. 13.7). Die Therapie basiert auf verschiedenen Säulen und beinhaltet diätetische Maßnahmen, orale Phosphatbinder, Calcitriol und andere Vitamin-D-Analoga sowie Kalzimimetika.

Diät

Die **Phosphatzufuhr** sollte auf max. 800–1.000 mg/d Phosphat **limitiert** werden, sobald der Phosphatwert oder das iPTH im Serum ansteigt. Dieser Aspekt wird häufig ungenügend berücksichtigt. Eine zu starke Restriktion muss vermieden werden, um einen Eiweißmangel zu verhindern. Bei der diätetischen Phosphatrestriktion sollte die Phosphatquelle (z.B. tierisch, pflanzlich, Zusätze) mitberücksichtigt werden. Gegebenenfalls muss eine professionelle Diätberatung erfolgen.

Tab. 13.7 Zielwerte von Phosphat, Kalzium und iPTH bei chronischer Niereninsuffizienz in Abhängigkeit vom Stadium der Niereninsuffizienz. Den K/DOQI-Leitlinien aus dem Jahr 2003 sind die aktuellen KDIGO-Leitlinien aus dem Jahr 2009 gegenübergestellt. Diese betonen die stärkere Beachtung von Trends und Extremen anstelle eng definierter Zielwerte, die Vermeidung von Extremwerten und die individuelle Betrachtung der Patienten.

	K/DOQI (2003)	KDIGO (2017)
Phosphat [mg/dl]		
Stadium G3	2,7–4,6	Normalbereich
Stadium G4	2,7–4,6	Normalbereich
Stadium G5	3,5–5,5	Absenkung erhöhter Werte in Richtung des Normalbereichs
Kalzium [mmol/l]		
Stadium G3	2,10–2,54	Normalbereich
Stadium G4	2,10–2,54	Normalbereich
Stadium G5	2,10–2,37	Normalbereich
iPTH [pg/ml]		
Stadium G3	35–70	Optimaler Bereich unbekannt
Stadium G4	70–110	Optimaler Bereich unbekannt
Stadium G5	150–300	iPTH 2- bis 9-fach des oberen Normalbereichs des Assays

Medikamentöse Therapie mit intestinalen Phosphatbindern

Sobald die **GFR 30 ml/Min. unterschreitet**, reicht die diätetische Einschränkung der Phosphatzufuhr meist nicht mehr aus, um den Phosphatwert im empfohlenen Bereich zu halten, sodass die Gabe von **intestinal wirksamen Phosphatbindern** (> Tab. 13.8) notwendig wird. Diese Präparate sollten grundsätzlich zu den Mahlzeiten genommen werden, da sie Phosphat aus dem Nahrungsbrei binden und die Resorption hemmen. Primäres Ziel ist es, den Phosphatwert in den CKD-Stadien G3–4 im Normalbereich zu halten und im Stadium der dialysepflichtigen Niereninsuffizienz erhöhte Phosphatwerte in Richtung Normalbereich zu senken.

! **Kalziumfreie Phosphatbinder** sind in der Behandlung der Hyperphosphatämie bei Hyperkalzämie und hochnormalen Kalziumwerten oder Normokalzämie mit erniedrigtem oder normalem Parathormon indiziert und sollten bei Patienten mit **relevanten kardiovaskulären Verkalkungen bevorzugt** werden. Häufig ist eine Kombination verschiedener oraler Phosphatbinder notwendig.

Behandlung mit Vitamin D, Vitamin-D-Analoga und Kalzimimetika

Aus pathophysiologischen Überlegungen sollten trotz fehlender Evidenzlage die **Vitamin-D-Spiegel** (25-OH-Vitamin D) bei Patienten mit Niereninsuffizienz bestimmt und ein **Mangel** an 25-OH-Vitamin D durch Substitution (Cholecalciferol, Ergocalciferol) **ausgeglichen werden.**

Da ein unbehandelter sekundärer HPT in einen tertiären HPT übergehen kann – Symptome: Hyperkalzämie, Entkalkung der Knochen, Kalziphylaxie –, sollte eine differenzierte Behandlung mit Vitamin D erfolgen. Der **sekundäre HPT und sehr hohe iPTH-Werte** sind die **Indikation** für diese Behandlung.

Voraussetzung für den Einsatz des aktiven Hormons Calcitriol (= 1,25-$[OH]_2$-Vitamin D_3) sind weitgehend **normale Serumwerte für Kalzium und Phosphat**, auch im Verlauf der Therapie. Regelmäßige Kontrollen unter der Therapie – anfangs z.B. alle 2 Wo. – sind deshalb notwendig (> Tab. 13.9).

Tab. 13.8 Medikamentengruppen zum intestinalen Phosphatbinder

Kalziumhaltige Phosphatbinder	• Gute Phosphatbindung • Gefahr der Hyperkalzämie besonders bei Kalziumkarbonat, weniger bei Kalziumacetat. Letzteres ist effektiver in der Phosphatbindung als Kalziumkarbonat. • Die Zufuhr von elementarem Kalzium sollte auf < 1,5 g/d begrenzt werden. • Kombinationspräparate mit Magnesiumkarbonat • Kalziumacetat verschiedener Hersteller, sehr preisgünstig
Sevelamer-HCl (Renagel®), **Sevelamercarbonat** (Renvela®)	• Ein kationisches Polymer, bindet Phosphat über Ionenaustausch im Darm • Induziert keine Hyperkalzämie • Indiziert bei schwerer Hyperphosphatämie trotz Standardtherapie, vermindert auch LDL-Cholesterin • Relativ hohe Tagestherapiekosten verglichen mit Kalziumacetat
Lanthancarbonat (Fosrenol®)	• Hohe Bindungskapazität für Phosphat • Relativ hohe Tagestherapiekosten • Langzeiteffekte auf den Knochen durch Lanthan sind z.T. noch unklar
Aluminiumhaltige Phosphatbinder	• Indiziert nur bei schwerer anderweitig schlecht behandelbarer Hyperphosphatämie • Gute Phosphatbindung • Gefahr der Aluminiumintoxikation, deshalb nur kurzfristig einsetzen, längerfristige Gabe nur unter Kontrolle der Serum-Aluminiumspiegel • Präparate z.B. Phosphonorm® 300 mg Hartkapseln
Eisenhaltige kalziumfreie Phosphatbinder	• Das erste Präparat wurde 2015 zugelassen (Sucroferric Oxyhydroxid, Velphoro® 500 mg Kautabletten) • Relativ hohe Therapiekosten • Gute Verträglichkeit, zusätzlicher positiver Effekt auf den Eisenhaushalt

Tab. 13.9 Vitamin-D-, Vitamin-D-Analoga- und Kalzimimetika-Präparate

Calcitriol	• Aktives Vitamin D_3 • Mit niedriger Dosis von 0,25 µg/d o. 3 ×/Wo. beginnen, Dosis vorsichtig steigern • Gabe entweder kontinuierlich täglich o. intermittierend alle 2–3 d • Kann auch i.v. gegeben werden • Übermäßige Suppression der iPTH-Spiegel vermeiden • Kurze Halbwertszeit von 0,2 d • **Nebenwirkungen**: Verbesserung der intestinalen Resorption von Kalzium u. Phosphat, Hyperkalzämie u. Hyperphosphatämie • Präparate verschiedener Hersteller mit 0,25 u. 0,5 µg/Kapsel; auch als Injektionslösung verfügbar
Alfacalcidol	• Muss noch in der Leber durch 25-Hydroxylierung in die aktive Form des 1,25-$[OH]_2$-Vitamin D_3 überführt werden • Ebenfalls Risiko der Hyperkalzämie • Mit niedriger Dosis beginnen • Präparate verschiedener Hersteller mit 0,25, 0,5 u. 1 µg/Kps.; auch als Injektionslösung u. als Tropfen erhältlich
Paricalcitol	• Senkt ebenfalls den iPTH-Spiegel • Hat nur einen geringen o. keinen hyperkalzämischen u. hyperphosphatämischen Effekt • Initialdosis in Abhängigkeit vom iPTH-Spiegel • Präparat Zemplar® Injektionslösung 5 µg/ml, Kapseln mit 1 µg und 2 µg
Kalzimimetika	• Erhöhen die Sensitivität des Kalzium-Sensing-Rezeptors an den Nebenschilddrüsen mit dem Effekt einer Senkung der iPTH-Spiegel u. einem Rückgang der Nebenschilddrüsenhyperplasie. • Erstes verfügbares Präparat Cinacalcet (Mimpara®, 30, 60 u. 90 mg/Tabl.) • Anfangsdosis 30 mg/d, hohe Therapiekosten • Zulassung nur für dialysepflichtige Niereninsuffizienz • Seit 2017 zweites Präparat Etelcalcetid (Parsabiv®, Injektionslösung 5 mg/ml) • Initialdosis 5 mg 3 ×/Wo., schrittweise Titration auf 2,5–15 mg 1–3 ×/Wo. i.v., hohe Therapiekosten

Therapie der Kalziphylaxie

Die **Kalziphylaxie** ist eine seltene, aber **schwerwiegende Komplikation** im Krankheitsverlauf von Patienten mit chronischer Niereninsuffizienz und erfordert einen multimodalen interdisziplinären Therapieansatz:

- Bei Dialysepatienten Intensivierung des Dialyseregimes
- Reduktion der Kalziumzufuhr, Reduktion aktiver Vitamin-D-Präparate, Umstellung auf kalziumfreie Phosphatbinder
- Therapie des Hyperparathyreoidismus (z.B. Cinacalcet)
- Gabe von Vitamin K bzw. Therapiestopp von Vitamin-K-Antagonisten
- Gabe von Natriumthiosulfat i.v.
- Gegebenenfalls Bisphosphonat-Therapie
- Verbesserung der O_2-Versorgung durch Revaskularisation oder hyperbare Sauerstofftherapie
- Supportive Therapie mit Wundmanagement, Schmerztherapie, antibiotischer Therapie und ggf. Amputation

Flüssigkeitszufuhr

Die optimale tägliche Flüssigkeitszufuhr muss **individuell ermittelt** werden. Sie sollte i.d.R. zwischen 2–3 l/d liegen.

! Eine Überwässerung muss auf **jeden Fall vermieden** werden. Einfacher als die tägliche Kontrolle der Urinausscheidung ist das **tägliche Wiegen**. Im Fall einer Überwässerung können **Diuretika** eingesetzt werden. Hier sind **Schleifendiuretika**, z.B. Furosemid oder Torasemid, die **Medikamente der ersten Wahl**, bei ungenügendem Ansprechen oder nachlassender Wirkung kombiniert mit einem Thiaziddiuretikum, z.B. Hydrochlorothiazid, Chlorthalidon, Xipamid, Indapamid, im Sinne einer **sequenziellen Nephronblockade**.

Als **Komplikationen einer Diuretikatherapie** können auftreten:

- Elektrolytverschiebungen: Hypokaliämie, Hyponatriämie
- Harnsäureerhöhungen mit dem Risiko eines Gichtanfalls
- Exsikkose mit der Gefahr eines akuten prärenalen Nierenversagens.

Registerstudien weisen daraufhin, dass es unter langfristiger Einnahme von HCT mit steigender kumulativer Dosis zu einem signifikant erhöhten Risiko für die Ausbildung von malignen Hauttumoren (Plattenepithelkarzinome) kommt. Eine entsprechende Nutzen-Risiko-Abwägung sollte deshalb bei längerfristiger Einnahme erfolgen.

Aufgrund der Bedeutung der Aktivierung des epithelialen Natriumkanals (ENaC) für die Ödementstehung beim nephrotischen Syndrom ist bei diesen Patienten der Einsatz von Amilorid bzw. Triamteren sinnvoll.

Eine durch Flüssigkeitsrestriktion und diuretische Therapie nicht zu beherrschende Überwässerungssituation weist auf die hochgradig eingeschränkte Nierenfunktion hin und ist eine **Indikation zur Einleitung der Nierenersatztherapie**. Eine solche Konstellation kann bei Patienten mit Herzinsuffizienz, Diabetes mellitus und Amyloidose schon bei geringer Hyperhydratation eintreten. Bei Dialysepatienten ergibt sich die empfohlene Flüssigkeitszufuhr aus der verbliebenen Diuresemenge des Patienten: Einfuhr = Ausfuhr + 500 ml.

13.11 Operabilität bei fortgeschrittener chronischer Niereninsuffizienz

Folgende Befunde müssen bei diesen Patienten vor einem vorgesehenen operativen Eingriff berücksichtigt werden:

- Flüssigkeitshaushalt, Hydratationszustand
- Elektrolyte im Serum, insbesondere Kalium
- Renale Anämie
- (Urämische) Blutungsdiathese

In die Gesamtbeurteilung gehen auch die Dringlichkeit und die Größe des Eingriffs mit ein. Die **größten Probleme** sind bei präterminal und terminal (Stadien G4 und 5) niereninsuffizienten Patienten zu befürchten, besonders wenn sie hinsichtlich ihres Flüssigkeits- und Elektrolythaushalts dekompensiert sind.

Bei einem **überwässerten Patienten** muss präoperativ ein weitgehend normaler Hydratationszustand erreicht werden. Dies kann bei noch erhaltener Diurese meist medikamentös durch Schleifendiuretika erfolgen, ggf. in Kombination mit einem Thiazid zur sequenziellen Nephronblockade. Eventuell muss präoperativ eine Dialysebehandlung mit entsprechendem Flüssigkeitsentzug durchgeführt werden. Ziel ist dabei, einen für die Operation tolerablen Hydratationszustand zu erreichen. Intraoperativ muss eine unkontrollierte Flüssigkeitszufuhr vermieden werden.

Auch eine präoperativ bestehende **Hyperkaliämie** muss so weit korrigiert werden, dass der Eingriff risikoarm durchgeführt werden kann. Dafür stehen verschiedene Maßnahmen zur Verfügung. Intraoperativ muss auf die Zufuhr von kaliumhaltigen Lösungen verzichtet werden.

Bei einer ausgeprägten **renalen Anämie** sollte in Abhängigkeit vom vorgesehenen Eingriff und der Gesamtsituation der Hämoglobinwert auf 10–11,5 g/dl angehoben werden. Dies hat auch einen günstigen Einfluss auf die urämische Blutungsdiathese. Wegen der Gefahr eine Immunisierung mit Bildung von HLA-Antikörpern sollte bei Nierentransplantationskandidaten der Einsatz von Bluttransfusionen zurückhaltend erfolgen.

Weitere Möglichkeiten zur Beeinflussung der **urämischen Blutungsdiathese** sind:

- Präoperative Dialysebehandlung
- Gabe von Desmopressin (Minirin®, Dosierung 0,3–0,4 µg/kg KG, in 100 ml 0,9% NaCl über 30 Min. infundiert) direkt vor dem operativen Eingriff; der Effekt tritt rasch ein und hält etwa 4–6 h an.

Aus den genannten Gründen sollten größere operative Eingriffe bei Patienten mit einer Niereninsuffizienz im Stadium 4 und 5 nach Möglichkeit nur in Zentren durchgeführt werden, die eine ausreichende nephrologische Mitbetreuung inklusive Dialysebehandlung bereitstellen können. Bei kleinen, zeitlich gut überschaubaren Eingriffen wie z.B. bei einer Shuntrevision sollte der Eingriff nicht durch überzogene präoperative Maßnahmen verzögert werden. Hier bietet sich an, im Anschluss an die Operation eine kurze Dialysebehandlung durchzuführen.

13.12 Dosierung von Medikamenten bei Niereninsuffizienz

Medikamente, die **vorwiegend renal eliminiert** werden, müssen bei progredienter Niereninsuffizienz entsprechend der aktuell vorliegenden Nierenfunktion in der Dosis angepasst werden. **Beispiele** hierfür sind Digoxin, niedermolekulare Heparine, Antibiotika und Allopurinol.

Bei Gabe der Standarddosis kommt es zur Überdosierung, bei bestimmten Medikamenten auch zu zusätzlichen **nephrotoxischen Effekten** mit einem akuten Nierenversagen (ANV). So sollten **phosphathaltige Abführmittel** ab einer GFR < 60 ml/Min. aufgrund des Risikos einer Phosphatnephropathie **nicht eingesetzt werden**. Dosierungsempfehlungen sind in den Fachinformationen oder im Internet, z.B. www.dosing.de, verfügbar. Einige Medikamente, z.B. Metformin oder Spironolacton bis zu einer GFR > 30 ml/Min., Rivaroxaban oder Apixaban bis zu einer GFR von 15 ml/Min, können in dosisreduzierter Form bei einer geringen Nierenfunktionseinschränkung gegeben werden, obwohl sie bei fortgeschrittener Nierenfunktion kontraindizert sind. Der Einsatz dieser Medikamente sollte aber unter engmaschiger Kontrolle der Laborwerte erfolgen. In Risikosituationen einer akuten Verschlechterung der Nierenfunktion, z.B. Exsikkose bei Infekt, sollte ein Pausieren der Medikation erwogen werden.

Bei Medikamenten, die nur extrarenal, meist hepatisch eliminiert werden, ist eine Dosisanpassung bei Niereninsuffizienz nicht notwendig, z.B. bei Digitoxin.

Cave

! Bestimmte Medikamente sind schon bei **geringer Niereninsuffizienz absolut kontraindiziert**, z.B. Lithium, oder relativ kontraindiziert, z.B. NSAR.

Hinsichtlich des Einsatzes von **Kontrastmitteln** (KM) zur bildgebenden Diagnostik zeigen die **neuen jodhaltigen, nichtionischen Kontrastmittel** ein selteneres Auftreten akuter Nierenschädigungen, sodass die renale Toxizität von Röntgen-KM in letzter Zeit zunehmend hinterfragt wird. Aktuelle große retrospektive Analysen belegen für die venöse KM-Gabe bei stationären Patienten mit CT-Untersuchung keine erhöhte Rate an AKI, wenn KM verabreicht wurde (vs. keine KM-Gabe). Bei intraarterieller KM-Gabe kommt es dagegen häufiger zum Auftreten eines AKI als bei venöser KM-Gabe, allerdings spielen hier auch andere Mechanismen (z.B. Cholesterinembolien durch Kathetermanipulation) eine Rolle. Der Begriff „kontrastmittelassoziierte Nierenschädigung" (Contrast-associated AKI, CA-AKI) ist daher bei multifaktorieller Pathogenese besser geeignet als der bisherige Begriff der Kontrastmittelnephropathie (Contrast-induced Nephropathy).

Für den Einsatz von **Kontrastmitteln** gilt, dass

- eine Risiko-Nutzen-Abwägung stattfinden sollte, eindeutig indizierte Untersuchungen dürfen jedoch nicht verzögert werden.
- vor einer Volumengabe immer eine Beurteilung des Hydrierungsstatus des Patienten erfolgen sollte, um einerseits eine unnötige Volumenbelastung zu vermeiden und andererseits einen Flüssigkeitsmangel auszugleichen
- bei venöser Röntgen-KM-Gabe keine generelle i.v. Volumengabe notwendig ist. Eine p.o. Flüssigkeitsapplikation ist ausreichend. bei intraarterieller KM-Gabe bei Risikopatienten weiterhin eine Volumensubstitution zur Senkung der CA-AKI-Rate sinnvoll ist. Zur **Vorbehandlung** kann zwischen Kochsalz- oder Natriumhydrogenkarbonatlösung pragmatisch und ggf. unter Berücksichtigung des Säure-Basen-Haushalts ausgewählt werden. Eine Volumenüberladung sollte vermieden werden.

Cave

Maximale KM-Dosis

- Maximale KM-Dosis (ml) = 5 ml KM/kg KG/Serumkreatinin (mg/dl).
- **300 ml** sollten nicht überschritten werden.

Bei **fortgeschrittener Niereninsuffizienz** müssen andere bildgebende Verfahren in Erwägung gezogen werden. Generell müssen Nutzen und Risiko der KM-Gabe abgewogen werden. In vital bedrohlichen Situationen, wie z.B. einem akuten Myokardinfarkt, überwiegt jedoch immer der Nutzen das Risiko einer meist reversiblen akuten Nierenschädigung.

Der Einsatz von **gadoliniumhaltigen KM** bei der Magnetresonanztomographie ist bei fortgeschrittener Niereninsuffizienz (minimal erhöht ab einer eGFR < 30 ml/Min., insbesondere bei Dialysepflichtigkeit) mit einem ganz anderen Risiko behaftet: Es kann sich eine **nephrogene systemische Fibrose** (NSF) entwickeln, eine mittelfristig lebensbedrohliche Erkrankung, die zu einer Verdickung des Bindegewebes der Haut mit nachfolgenden Kontrakturen und kompletter Immobilisierung führt. Zusätzlich kann es auch zu einer systemischen Beteiligung von Lunge, Leber, Herz und Muskeln mit u.U. letalem Verlauf kommen.

Das **Risiko**, bei Niereninsuffizienz in den CKD-Stadien G4–5 eine NSF zu entwickeln, ist bei den einzelnen Präparaten unterschiedlich, am niedrigsten bei makrozyklischen Präparaten wie Gadobutrol, Gadoteridol und Gadotersäure.

ALS FAUSTREGEL GILT

Bei erforderlichen KM-Gaben sollte eine möglichst geringe Dosis eingesetzt werden.

13.13 Vorbereitung des Patienten auf die Nierenersatztherapie

Spätestens im Stadium G4 der chronischen Niereninsuffizienz muss mit dem Patienten ein Konzept für die Therapieoptionen bei weiterer Verschlechterung der Nierenfunktion und die Notwendigkeit der Nierenersatztherapie besprochen werden. Folgende Behandlungsverfahren stehen zur Verfügung.

13.13.1 Hämodialyseverfahren

Die **Hämodialyse** (Blutwäsche) kann als klassische Hämodialyse oder als Hämodiafiltration durchgeführt werden, sie kann als Standardbehandlung oder als nächtliche Behandlung in einem Zentrum vorgenommen werden. Auch eine Selbstbehandlung als Heim-Hämodialyse kann geeigneten Patienten angeboten werden.

Voraussetzung für alle Blutwäscheverfahren ist ein **adäquater Gefäßzugang**, idealerweise eine arteriovenöse (AV-)Fistel, meist zwischen Arteria radialis und einer danebenliegenden Vene.

Diese AV-Fistel wird in einem kleinen gefäßchirurgischen Eingriff in Lokalanästhesie angelegt.

Die Vene, die später als Dialysezugang zum Blutgefäßsystem benutzt werden soll, benötigt meist **1–3 Mon. zur Reifung**, bis sie regelmäßig – 3 ×/Wo., 2 weitlumige Punktionsnadeln – für die Behandlung benutzt werden kann.

Für die AV-Fistel geeignete Venen sollten im Vorfeld nicht für Blutentnahmen oder Infusionsbehandlungen benutzt werden.

Die **rechtzeitige**, meist ambulant durchführbare Anlage einer solchen AV-Fistel erspart dem Patienten später einen längeren Krankenhausaufenthalt.

Alternative Gefäßzugangsmöglichkeiten bei nicht geeigneten peripheren Gefäßen stellen die Implantation eines Kunststoffgefäßes zwischen einer geeigneten Arterie und einer Vene dar. Weiterhin besteht die Möglichkeit, einen weitlumigen Katheter über die Vena jugularis interna zu implantieren, wobei die Katheterspitze im rechten Vorhof liegt (Vorhofkatheter).

13.13.2 Peritonealdialyse

Die **Peritonealdialyse** (Bauchfelldialyse), meist in Form der **kontinuierlichen ambulanten Peritonealdialyse** (CAPD), wird in Deutschland nur von ca. 5% aller dialysepflichtigen Patienten durchgeführt. Sie ist eine Selbstbehandlung, für die der Patient innerhalb weniger Wochen angelernt werden kann. Voraussetzung für die Behandlung ist ein **Spezialkatheter**, der permanent in die freie Bauchhöhle implantiert werden muss. Er liegt mit seiner Spitze an einer möglichst tiefen Stelle in der Abdominalhöhle vor dem Rektum. Der Katheter wird neben dem Nabel aus der freien Bauchhöhle ausgeleitet.

MERKE

! Für diese Behandlungsform sollte grundsätzlich **jeder neue potenzielle Dauerdialysepatient** evaluiert werden.

Es sind für die Behandlung wesentlich mehr Patienten geeignet als den tatsächlichen Zahlen entspricht. In den letzten Jahren hat sich die CAPD auch für herzinsuffiziente Patienten mit gehäuften kardiorenalen Dekompensationen als vorteilhaft erwiesen. **Bestimmte Faktoren limitieren** jedoch die CAPD-Behandlung:

- Ablehnung der Selbstbehandlung durch den Patienten
- Unfähigkeit des Patienten für diese Selbstbehandlung, z.B. Blindheit, hohes Alter, fehlende Compliance, ungeeignetes soziales Umfeld
- Intraabdominale Verwachsungen, z.B. nach größeren abdominalen Operationen, die der technischen Durchführbarkeit der CAPD entgegenstehen
- Schwere COPD

13.13.3 Nierentransplantation

Eine **Nierentransplantation** stellt sowohl medizinisch als auch sozioökonomisch die beste Form der Nierenersatztherapie dar. Geeignete Patienten sollten so bald wie möglich für eine postmortale Nierentransplantation angemeldet und in einem Transplantationszentrum vorgestellt werden. Einige Patienten haben Verwandte oder ihnen emotional nahestehende Personen, die ihnen im Fall der Dialysebedürftigkeit eine Niere spenden wollen, um so ggf. den Einsatz der Dialyse zu verhindern.

MERKE

! Eine Evaluation zur Nierentransplantation sollte möglichst frühzeitig erfolgen.

Die **Lebendnierentransplantation** mit einem gesunden Organ eines verwandten oder nichtverwandten Lebendnierenspenders ermöglicht eine Verkürzung der Wartezeit und die Durchführung präemptiver Transplantationen, d.h., einer Transplantation vor Beginn der Dialysebehandlung. Die Ergebnisse der Lebendnierentransplantation und insbesondere der präemptiven Nierentransplantation sind exzellent. Bestimmte **Voraussetzungen** für eine solche Nierenspende müssen jedoch erfüllt sein:

- Absolute Freiwilligkeit und Unentgeltlichkeit
- Verträglichkeit hinsichtlich Blut- und Gewebegruppen; hier gibt es neue Ansätze, die trotz Unverträglichkeit eine Organverpflanzung ermöglichen können.
- Bei Spender und Empfänger müssen die medizinischen Voraussetzungen für einen solchen Eingriff gegeben sein, d.h., es dürfen keine relevanten Komorbiditäten vorhanden sein. Um dies abzuklären, sollten sich Betroffene rechtzeitig in einem Transplantationszentrum vorstellen.

13.13.4 Fortsetzung der konservativen Therapie

In bestimmten Situationen wird die konservative diätetische und medikamentöse Therapie fortgesetzt und die Weiterbehandlung mit einem Nierenersatzverfahren nicht in Erwägung gezogen. Dazu gehören:

- Der ausdrückliche Wunsch des entscheidungsfähigen Patienten, der keine Dialysebehandlung und auch keine Nierentransplantation wünscht, obwohl dies technisch möglich wäre.
- Konstellationen, in denen die Lebenserwartung und die Lebensqualität von extrarenalen Faktoren, z.B. Endzustände von fortgeschrittenen Tumorleiden bei gleichzeitiger chronischer Niereninsuffizienz, determiniert werden und die Nierenersatztherapie nur zur Verlängerung einer fortgeschrittenen infausten Situation führt.

Für eine erfolgreiche Umsetzung sind engmaschige klinische und laborchemische Kontrollen sowie eine interdisziplinäre Betreuung, ggf. unter Hinzuziehen eines Palliativteams, erforderlich.

13.13.5 Kriterien für die Einleitung der Dialysebehandlung

Das Stadium G5 der chronischen Niereninsuffizienz (eGFR < 15 ml/Min.) stellt einen sehr labilen Gesundheitszustand mit dem Risiko einer plötzlichen Dekompensation dar. Das Unterschreiten der eGFR von 15 ml/Min. stellt per se noch keine Indikation für den Dialysebeginn dar. In die Entscheidung gehen das klinische Bild, aber auch verschiedene andere Parameter mit ein.

Bestehen urämische Symptome wie Übelkeit, Erbrechen, körperlicher Verfall, ungewollte Gewichtsabnahme, nachlassende körperliche Leistungsfähigkeit, starker Pruritus, Perikarditis oder Polyneuropathie, dann ist die **Indikation** zum Dialysebeginn gegeben.

Zusätzlich wird die Entscheidung mit beeinflusst durch hochpathologische Nierenfunktionsparameter, die auf eine nur geringe Restfunktion hindeuten, z.B. Harnstoffwerte > 160–200 mg/dl (26,6–33,3 mmol/l).

Wenn trotz optimaler diätetischer und medikamentöser Therapie folgende Konstellationen bestehen, dann sind auch diese eine Indikationen für den Dialysebeginn:

- Nicht beherrschbare arterielle Hypertonie
- Schwere Hyperphosphatämie
- Schwere, bedrohliche Hyperkaliämie
- Schwere metabolische Azidose
- Überwässerungszustände
- Urämische Enzephalopathie und Neuropathie
- Urämische Perikarditis

Umgekehrt sollten Patienten mit hochgradiger Niereninsuffizienz mit einem Diabetes mellitus oder einer höhergradigen Herzinsuffizienz ebenso wie Patienten mit anderen Systemerkrankungen, z.B. Paraproteinämie mit Nierenbeteiligung, Amyloidose, schon **vor Erreichen der Dekompensation** der Nierenfunktion mit einem Nierenersatzverfahren behandelt werden.

13.14 Spezielle Probleme bei dialysepflichtiger Niereninsuffizienz

13.14.1 Restless-legs-Syndrom (RLS)

Das typische Krankheitsbild umfasst Parästhesien, Brennen und gelegentlich stärkste Schmerzen im Bereich der Beine, selten auch der Arme, wobei diese Beschwerden **nur in Ruhe, vorwiegend abends und nachts** auftreten. Es besteht der Drang zur Bewegung, wodurch eine kurzzeitige Linderung erreicht werden kann.

Das RLS findet sich bei 20–60% der terminal Niereninsuffizienten, in der Allgemeinbevölkerung dagegen nur bei 2–6%. Von einer Intensivierung der Dialysebehandlung ist in aller Regel keine Besserung der Beschwerden zu erwarten. Nach einer erfolgreichen Nierentransplantation verschwindet das RLS meist rasch.

Die **symptomatische** Behandlung kann mit folgenden Substanzen erfolgen:

- Levodopa + Benserazid (50 + 12,5, 100 + 25, 200 + 50 mg)
  - Präparate: Madopar®, Restex®, u.a. mit unterschiedlicher Galenik
  - Mit niedriger Dosis beginnen, z.B. 62,5 mg
  - Zur Nacht am besten in retardierter Form
- Für jüngere Patienten Dopaminagonisten, z.B. Pramipexol, Rotigotin
- Bei ungenügendem Ansprechen auch Opiate, z.B. Tilidin kombiniert mit Naloxon, Propoxyphen, Dihydrocodein oder Morphinsulfat
- Bei gleichzeitiger Polyneuropathie Pregabalin oder Gabapentin. Dosisanpassung bei Niereninsuffizienz!

13.15 Urämische Polyneuropathie

Die urämische Polyneuropathie findet sich häufig erst im fortgeschrittenen Stadium 5 der Niereninsuffizienz. **Klinisch** steht meist eine **distal betonte, symmetrisch** auftretende gemischte Neuropathie mit folgenden Symptomen im Vordergrund:
- Strumpf- oder handschuhförmig ausgeprägte Parästhesien
- Vermindertes Temperaturempfinden
- Gestörtes Vibrationsempfinden und Schmerzen, z.B. Burning-Feet-Syndrom.

Da die **Ursache** wahrscheinlich die **urämische Intoxikation** ist, sollte bei noch nicht dialysierten Patienten mit einem **Nierenersatzverfahren** (Hämo- oder Peritonealdialyse) begonnen werden, um wenigstens einen Stillstand der Erkrankung zu erreichen. Bei bereits dialysepflichtigen Patienten führt eine Intensivierung der Dialyse meist nicht zu einer Besserung. Nach einer erfolgreichen Nierentransplantation kann es nach 3–12 Mon. zu einer Besserung kommen.

Symptomatisch können bei ausgeprägten neuropathischen Schmerzen trizyklische Antidepressiva, z.B. Amitriptylin, Pregabalin oder auch Antiepileptika, z.B. Carbamazepin oder Gabapentin, in einer der Nierenfunktion angepassten Dosis gegeben werden.

13.16 Hepatitis-B- und -C-Virusinfektion, HIV-Infektion

Patienten mit **Hepatitis-B-Viruspersistenz** sollten im Fall der Dialysepflichtigkeit in getrennten Räumen und an separaten Geräten behandelt werden. Die Einhaltung hygienischer Standards dient dem Schutz der anderen Patienten und des Pflegepersonals, gleiches gilt für Patienten mit **Hepatitis-C- und HI-Virusinfektion.** Hier sei auf den Dialysestandard und die Hygieneleitlinie der DGfN verwiesen (https://dgfn.eu/files/content/leitlinien/20200123_LL-Hygiene-Einzelseiten_alt_l%C3%B6schen.pdf).

Durch eine möglichst geringe Transfusionsrate und durch konsequente **rechtzeitige Impfung** sind die Neuerkrankungen an Hepatitis B bei Dialysepatienten deutlich zurückgegangen. Die prophylaktische Hepatitis-B-Vakzination sollte schon in einem frühen Stadium der Niereninsuffizienz, **spätestens Stadium G3**, erfolgen, da mit zunehmender Nierenfunktionsverschlechterung die Ansprechrate auf die Impfung zurückgeht. Impfstoffe gegen Hepatitis B: Engerix B, HBVAXPRO.

13.17 Notfallsituationen bei Dialysepatienten

13.17.1 Lungenödem

Das Lungenödem (Fluid Lung) stellt eine vital bedrohliche und klinisch eindrucksvolle Notfallsituation dar, die mit hochgradiger Dyspnoe, Orthopnoe und Distanzrasseln einhergeht.

Da sich die Flüssigkeitsansammlung im **interstitiellen Lungengewebe** befindet, besteht auskultatorisch meist kein pathologischer Befund, während das **Röntgenbild** eine typische, vorwiegend perihilär angeordnete schmetterlingsförmige Verschattung zeigt. Der erfahrene Nephrologe benötigt für die Diagnose jedoch keine Röntgenaufnahme.

Die **Therapie der Wahl** besteht in der sofort durchzuführenden **Hämodialyse** oder **Hämofiltration** mit starkem Flüssigkeitsentzug (Ultrafiltration).

Ursache für diese Notfallsituation ist eine der Restdiurese nicht angepasste Flüssigkeitsaufnahme, wobei eine gesteigerte Permeabilität der Lungenkapillaren bei Infekten und ein arterieller Hypertonus prädisponierend wirken können.

13.17.2 Hyperkaliämie

Während gering erhöhte prädialytische Serumkaliumwerte bei Dialysepatienten die Regel sind, können ausgeprägte Hyperkaliämien mit Werten von 7–9 mmol/l zu einer vitalen Gefährdung führen. **Ursache** ist meist
- ein **Diätfehler** – frisches Obst, Obstsäfte, Bananen, Trockenobst, Nüsse, Schokolade – oder
- eine **gastrointestinale Blutung**.

! Es muss auch an einen **Suizidversuch** gedacht werden.

Ebenso kann eine medikamentöse Therapie z.B. mit ACE-Hemmern, ARB, kaliumsparenden Diruetika, nichtselektiven Betablockern, NSAR, Heparin oder Cotrimoxazol zum Auftreten einer Hyperkaliämie beitragen. Auch kann durch akute Fastenepisoden („nüchtern bleiben vor geplanten Eingriffen") eine verstärkte intrazelluläre Kaliumfreisetzung stattfinden.

Die **Symptome** sind uncharakteristisch mit Muskelschwäche und gastrointestinalen Beschwerden. Herzrhythmusstörungen können auftreten und zu einem plötzlichen Herztod führen.

Die schwere Hyperkaliämie ist eine Indikation für eine **sofortige Hämodialysebehandlung**. Falls dies erst verzögert möglich ist, können die in ➤ Tab. 13.10 aufgeführten Maßnahmen zur **passageren Behandlung** dieser vital bedrohlichen Situation zur Anwendung kommen.

! Die Gabe von **Kalziumglukonat** stabilisiert das Membranpotenzial, während **Glukose-Insulin oder Natriumhydrogenkarbonat** lediglich zu einer **Verschiebung des Kaliums** nach intrazellulär, aber nicht zu einer Elimination aus dem Körper führen, weshalb die **rasche Dialysebehandlung die Therapie der Wahl** darstellt.

Kationenaustauscher mit einer hohen Affinität für Kalium binden Kaliumionen im Darmlumen im Austausch gegen Natrium (Natriumpolystyrolsulfonat, Resonium® A, Anti-Kalium®). Sie können oral oder rektal appliziert werden. Die Kombination mit Abführmitteln wie Sorbitol führt zu einer beschleunigten Darmtätigkeit und somit zu einer raschen Ausfuhr des gebundenden Kaliums aus dem Körper. Allerdings besteht in dieser Kombination ein **erhöhtes Risiko** für **intestinale Ulzerationen** und **Nekrosen.** Die Einnahme ist bei Patienten mit Ileus, Darmobstruktion, entzündlichen Darmerkrankungen und einer Hypernatriämie kontraindiziert.

13

Tab. 13.10 Behandlungsmöglichkeiten bei Hyperkaliämie, Wirkungsbeginn und Dauer der Wirkung

Therapieoption	Wirkungseintritt	Wirkdauer
Kalziumglukonat oder Kalziumchlorid 10 ml 10-prozentige Lösung i.v. über 2–3 Min.; kann nach 5 Min. wiederholt werden	Sofort	30 Min.
Glukose-Insulin 20 IE Alt-Insulin in 200 ml 20-prozentiger Glukose. **Cave**: Hypoglykämie	15–30 Min.	4–6 h
β_2-Agonisten, z.B. Albuterol • 0,5 mg langsam i.v. o. • 10–20 mg in 4 ml NaCl vernebelt über 20 Min.	 • 5 Min. • 20–30 Min.	2–4 h
Natriumhydrogenkarbonat, 50 ml 1-molares Natriumhydrogenkarbonat langsam i.v.	15–30 Min.	2 h
Kationenaustauscherharze 15–30 g p.o. zusammen mit 30 ml Sorbit o. als Einlauf	1–2 h	4–6 h
Schleifendiuretika bei erhaltener Diruese, z.B. Furosemid 20–40 mg i.v.	Variabel	
Hämodialyse	Sofort	

Für die Therapie der chronischen Hyperkaliämie wurde 2017 der natriumfreie Kationenaustauscher **Patiromer (Veltassa®)** zugelassen. Der Einsatz in der Akuttherapie der schweren Hyperkaliämie ist in Studien bisher nicht ausreichend untersucht. Die Anfangsdosis beträgt 8,4 g 1 ×/d und kann bis auf 25,2 g/d gesteigert werden. Die **Einnahme** sollte im Abstand von 3 h zu anderen Arzneimitteln erfolgen; aufgrund von relevanten Interaktionen wird für Ciprofloxacin, Thyroxin und Metformin sogar ein größerer Zeitabstand empfohlen. Als **Nebenwirkungen** sind gastrointestinale Beschwerden und eine Hypomagnesiämie zu beachten. Die Therapiekosten sind hoch.

2021 erfolgte die Zulassung von **Natrium-Zirkonium-Cyclosilikat (Lokelma®)** zur Therapie der chronischen Hyperkaliämie, auch für den Einsatz bei Dialysepatienten. Die Anfangsdosis beträgt in der Anfangsphase 10 g 1–3 ×/d, in der Erhaltungsphase 5 g jeden 2. d bis max. 10 g 1 ×/d (bei Dialysepatienten 5–15 g 1 ×/d an Tagen ohne Dialyse). Aufgrund der Erhöhung des pH-Werts im Magen wird die Resorption von Arzneimitteln mit pH-Wert-abhängiger Bioverfügbarkeit beeinträchtigt und ein Abstand von 2 h empfohlen, z.B. Azol-Antimykotika, Arzneimittel gegen HIV oder Tyrosinkinase-Inhibitoren. Als **Nebenwirkungen** werden häufig Ödeme berichtet. Die Therapiekosten sind hoch.

13.17.3 Hypertensive Krise

Krisenhafte Blutdruckanstiege bei Dialysepatienten können

- spontan sowie
- bei Überwässerung,
- nach Unterbrechung der antihypertensiven Therapie und
- auch unter der Therapie mit rekombinantem Erythropoietin beobachtet werden.

Der erhöhte Blutdruck kann **klopfende Kopfschmerzen** und **Nasenbluten** sowie **kardiale Beschwerden** verursachen, im schlimmsten Fall auch mit einer **intrazerebralen Blutung** einhergehen.

Abhängig von der Differenz des aktuellen Blutdrucks zum sonst üblichen Blutdruckniveau können **verschiedene medikamentöse Behandlungsansätze** zum Einsatz kommen: Nifedipin, Nitroglyzerin, Urapidil, Clonidin, Dihydralazin.

Bei ungenügendem Ansprechen ist eine intensivmedizinische Überwachung evtl. mit invasivem Monitoring und kontinuierlicher intravenöser Gabe von Antihypertensiva notwendig. Steht die hypertensive Krise in einem Zusammenhang mit einer **Überwässerung**, dann sollten unverzüglich **Hämodialyseverfahren** (Hämofiltration, reine Ultrafiltration) mit hohem Flüssigkeitsentzug eingesetzt werden.

Essentials für die Hausarztpraxis

- Auch bei CKD an **reversible Ursachen einer Niereninsuffizienz** denken.
- Je niedriger die **GFR** und je höher die **Proteinurie,** umso höher sind Morbidität, Mortalität und Progressionsrisiko der Niereninsuffizienz.
- **Konservative Therapiemaßnahmen** verlangsamen die Progression der Niereninsuffizienz.
- Anpassung der **Medikamentendosierung** an den Grad der Nierenfunktionseinschränkung.
- **Vermeidung** der Gabe von **potenziell nephrotoxischen Medikamenten.**
- Eine **nephrologische Mitbetreuung** sollte frühzeitig erfolgen.

LITERATUR

Aufgrund der relativ kurzen Halbwertszeit des Fachwissens wird empfohlen, niereninsuffiziente Patienten möglichst frühzeitig einem Spezialisten zur Mitbetreuung zu überweisen. Weiterhin finden sich stets aktualisierte Leitlinien zur Behandlung im Internet. Bewusst wird hier auf das Zitieren von Fachbüchern und von Übersichtsartikeln verzichtet, da deren Aktualität heutzutage rasch überholt ist.

www.bundesverband-niere.de/bundesverband/quasi-niere/jahresberichte.html: demografische Daten zur chronischen Niereninsuffizienz in Deutschland (letzter Bericht 2006–2007).

www.dosing.de: Medikamentendosierung bei Niereninsuffizienz.

Verschiedene Clearance-Rechner unter Google: „Clearance Rechner" oder „CKD-EPI-Rechner".

Aktuelle Übersichten unter www.UpToDate.com.

Leitlinien (werden ständig überarbeitet): www.leitlinien.de.

Deutsche Gesellschaft für Nephrologie: www.dgfn.eu.

National Kidney Foundation Guidelines (USA): NKF-KDOQI (Kidney Disease Outcome Qualitiy Initiative) www.kidney.org.

KDIGO (Kidney Disease: Improving Global Outcomes): www.kdigo.org.

United Kingdom: Chronic Kidney Disease in Adults, Guidelines unter www.renal.org.

KAPITEL

14

Margarethe Konik und Oliver Witzke

Harnwegsinfektionen

Kernaussagen

- **Harnwegsinfekte** haben eine hohe Bedeutung im ambulanten und stationären Bereich und können rezidivierend verlaufen.
- Die **Anamnese** und die Klinik sind führend bei der Diagnostik.
- Eine **Einteilung** erfolgt in unkomplizierte und komplizierte sowie in untere und obere Harnwegsinfektionen.
- **Schwere Verläufe** können mit einem Multiorganversagen einhergehen und benötigen eine stationäre Einweisung. **Unkomplizierte Harnwegsinfektionen** können spontan ausheilen oder werden kurz antibiotisch therapiert.
- Als **häufigster Erreger** findet sich hier *Escherichia coli.*
- Eine **asymptomatische Bakteriurie** stellt keine Harnwegsinfektion dar und muss i.d.R. nicht antimikrobiell therapiert werden.

14.1 Vorbemerkung

Harnwegsinfektionen (HWI) gehören zu den häufigsten bakteriellen Infektionen im ambulanten und stationären Bereich und führen auch zu hohen Kosten im Gesundheitssystem. Patienten jeder medizinischen Fachrichtung sind betroffen. Statistisch erkranken 50% der Frauen mind. einmal im Leben an einer symptomatischen HWI, 25% davon zeigen innerhalb von 6 Mon. eine erneute HWI. Die Prävalenz nimmt mit dem Alter zu (➤ Abb. 14.1). HWI können einen selbstlimitierenden Verlauf haben oder eine medizinische Behandlung erforderlich machen. Schwere Verläufe können zu einer Pyelonephritis oder zu einer Sepsis mit Multiorganversagen führen. Aufgrund ihrer Bedeutung wird in diesem Buchkapitel näher auf die Pathogenese, Diagnostik und v.a. Therapie der Harnwegsinfektion eingegangen (DGU 2017; Flores-Mireles et al. 2019; Kranz et al. 2017; McLellan, Hunstad 2017).

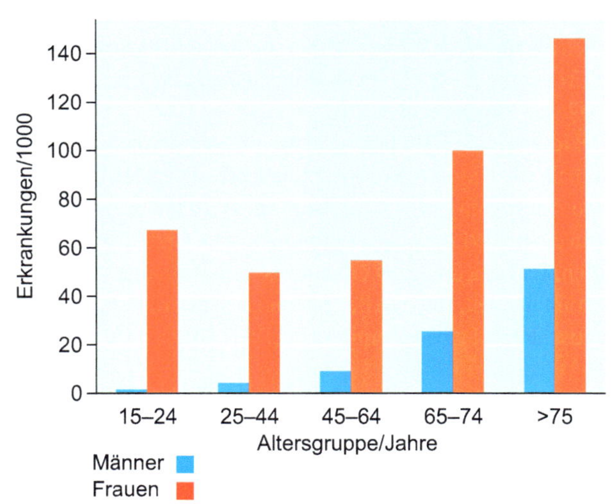

Abb. 14.1 Prävalenz von Harnwegsinfektionen [F201-034/L231]

14

Tab. 14.1 Unkomplizierte Harnwegsinfektion – 5 Patientengruppen

1	Nicht schwangere Frauen in der Prämenopause
2	Frauen in der Postmenopause
3	Schwangere Frauen
4	Junge Männer
5	Patienten mit Diabetes mellitus und stabiler Stoffwechsellage

14.2 Definition der verschiedenen HWI-Formen

HWI können eingeteilt werden in **unkompliziert** und **kompliziert** sowie in **untere** und **obere** Harnwegsinfektionen in Abhängigkeit von ihrer anatomischen Lokalisation.

Eine **unkomplizierte HWI** liegt vor, wenn im Harntrakt keine relevanten funktionellen oder anatomischen Anomalien, keine Nierenfunktionsstörung und keine relevanten Begleiterkrankungen vorliegen, die zu einer gravierenden Infektion führen können. Es werden 5 Patientengruppen unterschieden, die sich bezüglich Diagnostik und Therapie unterscheiden (➤ Tab. 14.1; DGU 2017; Kranz et al. 2017).

Sind diese Kriterien nicht erfüllt, liegt eine **komplizierte HWI** vor und es besteht ein erhöhtes Risiko für einen schweren Verlauf. Eine Sonderform stellen **harnblasenkatheterassoziierte HWI** dar. Sie machen 40% der nosokomialen Infektionen weltweit aus und können Ausgangspunkt schwerer Infektionen mit Multiorganversagen sein. Die Symptomatik kann atypisch erscheinen. In einigen Fällen tritt auch nur Fieber als einziges Symptom auf (Flores-Mireles et al. 2019; Nicolle et al. 2019). Auf eine komplizierte Harnwegsinfektion können folgende **Kriterien** hinweisen:

- Obstruktion in den ableitenden Harnwegen
- Immunsuppression
- Chronische Nierenerkrankung
- Diabetes mellitus mit instabiler Stoffwechsellage
- Harnblasenkatheter
- Fieber, Symptome > 1 Wo., Therapieversagen einer initialen mikrobiellen Therapie

Infektionen der Harnröhre (Urethritis) und der Harnblase (Zystitis) werden als **untere HWI** bezeichnet. Breitet sich die untere HWI auf den Ureter und die Niere (Pyelonephritis) aus, liegt eine **obere HWI** vor (Flores-Mireles et al. 2019).

Rezidivierende HWI liegen vor, wenn 2 symptomatische Episoden innerhalb von 6 Mon. oder 3 symptomatische Episoden innerhalb von 12 Mon. auftreten (DGU 2017; Kranz et al. 2017).

Von einer HWI muss die asymptomatische Bakteriurie abgegrenzt werden. Da es sich hierbei um eine Kolonisation und nicht um eine Infektion handelt, sind die Betroffenen beschwerdefrei. Eine asymptomatische HWI gibt es somit nicht (DGU 2017).

14.3 Risikofaktoren und Pathologie

Frauen sind häufiger als Männer von einer HWI betroffen. Die höhere Prävalenz bei Frauen erklärt sich durch die kürzere Harnröhre, die anatomische Nähe von Anus und Urethra und damit die Möglichkeit der mikrobiologischen Kolonisation (McLellan, Hunstad 2017). Bei Männern treten HWI gehäuft im Kleinkindalter (in einem Alter von < 1 J.) oder in einem höheren Lebensalter auf. Im höheren Lebensalter werden sie durch eine Abflussstörung, z.B. durch eine Prostatahyperplasie, begünstigt (DGU 2017; Flores-Mireless et al. 2019; McLellan, Hunstad 2017).

Risikofaktoren für eine unkomplizierte Zystitis bei Frauen sind ein kürzlich zurückliegender Geschlechtsverkehr, der Gebrauch von Diaphragmen und Spermiziden, das frühe Alter der ersten Harnwegsinfektion und eine positive Familienanamnese (DGU 2017; Flores-Mireless et al. 2019).

Die HWI beginnt mit der periurethralen Kontamination eines uropathogenen Keims. Es erfolgt eine Kolonisation und schließlich eine Migration in die Harnblase. Ob es hier nun zu einer klinischen Infektion kommt oder der Erreger durch das Immunsystem eliminiert wird, hängt von der Virulenz des Erregers und von den Abwehrmechanismen der betroffenen Person ab. Es handelt sich dabei um einen dynamischen Prozess (McLellan, Hunstad 2017).

Begünstigt werden HWI durch einen **Harnblasenkatheter**, da die Wahrscheinlichkeit der Kolonisation und der Bakteriurie um 3–7%/d bei liegendem Blasenkatheter steigt. Nach 30 d weisen nahezu alle Patienten eine **Bakteriurie** auf. Die persistierende Bakteriurie ist die Folge eines Biofilms, der hauptsächlich von Bakterien entlang des Katheters gebildet wird. Gewöhnlich entsteht ein Biofilm an der Außenseite des Katheters und breitet sich dann nach kranial aus. Schätzungsweise werden 2 Wo. benötigt, damit sich ein Biofilm vollständig entwickeln kann. Hauptbestandteil des Biofilms sind Glycopolysaccharide, die die Mikroorganismen vor der Immunantwort des Patienten schützen. Hat sich erst einmal ein Biofilm gebildet, siedeln sich meist mehrere Arten von Mikroorganismen innerhalb des Biofilms an, sodass bei einer katheterassoziierten HWI auch mehrere Keimarten gefunden werden können (Flores-Mireles et al. 2019; Nicolle 2014; McLellan, Hunstad 2017).

14.4 Erreger

Escherichia coli (E. coli) ist der häufigste Erreger einer unkomplizierten HWI. Er wird je nach Literatur in bis zu 80% der Fälle als Ursache der unkomplizierten Zystitis angegeben. Weitere Erreger sind mit abnehmender Signifikanz *Klebsiella pneumonia* (~6%), *Staphylococcus saprophyticus* (~6%) und *Proteus mirabilis. Staphylococcus saprophyticus* findet sich häufiger bei Frauen < 30 J. Andere Erreger sind selten (DGU 2017; PEG 2018; Kranz et al. 2017; McLellan, Hunstad 2017; Pietrucha-Dilanchian, Hooton 2020).

Bei sexuell aktiven Patienten und Symptomen einer unteren Harnwegsinfektion, muss auch an Geschlechtskrankheiten wie *Chlamydia trachomatis, Neisseria gonorrhoeae, Trichomonas vaginalis* und Herpes genitalis gedacht werden (Pietrucha-Dilanchian, Hooton 2020).

Bei HWI, die mit einem Harnblasenkatheter assoziiert sind, finden sich in der prozentualen Verteilung ein anderes Erregerspektrum. Seltene Erreger wie Enterokokken und Pilze müssen hier berücksichtigt werden (➤ Abb. 14.2). Meist gelingt auch der Nachweis von mehreren Keimarten (Nicolle 2014).

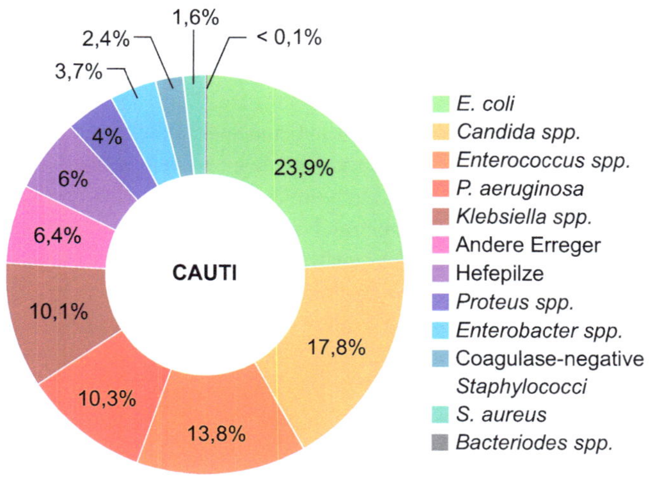

Abb. 14.2 Erregerspektrum katheterassoziierter HWI (CAUTI) [W891-002/L231]

Aufgrund eines weltweiten Anstiegs von multiresistenten gramnegativen Erregern müssen auch diese zunehmend bei einer HWI, v.a. bei multimorbiden und immunsupprimierten Patienten, berücksichtigt werden. Es handelt sich hierbei um gramnegative Erreger, die gegen mehrere Antibiotika-Klassen Resistenzen entwickelt haben. Die klassischen Resistenzmechanismen umfassen Enzyme zur Inaktivierung von Antibiotika, veränderte Zielstrukturen oder die Zugänge zu den Zielstrukturen. Als Beispiel sind hier Beta-Laktamasen (β-Laktamasen) zu nennen. Diese Enzyme besitzen die Fähigkeit, einen Beta-Laktam-Ring zu spalten, sodass β-Laktam-Antibiotika wirkungslos werden. (Korth et al. 2017; López-Montesinos, Horcajada 2019; Mattner et al. 2012). Bestehen Resistenzen gegen 3 Antibiotika-Klassen so liegt ein 3MRGN (multiresistente gramnegative Stäbchen mit Resistenz gegen 3 der 4 Antibiotika-Klassen) vor. Bestehen Resistenzen gegen 4 Antibiotika-Klassen so liegt ein 4MRGN (multiresistente gramnegative Stäbchen mit Resistenz gegen 4 der 4 Antibiotika-Klassen) vor. Seit 2019 definiert das European Committee on Antimicrobial Susceptibilty Testing (EUCAST) die Antibiotika-Resistenzbestimmung neu. Neben „S" für sensibel getestet und „R" für resistent, bedeutet die Kategorie „I" nicht mehr intermediär, sondern „sensibel bei erhöhter (increased) Dosierung/Exposition". Ein Mikroorganismus erhält die Kategorie I, wenn die Wahrscheinlichkeit eines therapeutischen Erfolges hoch ist, indem die Dosierung entsprechend angepasst wird (➤ Tab. 14.2).

Multiresistente gramnegative Bakterien erhalten eine zunehmend höhere Bedeutung, da die therapeutischen Möglichkeiten eingeschränkt sind. Sie sind zudem mit einem längeren Krankenhausaufenthalt und einer höheren Mortalität assoziiert. (RKI 2019; Mattner et al. 2012; Korth et al. 2017).

14.5 Diagnostik

Algurie (schmerzhafte Miktion), Pollakisurie (häufige Miktionen), Strangurie (imperativer Harndrang) und ggf. Schmerzen über der Symphyse sind typische Symptome, die auf eine untere HWI hindeuten. Eine Hämaturie kann ebenfalls vorliegen (Abou Heidar et al. 2019; DGU 2017; Kranz et al. 2017).

Bei Erstvorstellung des Patienten ist eine **körperliche Untersuchung** obligat. Fieber, Schmerzen über den Flanken oder eine ausgeprägte vegetative Symptomatik können auf eine Pyelonephritis hinweisen (DGU 2017).

Sind die klinischen Kriterien einer unkomplizierten Zystitis bei der nicht schwangeren prämenopausalen Frau erfüllt, ist eine weitere Diagnostik vernachlässigbar, da dies nur einen geringfügigen Zuwachs an diagnostischer Sicherheit bringt. Bei allen anderen Patienten sollten ein **Urinstatus** und eine **Urinkultur** angelegt werden. Bei Männern muss eine **Beteiligung der Prostata** ausgeschlossen werden. Eine Prostatitis ist v.a. bei einer fieberhaften Harnwegsinfektion sehr wahrscheinlich. Ist die Prostata nicht druckschmerzhaft oder das PSA nicht erhöht, kann von einer unkomplizierten Zystitis des Mannes ausgegangen werden, wenn keine weiteren Risikofaktoren (keine Anomalien, keine relevanten Begleiterkrankungen) vorliegen. Das Anlegen einer Urinkultur wird jedoch empfohlen (DGU 2017; Kunter 2020).

Bestehen Flankenschmerzen, Fieber oder eine vegetative Symptomatik ist eine **sonographische Diagnostik** erforderlich, um bei einer Pyelonephritis komplizierende Faktoren wie einen Harnaufstau auszuschließen. Die **laborchemische Untersuchung** umfasst mindestens das Blutbild, die Nierenfunktion (Kreatinin) und die Entzündungswerte (CRP). Ein positiver Prokalzitonin-Wert, kann auf eine schwerwiegende bakterielle Infektion hindeuten (DGU 2017; PEG 2018). Ein Urinstatus und eine Urinkultur werden empfohlen. Klinisch muss eine schwere Pyelonephritis von einer Urosepsis abgegrenzt werden. Unter einer **Sepsis** wird eine komplexe systemische Organdysfunktion als Reaktion auf eine Infektion verstanden. Sie

Tab. 14.2 Klassifizierung multiresistenter gramnegativer Stäbchen nach EUCAST

Antibiotikagruppe	Leitsubstanz	Enterobakterien	
		3MRGN	4MRGN
Acylureidopenicilline	Piperacillin	R	R
Cephalosporine	Cefotaxim u./o. Ceftazidim	R	R
Carbapeneme	Imipenem u./o. Meropenem	S	R
Fluorochinolone	Ciprofloxacin	R	R

R = resistent; S = sensibel
[1]Quelle: Robert Koch Institut Epidemiologisches Bulletin Februar 2019

Tab. 14.3 qSOFA-Score: Kriterien[1]

Atemfrequenz	≥ 22
GCS	≤ 13
Systolischer Blutdruck	≤ 100 mmHg

[1] Konik et al. 2020

geht mit einem Multiorganversagen einher. Da hier die Klinik führend ist, sollte der qSOFA-Score (quick Sequential [Sepsis-related] Organ Function Assessment) evaluiert werden. Der qSOFA-Score umfasst die Vigilanz (Glasgow Coma Scale, GCS ≤ 13), die Atemfrequenz (AF ≥ 22/Min.) und den Blutdruck (RR ≤ 100 mmHg) des Patienten (➤ Tab. 14.3). Sind 2 der Kriterien positiv, besteht klinisch der V.a. eine Sepsis. Wird eine Sepsis nicht erkannt und verzögert therapiert, steigt die Mortalität um ca. 10%/h, wenn bereits eine arterielle Hypotonie eingetreten ist. Eine **Sepsis** ist somit ein **internistischer Notfall,** der eine sofortige Therapie und stationäre Überwachung des Patienten notwendig macht (DGU 2017; PEG 2018; Seymour et al. 2016).

14.5.1 Urinuntersuchungen

Durch den Nachweis von Leukozyten und/oder Nitrit im Urinstatus wird eine HWI wahrscheinlich. Leukozyten werden im Urinstatus durch die Granulozyten-Esterase-Aktivität nachgewiesen. Bei Nitrit muss beachtet werden, dass einige Bakterien wie Pseudomonaden, Enterokokken oder Staphylokokken keine Nitratreduktase besitzen und daher nicht mit dem Teststreifen erfasst werden (DGU 2017; Kranz et al. 2017; Masajitis-Zagajewska, Nowixki 2017).

Das Anlegen einer Urinkultur wird bei allen komplizierten HWI, bei Pyelonephritis, bei Schwangeren, bei Männern und bei rezidivierenden HWI empfohlen. Im Idealfall sollten zwischen Gewinnung der Urinprobe und der letzten Miktion mind. 4 h vorliegen. Die Abnahme der Urinkultur sollte vor Einleitung der antimikrobiellen Therapie erfolgen. Um eine Kontamination zu vermeiden, wird Mittelstrahlurin benötigt. Der Meatus urethrae der Frau bzw. die Glans penis des Mannes sollte zuvor mit Wasser gereinigt werden. Die Urinprobe sollte unverzüglich bearbeitet werden. Ist dies nicht möglich, da der Urin z.B. am Abend gewonnen wurde, sollte die Urinprobe bei 2–8 °C gelagert werden (DGU 2017).

Bei typischen Symptomen einer HWI sind Erregerzahlen von 10^3–10^5 KBE/ml) relevant. Als signifikante Bakteriurie gilt jedoch ein Erregernachweis > 10^5 KBE. Sind mehrere Erreger nachweisbar, muss an eine Kontamination gedacht werden. Eine Ausnahme stellen hier Harnblasenkatheter-assoziierte HWI dar, da der entstandene Biofilm meistens mehrere Keimarten enthält. Daher empfiehlt es sich vor Gewinnung der Urinprobe, den Harnblasenkatheter zu wechseln, wenn dieser bereits > 2 Wo. liegt (DGU 2017; Nicolle 2014).

14.6 Therapie

14.6.1 Akute unkomplizierte Zystitis

Die akute unkomplizierte Zystitis hat eine Spontanheilungsrate von 25–42% nach 1 Wo, Komplikationen wie eine Pyelonephritis sind selten. Dennoch wird eine kurzzeitige antimikrobielle Therapie empfohlen, um die Symptome rasch zu beenden. Diese bessern sich meist schon wenige Stunden nach Antibiotika-Einnahme (Aloush et al. 2019; DGU 2017). Eine alternative Therapie wie eine Schmerztherapie mit nichtsteroidalen Antirheumatika, wird nicht mehr empfohlen, da Komplikationen wie Fieber oder Flankenschmerzen nicht bemerkt werden (Aloush et al. 2019; Gágyor et al 2015). Aufgrund der geringen Resistenzrate von *E. coli* eignen sich v.a. Fosfomycin-Trometamol, Nitrofurantoin, Nitroxolin und Pivmecillinam (alphabetische Reihenfolge) zur antibiotischen Therapie einer akuten unkomplizierten Zystitis. Cotrimoxazol ist aufgrund des Nebenwirkungsprofils, wie einer schweren allergischen Reaktion der Haut, und einer Resistenzrate von > 20% nicht mehr Therapie der ersten Wahl einer unkomplizierten Zystitis (DGU 2017).

Fosfomycin weist, durch Interaktion mit der bakteriellen Zellwand, eine bakterizide Wirkung auf. Darüber hinaus stört es die Bindung der Bakterien an das Urothel und steigert die immunologischen Abwehrmechanismen. Seine Wirkung entfaltet orales Fosfomycin v.a. im Urin, unterliegt hier aber einer hohen individuellen Variabilität. Es werden nur geringe Plasmaspiegel erreicht. Daher ist die orale Therapie nicht für die antibiotische Behandlung einer Pyelonephritis zugelassen. Patienten sollte empfohlen werden die Harnblase zu entleeren, bevor sie Fosfomycin einnehmen. Hierdurch kann die Wirkung von oralem Fosfomycin optimiert werden (López-Montesinos, Horcajada 2019; Wijma et al. 2019).

Unter **Nitrofurantoin** zeigt sich im Vergleich zu Fosfomycin ein besseres klinisches Ansprechen nach 28 d (Huttner et al. 2018). Auch weist Nitrofurantoin nur eine geringe Resistenzrate auf. Jedoch muss der Einsatz von Nitrofurantoin bei Patienten > 65 J. und bei Patienten mit eingeschränkter Nierenfunktion oder chronischer Lungen- und Lebererkrankung kritisch gesehen werden. Unter der Anwendung von Nitrofurantoin wurden Lungen- und Lebertoxizitäten beobachtet, die u.a. auch tödlich verliefen. Die Häufigkeit und Schwere der Toxizität nahm mit der Dauer der Anwendung zu. Bei einer Kurzzeittherapie ist das Risiko daher gering, kann aber nicht ausgeschlossen werden. Bei Patientin mit einer chronischen Nierenerkrankung sollten alternative Therapien erwogen werden. Bei einer deutlich eingeschränkten Nierenfunktion mit einer eGFR von < 45 ml/Min./1,73 m^2, sollte Nitrofurantoin nicht mehr angewandt werden, da vermehrt Nebenwirkungen, wie interstitielle Lungenerkrankungen, Polyneuropathien und Leberschäden auftreten können (Fachinformation Nitrofurantoin-ratiopharm® 2019; Huttner et al. 2018).

Auch die Resistenzrate gegenüber **Nitroxolin** ist gering. Nitroxolin besitzt ein breites Wirkspektrum gegen gramnegative und grampositive Bakterien. Resistenzmechanismen wurden bislang noch nicht beschrieben. Der genaue Wirkmechanismus, der hauptsächlich bakteriostatisch ist, wird noch diskutiert. Es wird angenommen, dass die RNA-Synthese und die Zellwand der Bakterien beeinflusst werden. Auch hemmt Nitroxolin die bakterielle Adhäsion an das Urothel und

Tab. 14.4 Antibiotika-Kurzzeittherapie der unkomplizierten Zystitis bei nicht schwangeren Frauen[1]

Antibiotikum	Tagedosis [mg]	Dauer [d]
Fosfomycin-Trometamol	3000	1
Nitrofurantoin	4 × 50	7
Nitrofurantoin retard	2 × 100	5
Nitroxolin	3 × 250	5
Pivmecillinam	2 × 400	3
Cotrimoxazol	2 × 160/800	3

[1] Abou Heidar et al. 2019; DGU 2017; Kranz et al. 2018

Tab. 14.5 Antibiotika-Kurzzeittherapie der unkomplizierten Zystitis bei Männern[1]

Antibiotikum	Tagedosis [mg]	Dauer [d]
Nitrofurantoin	4 × 50	7
Nitrofurantoin retard	2 × 100	5
Pivmecillinam	2 × 400	3

[1] DGU 2017; Kunter 2020

an der Oberfläche von Blasenkathetern (➤ Tab. 14.4, ➤ Tab. 14.5; Naber et al. 2014).

Pivmecillinam ist ein Amidinopenicillin, das wie andere ß-Laktam-Antibiotika die Synthese der bakteriellen Zellwand schädigt. Es wirkt v.a. im gramnegativen Bereich, die Resistenzrate ist gering (Jansåker et al. 2019).

14.6.2 Akute unkomplizierte Pyelonephritis

Das Erregerspektrum und die Erregerempfindlichkeit entsprechen weitgehend der akuten unkomplizierten Zystitis. Eine akute unkomplizierte Pyelonephritis kann mit oraler antimikrobieller Therapie behandelt werden, wenn die vegetative Symptomatik nicht ausgeprägt, die Tabletteneinnahme gewährleistet und eine Wiedervorstellung nach 24–48 h gesichert ist. Ist eine dieser Bedingungen nicht erfüllt, sollte initial eine parenterale antimikrobielle Therapie eingeleitet werden. Nach Stabilisierung kann die antimikrobielle Therapie oral fortgeführt werden. Eine orale Therapie ist mit den Fluorchinolonen **Ciprofloxacin** oder **Levofloxacin** möglich. Resistenzen gegenüber *E. coli* werden in ca. 10% der Fälle beschrieben. Können Fluorchinolone nicht gegeben werden, z.B. in der Schwangerschaft, kann Cefpodoxim, ein Cephalosporin der Gruppe 3, eingesetzt werden. Es wird jedoch eine längere Therapiedauer empfohlen. Eine orale Therapie mit Cefuroxim, einem Cephalosporin der Gruppe 2, ist obsolet, da die orale Bioverfügbarkeit bei ca. 50% liegt (➤ Tab. 14.6). Nach Erhalt der Urinkultur und dem Resistogramm kann die antimikrobielle Therapie angepasst werden (DGU 2017; PEG 2018; Kranz et al. 2017).

Ist aufgrund der Schwere der Erkrankung oder einer ausgeprägten vegetativen Symptomatik eine initiale empirische parenterale Therapie notwendig, sollte mit einem Cephalosporin der Gruppe 3a oder einem Fluorchinolon behandelt werden. Nach klinischer Besserung und Erhalt der Resistenzprüfung, kann auf eine orale Therapie gewechselt werden (➤ Tab. 14.7; DGU 2017; PEG 2018).

Tab. 14.6 Therapie p.o. der akuten unkomplizierten Pyelonephritis[1]

Therapieempfehlung	Tagesdosis [mg p.o.]	Dauer [d]
Ciprofloxacin	2 × 500–750	7–10
Levofloxacin	1 × 750	5
Cefpodoxim-Proxetil	2 × 200	10

[1] DGU 2017; Konik et al. 2020; Kranz et al. 2017

Tab. 14.7 Therapie i.v. der akuten unkomplizierten Pyelonephritis[1]

Therapieempfehlung	Tagesdosis
Ciprofloxacin	(2–)3 × 400 mg i.v.
Levofloxacin	1 × 750 mg i.v.
Ceftriaxon	1 × 2 g i.v.
Cefotaxim	3 × 2 g i.v.

[1] DGU 2017; Konik et al. 2020; Kranz et al. 2017

14.6.3 Komplizierte Harnwegsinfektion

Sind die Kriterien einer komplizierten HWI erfüllt, muss individuell nach dem Risikoprofil des Patienten entschieden werden, ob die antimikrobielle Therapie initial parenteral erfolgen soll. Komplizierende Faktoren wie Harnblasenkatheter oder Harnaufstau sollten dringlich gewechselt bzw. beseitigt werden. Es können Mischinfektionen vorliegen. Bei antibiotischer Vortherapie und/oder bestehender Immunsuppression können auch multiresistente Erreger vorliegen. Es sollte daher überprüft werden, ob bereits eine Urinkultur mit Resistogramm vorliegt. Ist hier nichts bekannt, dann richtet sich die initiale antimikrobielle Therapie nach dem zu erwartenden Erregerspektrum und der lokalen Resistenzsituation. Für die parenterale Initialtherapie eignen sich Cephalosporine der Gruppe 3, Fluorchinolone und Aminopenicillin/β-Laktamase-Inhibitoren (DGU 2017; Korth et al.; Kranz et al. 2017; Nicolle 2014). Mit **Temocillin** steht ein neues parenterales Antibiotikum zu Verfügung, dass für komplizierte Harnwegsinfektionen zugelassen ist. Es handelt sich um ein Penicillin, das gut in den Urin und in die Prostata diffundiert. Das Wirkungsspektrum umfasst die meisten aeroben gramnegativen Bakterien mit Ausnahme von *Pseudomonas aeruginosa* und *Actinetobacter*. Gegenüber β-Laktamasen zeigt es eine große Stabilität. Es ist nicht wirksam bei grampositiven und anaeroben Bakterien. Die Standarddosierung beträgt 2 g alle 12 h i.v. (Alexandre, Fantin 2017; Fachinformation Tempon 2019).

Eine **komplizierte Pyelonephritis** muss von einer Urosepsis abgegrenzt werden. Neben einer Urinkultur sollten auch Blutkulturen (aerob und anaerob) vor Einleitung, aber ohne Verzögerung der Therapie, abgenommen werden. Die antimikrobielle Therapie muss innerhalb der ersten Stunde erfolgen. Aufgrund der Schwere der Erkrankung muss initial ein **Breitspektrum-Antibiotikum** verabreicht werden. Nach Erhalt der mikrobiologischen Befunde kann dann entsprechend umgestellt werden. Als Breitspektrum-Antibiotikum gelten Piperacillin/Tazobactam, Ceftazidim und die Carbapeneme

Tab. 14.8 Therapie der komplizierten HWI[1]

Therapieempfehlung	Tagesdosis	Bemerkung	Therapiedauer
Komplizierte untere Harnwegsinfektion			
Aminopenicilline/BLI	3 × 3 g i.v.	Bei V.a. auf eine Mischinfektion mit Enterokokken	7–10 d (ggf. Deeskalation nach Erregernachweis u. Resistogramm)
Ceftriaxon	1 × 2 g i.v.	Keine Wirkung gegen Enterokokken o. Pseudomonaden	
Ciprofloxacin	2–3 × 400 mg i.v.	Gute Wirksamkeit gegen *Pseudomonas aeruginosa*	
Levofloxacin	1 × 750 mg i.v.		
Temocillin	2–3 × 2 g	Keine Wirkung gegen *Pseudomonas aeruginosa*, grampositive Bakterien	3–5 d nach Entfieberung
Komplizierte Pyelonephritis oder Urosepsis			
Ceftazidim	3 × 2 g i.v.	Keine relevante grampositive Wirkung	7–10 d (ggf. Deeskalation nach Erregernachweis u. Resistogramm)
Piperacillin/Tazobactam	3 × 4,5 g i.v.	Bei V.a. auf eine Mischinfektion mit Enterokokken	
Imipenem	3–4 × 1 g i.v.	Meist gute Wirksamkeit gegen Enterokokken	
Meropenem	3 × 1–2 g i.v.	Keine Wirkung gegen Enterokokken	

[1] DGU 2017

Meropenem und Imipenem. Carbapeneme sollten initial dann gewählt werden, wenn der V. a. ESBL (Extended Spectrum β-Laktamasen)-bildende gramnegative Erreger vorliegt, z.B. durch eine rektale Besiedlung oder vorangegangenem HWI mit entsprechendem Keimnachweis. Hierbei muss beachtet werden, dass sowohl Ceftazidim als auch Meropenem eine Enterokokkenlücke aufweisen und dies bei einem HWI durch einen Harnblasenkatheter relevant sein kann (➤ Tab. 14.8; DGU 2017; Flores-Mireles et al. 2019; Kranz et al. 2017; Pietrucha-Dilanchian, Hooton 2020).

Ist ein multiresistenter Erreger die Ursache der Pyelonephritis oder der Urosepsis, kann auch der Einsatz von Reserveantibiotika gerechtfertigt sein. Die Empfindlichkeit des Erregers sollte durch ein entsprechendes Resistogramm ohne Vorliegen einer alternativen Therapiemöglichkeit bestätigt sein. Als Reserveantibiotika gelten Ceftolozan/Tazobactam und Ceftazidim/Avibactam.

Ceftolozan/Tazobactam besteht aus der Kombination eines Cephalosporin mit Antipseudomonadenaktivität und einem β-Laktamase-Inhibitor. Ceftazidim/Avibactam enthält ein Cefalosporin mit Antipseudomonadenaktivität und β-Laktamase-Inhibitor, der aber keinen β-Laktam-Ring enthält. Bei Enterobakterien können Reserve-Antibiotika die Mortalität senken (➤ Tab. 14.9; Gallagher et al. 2018; Hidalgo et al. 2016; Konik et al. 2020).

Tab. 14.9 Reserveantibiotika[1]

Therapieempfehlung	Tagesdosis	Therapiedauer
Ceftazidim/Avibactam	3 × 2,5 g	7–10 d
Ceftolozan/Tazobactam	3 × 1,5 g	

[1] Gallagher et al. 2018; Hidalgo et al 2016

14.7 Harnwegsinfektionen bei nierentransplantierten Patienten

HWI gehören zu den häufigsten **Komplikationen nach Nierentransplantation** und sind mit einer höheren Mortalität assoziiert. Besonders im ersten Jahr nach einer Nierentransplantation beträgt die Wahrscheinlichkeit, an einer Harnwegsinfektion zu erkranken, bis zu 60%. Die Infektion kann auf die Harnblase begrenzt bleiben oder aufgrund der Lage des Nierentransplantats und der Immunsuppression aszendieren, sodass eine Nierentransplantatpyelonephritis resultieren kann. Diese kann zu einer akuten Funktionsverschlechterung des Nierentransplantats oder zu einem Nierentransplantatversagen führen. Durch die immunsuppressive Therapie begünstigt, kann sich auch schnell eine Sepsis mit einem Multiorganversagen entwickeln. Der häufigste Erreger von Harnwegsinfektionen ist auch hier *E. coli*. Im Vergleich zur Allgemeinbevölkerung können jedoch mehr Enterokokken, Pseudomonaden und multiresistente Erreger vorkommen. Hilfreich ist es, die antimikrobielle Therapie nach den vorherigen Urinkulturen zu wählen (Konik et al. 2020; Korth et al. 2017; Origüen et al. 2016).

Zu beachten ist, dass bei transplantierten Patienten die klinischen Symptome herabgesetzt sein können, da das Nierentransplantat denerviert ist und die immunsuppressive Therapie die Schmerzempfindung reduzieren kann. Schmerzen über dem Nierentransplantat können auf eine Transplantatpyelonephritis hinweisen. Aber auch eine Leukozyturie mit erhöhten Entzündungswerten und einer Nierentransplantatfunktionsverschlechterung kann bei einem asymptomatischen Patienten auf eine Transplantatpyelonephritis hinweisen. In der körperlichen Untersuchung sollten immer auch die Eigennieren des Patienten, wenn diese noch vorhanden sind, mituntersucht werden, da auch hier eine Pyelonephritis vorliegen kann (Konik et al. 2020; Korth et al. 2017; Origüen et al. 2016).

Als weitere Diagnostik empfiehlt sich eine Sonographie des Nierentransplantats und der Eigennieren, um einen Harnaufstau auszuschließen.

Vor Einleitung einer antimikrobiellen Therapie, werden das Anlegen einer Urinkultur und eine Rücksprache mit dem Transplantationszentrum des Patienten empfohlen. Die antimikrobielle Therapie sollte sich nach den Befunden der letzten Urinkulturen richten. Es muss sowohl klinisch als auch mikrobiologisch evaluiert werden, ob eine orale antimikrobielle Therapie noch möglich ist oder ob der Patient stationär eingewiesen werden muss.

Ist der Erreger nicht bekannt, die Nierentransplantatfunktion nicht beeinträchtigt und liegen moderate Entzündungswerte vor, ist eine orale antimikrobielle Therapie gerechtfertigt. Eine Kontrolle in 24–48 h sollte jedoch gewähreistet sein.

14.8 Asymptomatische Bakteriurie

Eine asymptomatische Bakteriurie und damit eine Kolonisation liegen bei Frauen vor bei Nachweis von 10^5 KBE/ml in 2 Mittelstrahlurinkulturen und bei Männern in 1 Mittelstrahlurinkultur. Bei liegenden Harnblasenkatheter sind 10^2 KBE/ml ausreichend, um die asymptomatische Bakteriurie zu definieren (DGU 2017; Flokas et al. 2017; Konik et al. 2020; Kunter 2020; Nicolle et al. 2019).

Wichtig ist, dass klinische Symptome einer Harnwegsinfektion fehlen. Es bleibt die Empfehlung, dass eine asymptomatische Bakteriurie nicht antibiotisch therapiert wird. Die Empfehlungen gelten für prä- und postmenopausalen Frauen, für Männer, für Diabetiker und für immunsupprimierte Patienten (Nicolle et al. 2019; Origüen et al. 2016). Eine antibiotische Therapie hat hier keinen klinischen Vorteil, sondern wirkt gegensätzlich. Das Mikrobiom wird geschädigt, das Risiko einer Clostridienenteritis steigt und die Nebenwirkungen des Präparats können die Lebensqualität des Patienten negativ beeinflussen. Auch steigt das Risiko für die Besiedlung von multiresistenten Erregern. Davon abgegrenzt werden wirtschaftliche Effekte wie die Kosten der unnötig verschriebenen Antibiose (Flokas et al. 2017). Die Herausforderung besteht daher darin, eine asymptomatische Bakteriurie von einer Harnwegsinfektion abzugrenzen. Hierbei hat die Klinik des Patienten die stärkste Gewichtung. Es sollte explizit nach den Symptomen einer Harnwegsinfektion gefragt werden. Ist eine Anamnese aufgrund einer anderen Erkrankung wie z.B. fortgeschrittener Demenz nicht mehr möglich, sollte nach lokalen und systemischen klinischen Zeichen einer Infektion gesucht werden. So kann fremdanamnestisch eruiert werden, ob sich das Verhalten der betroffenen Person verändert hat. Auch empfiehlt es sich, die Temperatur und den Blutdruck zu messen (Nicolle et al. 2019). Bei Einliegen von Fremdmaterialien wie Harnleiterschienen oder Blasenkathetern sollten diese in erster Linie gewechselt werden. Im Zweifel empfiehlt es sich, auch den Mikrobiologen zu kontaktieren. Durch diese Strategie kann eine Übertherapie, was v.a. bei Frauen noch häufig vorkommt, vermieden werden (Nicolle et al. 2019).

Ausnahmen gelten für schwangere Frauen (➤ Kap. 14.9) und für Patienten, die sich unmittelbar vor einem invasiven urologischen endoskopischen Eingriff befinden. Hier ist eine antibiotische Prophylaxe vertretbar, um postinterventionelle Komplikationen zu vermeiden. So könnte z.B. eine Sepsis durch eine mukosale Verletzung begünstigt werden. Da es sich hier um eine Prophylaxe handelt, wird die antibiotische Therapie so kurz wie möglich gehalten. Empfohlen werden 1–2 Antibiotikadosen. Der Zeitpunkt liegt idealerweise 30–60 Min. vor der geplanten Intervention (Nicolle et al. 2019).

Bei nierentransplantierten Patienten wird die antibiotische Therapie einer asymptomatischen Bakteriurie noch kontrovers diskutiert. Durch die initial hohe Immunsuppression, der unphysiologischen Lage des Transplantats und Fremdkörper wie z.B. Harnleiterschiene, sind die Patenten im ersten Monat nach Nierentransplantation besonders gefährdet, eine Transplantatpyelonephitis oder eine systemische Infektion zu entwickeln. In den ersten 3 Mon. nach der Nierentransplantation kann eine asymptomatische Bakteriurie auch einen unabhängigen Risikofaktor für eine zelluläre Abstoßung darstellen (Korth et al. 2017). Nach 3 Mon. zeigt sich kein Vorteil mehr durch die antibiotische Therapie. Eine Assoziation der asymptomatischen Bakteriurie mit einer Nierenfunktionsverschlechterung konnte nicht eindeutig gezeigt werden. Trotz Immunsuppression und der unphysiologischen Lage des Nierentransplantats lag die Wahrscheinlichkeit < 10% eine Transplantatpyelonephritis in den nächsten 17 Mon. zu entwickeln. In einer spanischen Studie konnte gezeigt werden, dass bei bis zu einem Drittel ein jeweils anderer Erreger vorlag, als zuvor bei der asymptomatischen Bakteriurie isoliert werden konnte. Die Alternative zur antimikrobiellen Therapie der asymptomatischen Bakteriurie nach erfolgter Nierentransplantation stellt das Monitoring der Patienten dar. Entwickelt der Patient Symptome oder tritt eine Nierenfunktionsverschlechterung auf, die durch eine Infektion begründet sein kann, ist die Einleitung einer antimikrobiellen Therapie notwendig (Korth et al. 2017; Origüen et al. 2016).

14.9 Harnwegsinfektionen in der Schwangerschaft

Harnwegsinfektionen treten zu ca. 5–10% während der Schwangerschaft auf. Analog zur Allgemeinbevölkerung werden sie in kompliziert, unkompliziert sowie in obere, untere HWI eingeteilt. Eine Abflussstörung sollte sonographisch ausgeschlossen werden. Eine Harnwegsinfektion wird bei einer Schwangeren als unkompliziert gewertet, wenn relevante Begleiterkrankungen fehlen und eine Abflussstörung ausgeschlossen wurde. Das Erregerspektrum und die Resistenzraten sind ähnlich wie bei den nicht schwangeren Frauen. Eine asymptomatische Bakteriurie tritt in ca. 2–13% auf (Abou Heidar et al. 2019; DGU 2017). Eine regelhafte Untersuchung auf eine asymptomatische Bakteriurie wird bei Nichtrisikoschwangerschaften nicht mehr empfohlen. Nach der Mutterschaftsrichtlinie 2020 sind bakteriologische Urinuntersuchungen erforderlich bei auffälligen Symptomen, rezidivierenden HWI in der Anamnese, Z.n. Frühgeburt oder erhöhtem Risiko für eine Infektion der ableitenden Harnwege. Besteht die Indikation zur Therapie, sollte vor Einleitung eine Urinkultur abgenommen werden (Gemeinsamer Bundesausschuss 2020; Konik et al. 2020).

Für die Therapie sollten Fosfomycin-Trometamol, Cephalosporine und Penicillinderivate bevorzugt werden. Erfahrungen und Toxizität in der Schwangerschaft können über Embryotox überpüft werden (www.embryotox.de). Orale Cephalosporine sollten zur Therapie von unkomplizierten Harnwegsinfektionen generell nicht als Antibiotika der ersten Wahl eingesetzt werden, da nur wenige aussagekräftige Studien vorliegen. Eine Ausnahme stellt Cefpodoxim dar. Hier konnte eine gute orale Bioverfügbarkeit gezeigt werden. Jedoch liegen bislang auch für Cefpodoxim keine ausreichenden Erfahrungen in der Schwangerschaft vor. Daher sollte Cefpodoxim nur eingesetzt werden, wenn alternative Therapien nicht möglich sind (Fachinformation Cefpodoxim-ratiopharm® 2019).

Tab. 14.10 HWI-Kurzzeittherapie in der Schwangerschaft[1]

Antibiotikum	Tagedosis	Dauer	Bemerkungen
Zystitis			
Fosfomycin	1 × 3000 mg	1 d	p.o.
Pivmecillinam	2 × 400 mg	≤ 3 d	p.o.
Pyelonephritis			
Aminopenicilline/BLI	3 × 3 g	7–10 d ggf. Deeskalation nach Erreger u: Resistogramm	i.v.
Cefuroxim	3 × 1,5 g		i.v.
Ceftriaxon	1 × 2 g		i.v.
Piperacillin/Tazobactam	3 × 4,5 g		i.v., wenn alternative Therapie nicht möglich ist

[1] DGU 2017

Eine Kurzzeittherapie der unkomplizierten Zystitis ist auch in der Schwangerschaft möglich. Für die Therapie der Pyelonephritis werden Cephalosporine der Gruppe 2 und 3 empfohlen. Eine stationäre Therapie und die Durchführung einer parenteralen Antibiose wird bereits bei einer unkomplizierten Pyelonephritis empfohlen, um schwere Verläufe und die Gefahr einer Frühgeburt zu verhindern (➤ Tab. 14.10).

Durch die frühzeitig eingeleitete antimikrobielle Therapie der Zystitis soll die obere HWI und damit das Risiko auf das vorzeitige Einsetzen von Wehen, ein vorzeitiges Reißen der Fruchtblase und ein geringes Geburtsgewicht des Babys verhindert werden (Abou Heida et al. 2019; DGU 2017).

Die Therapie der asymptomatischen Bakteriurie in der Schwangerschaft wird noch kontrovers diskutiert. Es gibt Hinweise, dass durch die Therapie der asymptomatischen Bakteriurie bei Nichtrisikoschwangerschaften Harnwegsinfekte oder Pyelonephritiden statistisch nicht signifikant verhindert werden können und die Therapie keine Auswirkung auf die perinatale Mortalität oder die kindliche Morbidität hat. Allerdings werden hier in der Zukunft noch weitere Studien benötigt, um eine generelle Empfehlung aussprechen zu können. Besteht die Indikation zu bakteriologische Urinuntersuchungen, gemäß den Mutterschaftsrichtlinien, und wird eine asymptomatische Bakteriurie nachgewiesen, sollte diese auch therapiert werden. Die Dauer der Therapie sollte so kurz wie möglich sein und umfasst meistens 4–7 d (Angelescu et al. 2016; Kazemier et al. 2015; Nicolle et al. 2019).

14.10 Therapie von rezidivierenden Harnwegsinfektionen

Rezidivierende Harnwegsinfektionen sind bei Frauen häufiger als bei Männern. Etwa 25% der Frauen zeigen eine erneute Episode innerhalb von 6 Mon. nach einer Harnwegsinfektion.

In der Anamnese sollte das Risikoverhalten eruiert werden. Auf eine ausreichende Trinkmenge von 1,5 l und eine Vermeidung von Unterkühlung sollte geachtet werden (Hooton et al. 2017). Eine übertriebene Intimhygiene kann ebenfalls Harnwegsinfekte begünstigen und sollte vermieden werden. Neben der körperlichen Untersuchung sollten eine Urinkultur angelegt und eine Sonographie durchgeführt werden. Bei Männern muss auch an die chronische Prostatitis gedacht werden. Eine Urethrozystoskopie kann bei persistierender Hämaturie oder persistierendem Nachweis von anderen Erregern als *Escherichia coli* empfohlen werden. Frauen sollten gynäkologisch, Männer urologisch vorgestellt werden (Konik et al. 2020).

Treten trotz Präventionsmaßnahmen weitere Harnwegsinfekte auf, ohne dass eine korrigierbare anatomische Ursache oder ein Fehlverhalten zugrunde liegen, gibt es verschiedene Behandlungsstrategien, die mit dem Patientenbesprochen werden können.

Uro-Vaxom® (Kapseln mit Zellwandbestandteilen von *E.coli*) soll durch eine Stimulation der zellulären und humoralen Immunität die lokale Immunantwort im Bereich der Harnwege stärken. Für die Grundimmunisierung wird 1 Kps./d für 3 Mon. eingenommen. Bei **StroVac®** handelt es sich um eine Impfung, bei der 3 Injektionen in einem Abstand von 1–2 Wo. verabreicht werden. Der Impfstoff enthält inaktivierte Erreger von insgesamt 5 Bakterienarten. Mit der Grundimmunisierung wird ein Schutz von ca. 1 J. erreicht. Nach Studienlage können Impfungen das erneute Auftreten von Harnwegsinfektionen bei Frauen verzögern. Der Effekt wird durch Auffrischungen der Impfungen verstärkt (Beerepoot, Geerlings 2016; DGU 2017; Loubet et al. 2020).

Laktobazillen sind milchsäureproduzierende Bakterien, die in der Vaginalflora dominieren. Sie besitzen eine protektive Wirkung gegenüber dem Auftreten von Harnwegsinfektionen. Die genauen Mechanismen des Schutzes sind noch nicht verstanden, aber die Kolonisation, das Wachstum und die Invasion von *E. coli* werden verhindert. Eine vaginale und orale Substitution von *Lactobacillus* ist möglich. Jedoch konnte bislang nicht eindeutig gezeigt werden, dass hierdurch Harnwegsinfekte signifikant verhindert werden können. Positiv hervorzuheben ist, dass es aber auch nicht zu einer Resistenzentwicklung gegen Antibiotika kommt.

Produkte natürlichen Ursprungs stehen mit der Frucht **Cranberry** zu Verfügung. Führend ist die Eigenschaft, v.a. die Adhäsion der Bakterien an das Urothelepithel zu verhindern. Auch soll es sich hemmend auf die Entwicklung eines Biofilms auswirken. Cranberrys können in Form der Beeren, als Saft sowie als Kapseln eingenommen werden. Bislang konnte ebenfalls noch nicht gezeigt werden, dass Harnwegsinfekte signifikant verhindert werden können. Auch ist die effektive Dosis noch unklar, um den Effekt der protektiven Wirkung auf das Urothel zu erzeugen (Beerepoot, Geerlings 2016; Loubet et al. 2020).

Tab. 14.11 Antibiotische Dauertherapie bei rezidivierenden Harnwegsinfektionen[1]

Therapieempfehlung	Tagesdosis	Bemerkung
Ciprofloxacin	1 × 125 mg	
Cotrimoxazol	1 × 40/200 mg	Alternative Therapie: 3 ×/Wo., wenn der Erreger sensibel getestet wurde
Fosfomycin	1 × 3 g	Alle 10 d
Nitrofurantoin	1 × 50–100 mg	
Norfloxacin	1 × 200 mg	Bevorzugt am Abend
Trimethroprim	1 × 100 mg	

[1] DGU 2017; Konik et al. 2020

Eine **antibiotische Dauertherapie** für 3–6 Mon. sollte in Betracht gezogen werden, wenn erneute Harnwegsinfektionen trotz konservativer Maßnahmen nicht verhindert werden können, der Leidensdruck hoch ist und vorherige Harnwegsinfektionen schwerwiegend verlaufen sind. Die Methode ist effektiv, jedoch auch mit höheren Kosten und der Gefahr der Resistenzentwicklung verbunden. Auch müssen die Nebenwirkungen der antimikrobiellen Therapie beachtet werden. So ist eine Langzeittherapie mit Nitrofurantoin für max. 6 Mon. zugelassen, da mit der Dauer der Einnahme die Gefahr der Entwicklung von interstitiellen Pneumonitiden steigt. Diese können sich schleichend entwickeln.

Von der Dauertherapie kann die postkoitale Einmalprävention und die Selbsttherapie abgegrenzt werden. Besteht anamnestisch ein Zusammenhang zwischen Geschlechtsverkehr und rezidivierenden Zystitiden, kann eine postkoitale Einmalprävention besprochen werden.

Die patienteninitiierte Selbsttherapie ist jedoch nur für Patienten geeignet, die die Symptome einer Harnwegsinfektion erkennen (➤ Tab. 14.11; Eells et al. 2014; DGU 2017; Konik et al. 2020; Kunter 2020).

Essentials für die Hausarztpraxis

- Harnwegsinfektionen sind **im ambulanten und stationären Bereich häufig.**
- Die **Anamnese** und **Klinik** sind bei der Diagnostik von Harnwegsinfektionen führend.
- Die **Therapie** der unkomplizierten HWI sollte so kurz wie möglich gehalten werden.
- **Komplizierte Harnwegsinfektionen** sollten gegen eine **Urosepsis** abgegrenzt werden.
- Eine **asymptomatische Bakteriurie** sollte i.d.R. nicht antimikrobiell therapiert werden

LITERATUR

Abou Heidar NF, Degheili JA, Yacoubian AA et al: Management of urinary tract infection in women: A practical approach for everyday practice. Urol Ann 4 (2019) 339–346. doi: 10.4103/UA.UA_104_19.

Alexandre K, Fantin B: Pharmacokinetics and pharmacodynamics of Temocillin. Clin Pharmacokinet 57 (2017) 287–296. doi.org/10.1007/s40262-017-0584-7.

Aloush SM, Al-Awamreh K, Abu Sumaga Y et al.: Effectiveness of antibiotics versus ibuprofen in relieving symptoms of nosocomial urinary tract infection: A comparative study. J Am Assoc Nurse Pract 1 (2019) 60–64.

Angelescu K, Nussbaumer-Streit B, Sieben W et al.: Benefits and harms of screening for and treatment of asymptomatic bacteriuria in pregnancy: a systematic review. BMC Pregnancy ans Childbirth 16 (2016) 336. doi.org/10.1186/s12884-016-1128-0.

Beerepoot M, Geerlings S: Non-Antibiotic prophylaxis for urinary tract infections. Pathogens 2 (2016) 36. doi.org/10.3390/pathogens5020036.

Coussement J, Scelma A, Abramowicz D et al.: Antibiotics for asymptomatic bacteriuria in kidney transplant recipients. Cochrane Database Syst Rev (2) (2018) CD011357. doi:10.1002/14651858.CD011357.pub2.

Deutsche Gesellschaft für Urologie (DGU): Epidemiologie, Diagnostik, Therapie, Prävention und Management unkomplizierter, bakterieller, ambulant erworbener Harnwegsinfektionen bei erwachsenen Patienten – Aktualisierung 2017; AWMF- Register-Nr. 043/044 (2017).

Eells SJ, Bharadwa K, McKinnell JA: Recurrent urinary tract infections among women: comparative effectiveness of 5 prevention an managment strategies using amarkov chain montecarlo model. Clin Infect Dis 2 (2014) 147–160. doi:10.1093/cid/cit646.

www.embryotox.de.

Fachinformation Cefpodoxim- ratiopharm® 100 mg/200 mg (Stand Oktober 2019).

Fachinformation Nitrofurantoin-ratiopharm® 100 mg Retardkapseln (Stand Januar 2019).

Fachinformation Tempon 1 g Pulver zur Herstellung einer Injektions-/Infusionslösung (Stand August 2019).

Flokas ME, Andreatos N, Alevizakos M: Inappropriate management of asymptomatic patients with positive urine cultures: a systematic review and meta-analysis. Open Forum Infect Dis (2017). doi:10.1093/ofid/ofx207.

Flores-Mireles A, Hreha TN, Hunstad DA: Pathophysiology,Treatment, and Prevention of Catheter-Associated Urinary Tract Infection. Top Spinal Inj Rehabil 3 (2019) 228–240. doi:10.1310/sci2503-228.

Gágyor I, Bleidorn J, Kochen MM: Ibuprofen versus fosfomycin for uncomplicated urinary tract infection in women: randomised controlled trial. BMJ 351 (2015) h6544. doi:10.1136/bmj.h6544.

Gallagher JC, Satlin MJ, Elabor A: Ceftolozane-Tazobactam for the treatment of multidrug-resistant Pseudomonas aeruginosa infections: A multicenter Study. Open Forum Infect Dis 5 (2018) ofy280. doi.org/10.1093/ofid/ofy280.

Gemeinsamer Bundesausschuss: Mutterschaftsrichtlinien (2020). www.g-ba.de/downloads/62-492-2301/Mu-RL_2020-08-20_iK-2020-11-24.pdf.

Giessing M: Urinary tract infection in renal transplantation. Arab J Urol 2 (2012) 162–168. doi:10.1016/j.aju.2012.01.005.

Hidalgo JA, Vinluan CM, Antony N: Ceftazidime/avibactam: a novel cephalosporin/ nonbeta-lactam beta-lactamase inhibitor for the treatment of complicated urinary tract infections an complicated intra-abdominal infections. Drug Des Devel Ther 10 (2016) 2379–2386. doi:10.2147/DDDT.S110946.

Hooton TM, Vecchio M, Irosz A et al.: Prevention of Recurrent acute uncomplicated cystitis by increasing dauly water in premenopausal women: a prospective, randomized, controlled study. Open Forum Infect Dis (2017). doi:10.1093/ofid/ofx180.006.

Huttner A, Kowalczyk A, Turjeman A et al.: Effect of 5-day Nitrofurantoin vs Single-Dose Fosfomycin on clinical resolution of uncomplicated lower urinary tract infection in woman. A randomized clinicial trail. JAMA. 17 (2018) 1781–1789. doi:10.1001/jama.2018.3627.

Jansåker F, Boel JB, Thønnings S et al.: Pivmecillinam compared to other antimicrobials for community-acquired urinary tract infections with Escherichia coli, ESBL-producing or not – a retrospective cohort study. Infect Drug Resist 12 (2019) 1691–1702. doi:10.2147/IDR.S209255.

Kazemier BM, Koningstein FN,Schneeberger C et al.: Maternal und neontal consequences of treated ans untreated asymptomatic bacteriuria in pregnancy: a prospective chort study with en embedded randomised controlled trial. Lancet Inf Dis 11 (2015) 1325–1333 12. doi.org/10.1016/S1473-3099(15)00070-5.

Konik M, Feldkamp T, Witzke O: Der Nephrologe 15 (2020) 233–239.

Korth J, Kukalla J, Rath PM et al.: Increased resistance of gram-negative urinary pathogens after kidney transplantation. BMC Nephrol 18 (2017) 164.

Kranz J, Schmidt S, Lebert C et al.: Epidemiologie, Diagnostik, Therapie, Prävention und Management unkomplizierter bakterieller, ambulant erworbener Harnwegsinfektionen bei erwachsenen Patienten. Urologe. 56 (2017) 746–758. doi.org/10.1007/s00120-017-0389-1.

Kunter U: Harnwegsinfektionen. Nephrologe 15 (2020) 119–131. doi.org/10.1007/s11560-020-00408-8.

López-Montesinos I, Horcajada JP: Oral and intravenös Fosfomycin in complicated urinary tract infections. Rev Esp Quimioter 1 (2019) 37–44.

Loubet P, Ranfaing J, Dinh A: Alternative therapeutic options to antibiotics for the treatment of urinary tract infections. Front Microbiol 11 (2020) 1509. doi:10.3389/fmicb.2020.01509.

Masajitis-Zagajewska A, Nowixki M: New markers of urinary tract infection. Clin Chim Acta 471 (2017) 286–291. doi:10.1016/j.cca.2017.06.003.

Mattner F, Bange FC, Meyer E et al.: Prävention der Ausbreitung von multiresistenten gramnegativen Erregern. Dtsch Ärztebl 3 (2012) 39–45.

McLellan LK, Hunstad DA: Urinary Tract Infection: Pathogenesis and Outlook. Trends Mol Med 11 (2017) 946–957.

Naber GK, Niggemann H, Stein G et al.: Review of the literature an individual patients' data meta analysis on efficacy and tolerance of nitroxoline in the treatment of uncompicated urinary tract infections. BMC Infect Dis 14 (2014) 628.

Nicolle LE: Catheter-Related Urinary Tract Infection: Practical Management in the Elderly. Drugs Aging 31 (2014) 1–10. doi.org/10.1007/s40266-013-0089-5.

Nicolle LE, Gupta K, Bradley SF et al.: Clinical practice guideline for the management of asymptomatic bacteriuria: 2019 update by the infectious diseases society of America. Clin Infect Dis 68 (2019) 1611–1615. doi.org/10.1093/cid/ciy1121.

Origüen J, López-Medrano F, Fernández-Ruiz M: Should asymptomatic systematically treated in kidney transplant recipients? Results froma randomized controlles trial. Am J Transplant 10 (2016) 2943–2953.

Paul-Ehrlich-Gesellschaft für Chemotherapie e.V. (PEG): Kalkulierte parenterale Initialtherapie bakterieller Erkrankungen bei Erwachsenen – Update 2018; AWMF- Register-Nr. 082-006 (2018).

Pietrucha-Dilanchian P, Hooton TM: Diagnosis,Treatment and Prevention of Urinary Tract Infection. Microbiol Spectrum 4 (2020) 1–20. doi:10.1128/microbiolspec.UTI-0021-2015.

Robert Koch-Institut (RKI): EUCAST-Neudefinition der Kategorie „I" – zum Umgang hinsichtlich der Meldepflicht. Epid Bull 9 (2019) 84. doi:10.25646/5917.

Schmiemann G, Kniehl E, Gebhardt K et al.: The Diagnosis of Urinary tract infections. A sytematic review. Dtsch Arztebl Int 21 (2010) 361–367. doi10.3238/arztebl.2010.0361.

Seymour VW, Liu VX, Iwashyna TJ et al.: Assessment of Clinical Criteria for Sepsis: For the third international consensus definitions for Sepsis and Septic Shock (Sepsis-3). JAMA 8 (2016) 762–774. doi:10.1001/jama.2016.0288.

Wijma RA, Huttner A, van Dun S et al.: Urinary antibacterial activity of fosfomycin an nitrofurantoin at registered dosages in healthy volunteers. Int J Antimicob Agents. 54 (2019) 435–441.

KAPITEL

15 Harnwegsinfektionen im Säuglings- und Kindesalter

Marcus Benz und Lutz T. Weber

Kernaussagen

- Harnwegsinfektionen gehören zu den **häufigsten bakteriellen Infektionserkrankungen im Kindesalter.**
- Neben der akuten Morbidität können Harnwegsinfektionen im Kindesalter **Indikator für assoziierte Fehlbildungen der Nieren und ableitenden Harnwege** oder **Blasenentleerungsstörungen** sein sowie auf eine **Nephrolithiasis** oder Zystenniere hinweisen.
- Bedingt durch bleibende **Nierenparenchymschädigung (Nierennarben)** können Harnwegsinfektionen zu **signifikanten Spätkomplikationen** wie arterielle Hypertonie oder chronische Nierenerkrankung führen.
- Für die **Prognose** ist die **frühzeitige Sicherung der Diagnose**, die **rasche, kalkulierte antibakterielle Therapie** und die **Einleitung adäquater bildgebender Diagnostik** entscheidend.
- Harnwegsinfektionen neigen zur **Rekurrenz**. Die **Prophylaxe** weiterer Harnwegsinfektionen nach akuter Therapie und abgeschlossener Diagnostik ist individuell zu indizieren.
- Harnwegsinfektionen im Kindesalter erfordern ggf. die **Interdisziplinarität** von Kinderärzten, Kinderradiologen, Kindernephrologen, Kinderchirurgen, Kinderurologen und Infektiologen, um ein gemeinsames, **individuell zugeschnittenes Konzept** zu entwickeln.

15.1 Vorbemerkungen

Der Terminus „Harnwegsinfektion" ist ein **übergreifender Begriff** für eine durch Mikroorganismen bedingte **Infektion des Niereninterstitiums, des Pyelons, der Ureteren, der Blase oder der Urethra.**

Das Vorliegen dreier **Kriterien** führt zur Diagnose Harnwegsinfektion:

- Klinische Symptome
- Leukozyturie
- Signifikante Bakteriurie

Ähnlich wie im Erwachsenenalter ist die Einteilung von Harnwegsinfektionen im Kindesalter nach Lokalisation, Symptomen und nach dem Vorliegen oder Fehlen komplizierender Faktoren möglich (➤ Tab. 15.1).

Tab. 15.1 Einteilung von Harnwegsinfektionen im Kindesalter

Nach der Lokalisation	
Zystitis	Infektion der Blase u. Harnröhre
Pyelonephritis	Zusätzlich Infektion von Harnleiter, Nierenbecken o. der Niere selbst
Nach der Symptomatik	
Asymptomatische Bakteriurie	Isolierte signifikante Bakteriurie ohne Symptome u. ohne Inflammation (d.h. keine Leukozyturie)
Symptomatische Harnwegsinfektion ohne Fieber	Signifikante Bakteriurie u. Leukozyturie mit körperlichen Symptomen ohne Fieber
Symptomatische Harnwegsinfektion mit Fieber	Signifikante Bakteriurie u. Leukozyturie mit körperlichen Symptomen inklusive Fieber
Nach Komplikationsmöglichkeiten	
Unkomplizierte Harnwegsinfektion	• Normaler Harntrakt • Normale Blasenfunktion • Normale Nierenfunktion • Normale Immunkompetenz
Komplizierte Harnwegsinfektion	• Nierenfehlbildung, Harntraktfehlbildung, Harnabflussbehinderung • Vesikoureterorenaler Reflux • Urolithiasis • Neurogene Blasenentleerungsstörung • Immundefizienz • Fremdkörper • (schlecht eingestellter) Diabetes mellitus • Niereninsuffizienz • Zustand nach Nierentransplantation • Säuglinge in den ersten Lebensmonaten

MERKE

Die Begriffe **Pyelonephritis** und **fieberhafte Harnwegsinfektion** werden meist **synonym** verwendet.

Weitere Defintionen:

- **Rekurrierende Harnwegsinfektionen:** zwei oder mehr Episoden innerhalb von 6 Mon. und drei oder mehr Episoden im zurückliegenden Jahr.
- **Durchbruchsinfektion:** Harnwegsinfektion, die unter antibakterieller Infektionsprophylaxe auftritt.

Cave

Eine stattgehabte Harnwegsinfektion bedeutet ein hohes Risiko für eine erneute Harnwegsinfektion in den nächsten 3–6 Mon.

15.1.1 Epidemiologie

Harnwegsinfektionen (HWI) gehören im Kindesalter zu den häufigsten bakteriellen Infektionen:

- **Im 1. Lj.** besteht die höchste Inzidenz. Es erkranken in etwa gleich viele Mädchen wie Jungen.
- **Ab dem 2. Lj.** sind v.a. Mädchen betroffen.
- Bis zur **Einschulung** hatten ca. 7% aller Mädchen und ca. 2% aller Jungen mindestens eine HWI.

In den **folgenden Lebensjahren** sinkt die Inzidenzrate, um nach der Pubertät mit der Zunahme der sexuellen Aktivität beim weiblichen Geschlecht wieder anzusteigen.

Patienten mit Fehlbildungen der Nieren und ableitenden Harnwege sowie **funktionellen Blasenentleerungsstörungen** haben ein **hohes Risiko für rekurrierende Infektionen.**

Neugeborene und Säuglinge, bei denen die Infektion oft nicht lokal begrenzt ist, **neigen zur Entwicklung einer Urosepsis.**

Cave

! Da **Säuglinge in den ersten Lebensmonaten** ein **erhöhtes Risiko für eine Urosepsis** haben, ist **jede symptomatische HWI** in dieser Altersgruppe als **potenziell kompliziert** einzustufen.

15.1.2 Ätiologie, Pathogenese und Risikofaktoren

Auch im Kindesalter ist die **Aszension von Bakterien aus dem fäkalen oder genitalen Milieu** Hauptursache für Harnwegsinfektionen, der hämatogene Infektionsweg ist selten.

Erregerspektrum

Harnwegsinfektionen werden i.d.R. durch Bakterien verursacht. Pilz- oder Virusinfektionen sind extrem selten. Bei der **ersten symptomatischen Harnwegsinfektion** überwiegen mit > 80% *Escherichia coli.* Andere Keime sind Enterokokken (besonders bei Säuglingen), Klebsiellen, Proteus oder Pseudomonaden.

Cave

! **Urolithiasis** als Folge einer Infektion mit **ureaseproduzierenden Bakterien,** vorwiegend Proteusspezies.

Durch **rekurrierende Harnwegsinfektionen** und antibakterielle Dauerprophylaxe ist eine **Verschiebung des Erregerspektrums** hin zu Keimen wie Enterobakterien, Pseudomonaden, *Staphylococcus aureus,* koagulasenegativen Staphylokokken, *Haemophilus influenzae* oder Streptokokken der Gruppe B zu beobachten. So finden sich z.B. in Zentren mit kindernephrologischem oder kinderurologischem Schwerpunkt *Enterococcus sp.* in vergleichbarer Häufigkeit wie *E. coli* als Erreger von HWI.

Extended-Spectrum-β-Lactamase (ESBL)-produzierende Enterobakterien bzw. MRGN (multiresistente gramnegative Erreger) werden zunehmend bei Kindern mit Harnwegsinfektionen (HWI) nachgewiesen, insbesondere bei rekurrierenden HWI oder als Durchbruchsinfektionen unter antibakterieller Prophylaxe.

Risiken

ALS FAUSTREGEL GILT

Das **Risiko für Nierenparenchymschädigung** ist **umso größer, je jünger das Kind** ist.

Risikofaktoren für Harnwegsinfektionen im Kindesalter sind:
- Fehlbildungen der Niere und der ableitenden Harnwege, v.a. bei vesikoureterorenalem Reflux
- Blasenentleerungsstörungen
- Fremdkörper im Harntrakt, z.B. Katheter
- Immunsuppression
- 1. Lebenshalbjahr

Ursachen für **Harnwegsinfektionen nach Nierentransplantation** im Kindesalter sind:
- Immunsuppression
- Anatomische Faktoren, z.B. vesikoureterorenaler Reflux in die Transplantatniere
- Funktionelle Faktoren, z.B. primäre oder sekundäre Blasenentleerungsstörungen

15.2 Klinik

ALS FAUSTREGEL GILT

Eine **Klassifikation der Harnwegsinfektion** im konkreten Fall sollte – sofern möglich – **immer** erfolgen, da dies **praktische Konsequenzen für die weitere Betreuung** des Patienten nach sich zieht.

Bei einer **Zystitis** ist die Infektion auf die Blase begrenzt, bei einer **Pyelonephritis** kommt es zur Beteiligung des Nierenparenchyms.

Die **klinische Unterscheidung** Zystitis versus Pyelonephritis ist **bei jungen Kindern** nicht immer ganz einfach. Hilfreich ist die Einbeziehung mehrerer Parameter (➤ Tab. 15.2), wobei Prokalzitonin der beste Parameter zur Differenzierung ist.

In der Pädiatrie sind die klassischen **klinischen Symptome** der Zystitis (Dysurie, Pollakisurie, Inkontinenz und sekundäre Enuresis) und der Pyelonephritis (Abgeschlagenheit und Flankenschmerzen) weniger häufig anzutreffen und umso unspezifischer, je jünger das Kind ist. Für die klinische Praxis gilt. Eine Pyelonephritis ist bei einer Harnwegsinfektion (HWI) mit Fieber im Kindesalter anzunehmen.

15.2.1 Neugeborene oder junge Säuglinge

4–7% aller Säuglinge mit „unklarem“ Fieber haben eine Harnwegsinfektion. Symptome sind:
- Trinkschwäche, Gewichtsverlust, Erbrechen
- Grau-blasses Hautkolorit, Zentralisation
- Schrilles Schreien, Schreckhaftigkeit und Berührungsempfindlichkeit
- Icterus prolongatus (beim Neugeborenen)

MERKE

Bisweilen tritt **kein Fieber** auf, sondern sogar eine Hypothermie.

Wichtig ist die **komplette Anamneseerhebung** hinsichtlich **vorangegangener HWI** oder diagnostizierter **Harntraktfehlbildungen**: 50% der Patienten mit HWI zeigen eine Rekurrenz innerhalb eines Jahrs.

Tab. 15.2 Unterscheidung zwischen Zystitis und Pyelonephritis bei jungen Kindern

	Pyelonephritis wahrscheinlich	Pyelonephritis unwahrscheinlich
CRP (Norm < 0,5 mg/dl)	≥ 2,0 mg/dl	< 2,0 mg/dl
Prokalzitonin	> 0,5 ng/ml	< 0,5 ng/ml
Fieber	≥ 38,5 °C	< 38,5 °C
Leukozytose u. Linksverschiebung im Blutbild	Vorhanden	Nicht vorhanden
Leukozytenzylinder	Vorliegen beweisend für Pyelonephritis	–
Sonographie	• Nierenvolumen: Vergrößerung sonographisch > 2 SD • Pyelonwand: verdickt	• Nierenvolumen: keine Vergrößerung • Pyelonwand: nicht verdickt
DMSA-Scan	Perfusionsdefizit	Unauffällig

Cave

! **Bei jedem Säugling oder Kleinkind mit Fieber** und/oder reduziertem Allgemeinzustand muss eine **Harnwegsinfektion differenzialdiagnostisch erwogen** werden.

15.2.2 Kleinkinder

Zeichen und Symptome einer **Zystitis** sind:
- Übel riechender Urin
- Schreien des Kindes beim Wasserlassen
- Erneutes Einnässen nach bereits erreichter Kontinenz
- Pollakisurie oder Zurückhalten des Urins

Cave

Ein übel riechender Urin ohne weitere Symptome kann Zeichen einer asymptomatischen Bakteriurie sein. Diese ist i.d.R.nicht antibakteriell zu behandeln.

Ältere Kinder können die Schmerzen und das Brennen beim Wasserlassen artikulieren.

Symtpome einer **Pyelonephritis** sind:
- Fieber
- Abgeschlagenheit und Appetitlosigkeit
- Übelkeit und Erbrechen
- Bauchschmerzen
- Flankenschmerzen. Angabe meist ab dem Alter von 4–5 J.

15.2.3 Schulkinder und Jugendliche

Symptome einer **Zystitis** sind:
- Schmerzen beim Wasserlassen
- Pollakisurie
- Imperativer Harndrang
- Möglicherweise Inkontinenz

Symptome einer **Pyelonephritis** sind:
- Fieber > 38,5 °C
- Inappetenz, Übelkeit und Erbrechen
- Abgeschlagenheit
- Ein- oder beidseitige Flankenschmerzen

15.2.4 Differenzialdiagnose

Bei **Jungen** muss an eine **Balanitis** gedacht werden, bei **Mädchen** an eine **Vulvovaginitis** sowie andere Ursachen einer lokalen Irritabilität.

Besonders ist auf **Veränderungen des äußeren Genitales** – z.B. Phimose, Hypospadie, Kryptorchismus oder Labiensynechie – und auf mögliche Ursachen einer **neurogenen Blasenentleerungsstörung** zu achten, z.B. Sakralporus, Tethered Cord und Spina bifida occulta.

15.3 Diagnostik

15.3.1 Uringewinnung

ALS FAUSTREGEL GILT

Eine **Schlüsselstellung** in der Diagnostik nimmt die **korrekte Uringewinnung** ein.

Kinder mit Blasenkontrolle

Optimal ist hier der **Mittelstrahlurin** nach vorangegangener Reinigung des Genitales mit Wasser oder einem nicht schäumenden Antiseptikum.

Säuglinge und Kleinkinder ohne willkürliche Blasenentleerung

Bei der **Screening-Methode** wird **Spontanurin** mittels eines sterilen, selbstklebenden Plastikbeutels gewonnen. Ein negativer Befund schließt eine Harnwegsinfektion weitgehend aus, ein positiver Befund bedarf im Zweifelsfall eines **Bestätigungstests.**

Für die Anlage einer Urinkultur ist ein Beutelurin nicht geeignet.

Goldstandard der Uringewinnung ist dann dessen direkte Aspiration durch eine **suprapubische Blasenpunktion. Alternativ** kann – besonders **beim weiblichen Säugling** – ein steriler transurethraler Einmalkatheter gelegt werden. Möglich ist auch das **saubere Auffangen des Urins** beim miktionierenden Säugling (Clean Catch Urine).

MERKE

Bei **Jungen** sollte die Verwendung eines transurethralen Katheters wegen der Gefahr der Harnröhrenverletzung zugunsten der suprapubischen Blasenpunktion vermieden werden.

15.3.2 Urinuntersuchung

ALS FAUSTREGEL GILT

Nach Gewinnung des Urins sollte dieser **unverzüglich** der **Diagnostik** mittels Urinteststreifen, Urinmikroskopie und Anlegen einer Kultur zugeführt werden.

Ist die sofortige Diagnostik nach Uringewinnung nicht möglich, ist die Lagerung bei + 4 °C eine effektive Möglichkeit, weiteres Keimwachstum zu minimieren.

Die **Urinteststreifenuntersuchung** dient der orientierenden Untersuchung mit dem Nachweis von Leukozyten, Nitrit und Erythrozyten.

Mithilfe der **Urinmikroskopie** (per Phasenkontrastmikroskop) ist die Quantifizierung von Leukozyten, Erythrozyten und Bakterien möglich. In ➤ Tab. 15.3 sind verdächtige und pathologische Leukozyten- und Keimzahlen zusammengefasst.

Bei einer **Pyelonephritis** gehört das Anlegen einer **Blutkultur zur mikrobiellen Basisdiagnostik.**

Tab. 15.3 Leukozyten- und Keimzahlen in der Urinmikroskopie

	Keimzahl/µl	Befund
Mädchen o. Jungen < 3 J.	20 20–50 **> 50**	Normal Verdächtig **Pathologisch**
Jungen > 3 J.	**> 10**	**Pathologisch**
Bakteriologische Kultur		
Mittelstrahlurin	< 10.000 10.000–100.000 **> 100.000**	Nicht signifikant Verdächtig **Pathologisch**
Katheterurin	< 1000 1000–10.000 **> 10.000**	Nicht signifikant Verdächtig **Pathologisch**
Blasenpunktat	**Jeder Keimnachweis** (> 10 gleiche Kolonien)	**Pathologisch**

Bei eindeutiger Klinik und mikrobiologischem Nachweis einer Monokultur sind gelegentlich auch niedrigere Keimzahlen als die angegebenen als pathologisch anzusehen

15.3.3 Weitere diagnostische Maßnahmen

Unbedingter Teil der primären Diagnostik ist die Durchführung einer **Sonographie** der Nieren- und ableitenden Harnwege. Eine **Pyonephrose** bei hochgradiger Harntransportstörung bedarf ggf. der **unverzüglichen kinderurologischen Intervention** (passagere perkutane Harnableitung). In der Sonographie stellt sich eine Pyelonephritis mit vergrößertem Nierenvolumen sowie verdicktem Pyelon (positives Urothelzeichen) dar.

Hilfreich zur Bestimmung der Schwere der Erkrankung sowie zur Steuerung der symptomatischen Therapie sind die Bestimmung serologischer Parameter der Nierenfunktion (z.B. Kreatinin, Harnstoff, Cystatin C), der Entzündungsreaktion (➤ Tab. 15.2), der Elektrolyte (**cave:** Pseudohypoaldosteronismus bei HWI im Kindesalter) sowie des Blutbilds.

Zur Bedeutung weiterer bildgebender Diagnostik ➤ Kap. 15.5.4.

15.4 Therapie

Konsensuspapier: Die hier angeführten Empfehlungen sind den Empfehlungen der Deutschen Gesellschaft für Pädiatrische Infektiologie angelehnt (DGPI Handbuch, 2018).

Therapieziele sind die **Beseitigung der akuten Infektion** und damit der Symptome sowie die **Reduktion und Vermeidung von Nierenparenchymschäden.**

Erforderlich ist eine **prompte Therapie nach Diagnosestellung**, noch bevor das Ergebnis der Urinkultur inklusive Resistenztestung vorliegt.

Die **Auswahl des Antibiotikums** erfolgt **kalkuliert**, orientiert sich also an der größten Erregerwahrscheinlichkeit und impliziert die absolute Notwendigkeit, eine Urinkultur anzulegen. Zusätzlich sind die **lokalen Besonderheiten** im Erregerspektrum sowie **vorangegangene antibakterielle Therapien** und ggf. die antibakterielle Prophylaxe des Patienten **zu beachten.** Ein regelmäßiger Austausch mit den Kollegen aus der Mikrobiologie ist daher erforderlich.

Ob eine orale antibakterielle Therapie ausreichend ist oder eine parenterale Gabe des Antibiotikums erforderlich ist, ist v.a. vom Lebensalter und der Schwere der Erkrankung abhängig.

ALS FAUSTREGEL GILT

- Eine **i.v. antibakterielle Therapie** ist für Säuglinge **in den ersten 3 Lebensmonaten** indiziert. Des Weiteren für alle Kinder
  - mit V.a. Urosepsis,
  - mit **komplizierter Harnwegsinfektion,**
  - mit V.a. Nierenabszess, Nierenkarbunkel, xanthogranulomatöse Pyelonephritis
  - mit deutlich **reduziertem Allgemeinzustand,**
  - mit **Dehydratation,**
  - mit **Nahrungs- und/oder Flüssigkeitsverweigerung,**
  - mit **Erbrechen und/oder Durchfall** sowie
  - mit vermuteter **Non-Adhärenz zur oralen Therapie**
- **Nach Ansprechen der Therapie**, d.h. nach Entfieberung, kann in Abhängigkeit des Allgemeinzustands auf eine **orale Gabe des Antibiotikums** umgestellt werden. Die **Therapie** ist dem Ergebnis des **Resistogramms anzupassen**.
  Ein **Ausbleiben der Entfieberung** nach 48 h sollte Anlass zu einer erneuten Urinuntersuchung und einer Sonographie der Nieren und ableitenden Harnwege sowie ggf. zur Erweiterung der kalkulierten antibakteriellen Therapie geben.
- Im Gegensatz zum Erwachsenenalter ist im Kindesalter die **länger andauernde antibakterielle Therapie einer Kurzzeittherapie überlegen:** 7–10 d vs. 3 d.

15.4.1 Pyelonephritis

Die Therapie der unkomplizierten und komplizierten Pyelonephritis ist in ➤ Tab. 15.4 zusammengefasst.

Neugeborene und Säuglinge < 3 Mon.

Bei Säuglingen < 3 Mon. wird eine **stationäre parenterale antibakterielle Therapie** für 10–14 d empfohlen.

Tab. 15.4 Therapie der Pyelonephritis im Kindesalter.

	Initiale kalkulierte Therapie	Applikation	Gesamte Therapiedauer
Unkomplizierte Pyelonephritis			
In den ersten 3 Lebensmonaten	Ceftazidim + Ampicillin[1] **oder** Aminoglykosid + Ampicillin[1]	Parenteral bis mind. 2 d nach Entfieberung, dann orale Therapie nach Antibiogramm[2]	10(–14) d
Unkomplizierte Pyelonephritis jenseits des frühen Säuglingsalters (> 3 Lebensmonate)	Cephalosporin Gruppe 3[1,2] **oder** Amoxycillin/Clavulansäure **oder** Ampicillin + Aminoglykosid[1]	Oral, ggf. initial parenteral Oral, ggf. Initial parenteral Parenteral, anschließend orale Therapie nach Antibiogramm	(7–)10 d
Komplizierte Pyelonephritis, Urosepsis			
Jedes Alter	Aminoglykosid + Ampicillin **oder** Piperacillin/Tazobactam[4] **oder** Ceftazidim + Ampicillin	Parenteral bis mind. 2 d nach Entfieberung, dann orale Therapie nach Antibiogramm[3]	10(–14) d

[1] nach Erhalt der Resistenztestung ggf. Umstellung der Therapie
[2] i. v. zum Beispiel Cefotaxim. Cefepim ist für Kinder < 13 J. nicht zugelassen; p. o. z. B. Cefpodoximproxetil, Ceftibuten o. Cefixim
[3] Umstellung auf p. o. Therapie nach Resistogramm, z. B. auf Oralcephalosporin
[4] Die primäre Therapie von komplizierten Harnwegsinfektionen im Kindesalter mit Piperacillin/Tazobactam ist möglich; auf Zulassungsbeschränkungen hinsichtlich des Patientenalters muss hingewiesen werden.

In dieser Altersgruppe werden mit der **Kombinationstherapie** aus **Ampicillin plus Aminoglykosid** (Tobramycin, Gentamycin) oder **plus Ceftazidim** die meisten uropathogenen Keime erfasst. Die Kombination aus Ampicillin und Cephalosporin oder Aminoglykosid ist sinnvoll aufgrund der häufigen Resistenz von *E. coli* gegenüber Ampicillin und da in bis zu 20% der Fälle Enterokokken als Erreger für die HWI nachgewiesen werden.

! **„Enterokokkenlücke"** der Cephalosporine.

Cave

! Da die **Resistenz von** *E. coli* gegenüber Ampicillin 40–50% beträgt, ist eine **Monotherapie mit Ampicillin nicht sinnvoll**.

Unkomplizierte Pyelonephritis jenseits des Säuglingsalters

Jenseits des Säuglingsalters kann die Therapie der unkomplizierten Pyelonephritis ambulant mit einem **oralen Cephalosporin der Gruppe 3** erfolgen. Die regelmäßige und vollständige Einnahme des Medikaments ist hierbei Voraussetzung.

Cave

! Wegen der in vielen Regionen **stetigen Zunahme der Erregerresistenz** von uropathogenen Keimen **gegenüber Trimethoprim/Cotrimoxazol und Ampicillin/Amoxicillin** ist von einer primären Monotherapie mit diesen Substanzen abzuraten.

Findet die komplette Überwachung der Therapie in der ambulanten Praxis statt, sollte **dennoch** eine **orientierende Sonographie der Nieren und ableitenden Harnwege** als Teil der Primärdiagnostik durchgeführt werden, auch wenn hierdurch Harntraktfehlbildungen und Urolithiasis nicht sicher ausgeschlossen werden können.

Komplizierte Harnwegsinfektion oder Pyelonephritis > 3. Lebensmonat

Eine komplizierte Harnwegsinfektion (> Tab. 15.1) sollte eher **parenteral** denn oral antibakteriell therapiert werden.

Es wird eine **Kombination aus Ceftazidim plus Ampicillin** oder aus **Aminoglykosid plus Ampicillin** gegeben, gefolgt von einer oralen Therapie mit einer Therapiedauer von insgesamt 10–14 d.

Antibakterielle Therapie bei Nierenfunktionseinschränkung

Bei Nierenfunktionseinschränkung (z.B. bei chronischer Nierenerkrankung) sind die Kombinationstherapie aus Ceftazidim und Ampicillin oder eine Antibiotikatherapie nach individuellem Keimspektrum zu wählen.

Die erste Gabe erfolgt im Sinne einer Ladungsdosis als volle Dosis, die weiteren Gaben müssen an die glomeruläre Filtrationsrate angepasst werden (> Tab. 15.5).

15.4.2 Zystitis

Prinzipiell sollten bei der empirischen Therapie einer unkomplizierten Zystitis im Kindes- und Jugendalter hochwirksame Reserveanti-

Tab. 15.5 Antibiotikadosierung bei Nierenfunktionseinschränkung (GFR = glomeruläre Filtrationsrate, ED = Einzeldosis)

Medikament	Normaldosierung (ND)	GFR [ml/Min. × 1,73 m²]			Anurie
		40	20	10	
Ceftazidim	100 mg/kg KG/d in 2 ED	50 mg/kg KG/d in 2 ED	25 mg/kg KG/d in 1 ED	15 mg/kg KG/d in 1 ED	10 mg/kg KG/d in 1 ED bzw. 30 mg/kg KG nach Hämodialyse
Ampicillin	100 mg/kg KG/d in 3 ED	ND	50 mg/kg KG/d in 3 ED	25 mg/kg KG/d in 3 ED	15 mg/kg KG/d in 1–2 ED bzw. 30 mg/kg KG nach Hämodialyse

Tab. 15.6 Empfehlungen zur kalkulierten antibakteriellen Therapie einer Zystitis[1]

Medikament	Tagesdosis	Applikation
Trimethoprim (TMP) **oder** Trimethoprim/Sulfamethoxazol (**cave:** regionale Resistenzlage)	6 mg TMP/kg KG/d **oder** 6 mg TMP-Anteil/kg KG/d	p.o. in 2 ED
Nitrofurantoin (meist sensibel auch bei ESBL-bildenden Erregern; nach Fachinformation darf es nur eingesetzt werden, wenn effektivere u. risikoärmere Antibiotika nicht einsetzbar sind)	3–5 mg/kg KG/d	p.o. in 2 ED
Amoxicillin/Clavulansäure	37,5–75 mg/kg KG/d (Amoxicillin-Anteil)	p.o. in 3 ED
Cefaclor	50(–100) mg/kg KG/d	p.o. in 2–3 ED
Cefalexin	50–100 mg/kg KG/d	p.o. in 3–4 ED
Cefuroximaxetil	20(–30) mg/kg KG/d	p.o. in 2 ED
Cefpodoximproxetil	8(–10) mg/kg KG/d	p.o. in 2 ED
Cefixim	8–12 mg/kg KG/d	p.o. in 1–2 ED
Nitroxolin (zugelassen ab 3 Jahren)	> 3 J.: 240 mg Tagesdosis > 14 J.: 480 mg Tagesdosis (**cave:** in Deutschland nur Präparat mit 250 mg Weichkapseln verfügbar)	p.o in 3 ED

[1] nach DGPI 2018
ESBL = Extended Spectrum β-Lactamase

biotika (z.B. Ciprofloxacin, Cephalosporine der Gruppe 3) möglichst nicht eingesetzt werden, um Resistenzentwicklungen zu vermeiden. Die empfohlene Therapiedauer liegt bei 5–7 d (➤ Tab. 15.6).

Trimethoprim (TMP) ist aufgrund steigender Resistenzen gegenüber *Escherichia coli* **zunehmend unwirksam** und gilt nicht mehr als Mittel der 1. Wahl. Wenn diese Substanz eingesetzt wird, sind **Trimethoprim-Sulfonamid-Kombinationen** zu **vermeiden**, da durch den Sulfonamidanteil weder eine wesentliche Verbesserung der antibakteriellen Wirkung erreicht noch die Resistenzlage positiv beeinflusst wird, jedoch das Risiko unerwünschter Arzneimittelwirkungen steigt.

Bei klinisch eindeutiger Zystitis kann auch eine Therapie mit dem komplett renal eliminierten Chemotherapeutikum **Nitrofurantoin** durchgeführt werden. Viele multirestente Erreger sind auch gegenüber Nitrofurantoin sensibel. In der Fachinformation wird der Einsatz von Nitrofurantoin folgendermaßen eingeschränkt: „*Nitrofurantoin darf nur verabreicht werden, wenn effektivere und risikoärmere Antibiotika oder Chemotherapeutika nicht einsetzbar sind.*“

Fosfomycin ist ab 12 J. zugelassen und wird als einmalige Einzeldosis (Granulat in Wasser aufgelöst) eingenommen (Erweiterung des Therapiespektrums z.B. bei ESBL-bildenden Erregern).

Nitroxolin ist ab dem Alter von 3 J. zugelassen. Die extrem niedrige Resistenzrate vieler uropathogener Erreger gegenüber Nitroxolin hat sich über Jahrzehnte kaum verändert, sodass die Substanz derzeit eine Renaissance in der Behandlung der unkomplizierten Zystitis erfährt.

Die empfohlene **Therapiedauer** bei Zystitiden im Kindesalter liegt bei 3–5 d (Evidenzgrad I) und unterscheidet sich so von der im Erwachsenenalter häufig durchgeführten Therapie mit einer Einmaldosis (s.o. Fosfomycin).

MERKE
Asymptomatische Bakteriurien ohne Hinweise für Harntraktfehlbildungen, vorausgegangene Pyelonephritiden oder funktionelle Blasenentleerungsstörungen **bedürfen keiner antibakteriellen Therapie.**

15.4.3 Nierenabszesse und Nierenkarbunkel

Nierenabszesse und Nierenkarbunkel sind **im Kindesalter äußerst selten**. Sie können entweder als kortikomedulläre Abszesse bei Pyelonephritiden oder fokaler bakterieller Nephritis oder als kortikale Abszesse (Nierenkarbunkel) durch hämatogene Streuung entstehen.

Häufiger **Erreger** hämatogener Streuungen ist *Staphylococcus aureus*. Die **Urinkultur** bleibt **meist steril**.

Sonographie, Computertomographie (CT) oder Magnetresonanztomographie (MRT) sind diagnostische Hilfsmittel.

Die **Therapie** umfasst eine **mehrwöchige, parenterale, antibakterielle Kombinationstherapie** (inklusive staphylokokkenwirksames Antibiotikum) sowie möglicherweise eine perkutane Abszessdrainage, seltener eine offene operative Revision.

15.4.4 Supportive Maßnahmen bei Harnwegsinfektionen

15

- Bei **Neugeborenen und Säuglingen mit Urosepsis**: Sicherung der Vitalfunktionen, großzügige Flüssigkeitszufuhr (2000 ml/m²/d) und Antipyrese.
- Bei **Pyelonephritiden:** Antipyrese und hohe Flüssigkeitszufuhr.
- Bei **Zystitiden**: Blasentenesmen und Drangsymptomatik erfordern analgetische, spasmolytische und gegebenenfalls anticholinerge Medikamente.
- Bei **großen Restharnmengen oder Harnverhalt** durch anatomische oder funktionelle Blasenentleerungsstörungen (Urethralklappen respektive neurogene Blasenentleerungsstörung) kann eine passagere Urinableitung durch suprapubischen oder transurethralen Katheter notwendig werden.

15.5 Weiteres Vorgehen nach Harnwegsinfektion im Kindesalter

15.5.1 Uroradiologische Diagnostik

ALS FAUSTREGEL GILT

Die **Therapie der Harnwegsinfektionen** im Kindesalter bildet mit der sich anschließenden **uroradiologischen Diagnostik** eine Einheit.

Ziel der Diagnostik nach HWI ist die Identifikation von Patienten,
- die zu weiteren Harnwegsinfektionen und Nierenparenchymnarben prädisponiert sind, d.h. Kinder mit Fehlbildungen der Nieren und der ableitenden Harnwege sowie Kinder mit Blasenentleerungsstörungen.
- bei denen bereits eine Nierenparenchymschädigung vorliegt.

Ein **besonderes Augenmerk** ist auf folgende Patienten zu richten:
- Säuglinge mit Pyelonephritis
- Kinder mit bereits im pränatalen Ultraschall diagnostizierten Fehlbildungen der Nieren und ableitenden Harnwege
- Patienten mit Urosepsis
- Männliche Patienten
- Patienten mit rekurrierenden Harnwegsinfektionen
- Kinder mit Gedeihstörung und Harnwegsinfektionen
- Kinder mit einer positiven Familienanamnese für Harntraktfehlbildungen
- Bei Nachweis anderer Erreger als *Escherichia coli*

15.5.2 Sonographie

Die Sonographie ist die **Basisdiagnostik** innerhalb der ersten Tage nach diagnostizierter Harnwegsinfektion. Untersucht werden das Nierenvolumen, die Nierenparenchymechogenität, die Mark-Rinden-Differenzierung, eine mögliche Urolithiasis, die Weite des Nierenbeckenkelchsystems, die Weite des Ureters, die Blasenwanddicken und eine mögliche Restharnbildung.

Cave

! Eine **normale Sonographie** der Nieren und ableitenden Harnwege **schließt einen vesikoureterorenalen Reflux nicht aus** und macht eine weiterführende bildgebende Diagnostik nicht überflüssig.

15.5.3 Miktionszystourethrographie/Miktionsurosonographie

Eine deutsche Leitlinie hinsichtlich der Indikation für eine Miktionszystourethrographie exisitiert bisher nicht, die internationalen Leitlinien sind nicht einheitlich.

Ein **vesikoureterorenaler Reflux** (VUR) ist ein **häufiger Risikofaktor** für HWI im Kindesalter und ca. 30 % aller Kinder mit symptomatischen HWI weisen einen vesikoureterorenalen Reflux (VUR) auf.

Die Indikation zur **Miktionszystourographie** (MCU) wird kontrovers diskutiert. Nach internationalen Leitlinien sollte eine Refluxprüfung (MCU/MUS) nach erster gesicherter fieberhafter Harnwegsinfektion erfolgen, wenn eines oder mehrere der folgenden Kriterien erfüllt ist (unabh. von Alter o. Geschlecht):
- Auffälliger Befund in der Sonographie der Nieren u. ableitenden Harnwege (z.B. Dilatation des Nierenbeckenkelchsystems, verdickte Pyelonwand, Megaureter …)
- Nachweis eines Keims, der nicht *E. coli* ist (Non-*E. coli*-Infektion)
- Komplizierter Verlauf der Harnwegsinfektion (z.B. verzögerte Entfieberung, Urosepsis)
- Bei familiärer Belastung
- Bei Pyelonephritis mit Parenchymnarben in der statischen Szintigraphie mit ^{99m}Tc-DMSA (➤ Kap. 15.5.4)

  Bei symptomatischer, afebriler Harnwegsinfektion mit sonographischen Hinweisen für einen VUR

MERKE

Die **Refluxprüfung** kann als radiologisches Miktionszystourethrogramm (MCU) und Miktionsurosonographie (MUS, mit Darstellung des subvesikalen Harnwegs) durchgeführt werden.

15.5.4 Weitere bildgebende Methoden

Die weitere bildgebende Diagnostik ist individuell zu planen. Infrage kommen folgende Verfahren:

Tab. 15.7 Dauerprophylaxe von Harnwegsinfektionen

Substanz	Einmalige Tagesdosis [mg/kg KG/d]	Anwendungsbeschränkungen bei jungen Säuglingen
Nitrofurantoin	1	< 3. Lebensmonat, zusätzliche Anwendungsbeschränkungen unabhängig vom Lebensalter: Niereninsuffizienz Beschränkung auf 6 Mon. (Vorgabe des BfarM, www.bfarm.de)
Trimethoprim	1(–2)	< 7. Lebenswoche **Cave:** lokale Resistenzlage
Nitroxolin	3–7	< 3 J.
Cefaclor	10	Keine Risiko der Selektion von ESBL-produzierenden Bakterien (Extended-Spectrum-β-Lactamase-Bildner)
Cephalexin	10	Keine Risiko der Selektion von ESBL-produzierenden Bakterien (Extended-Spectrum-β-Lactamase-Bildner)
Cefixim	2	Frühgeborene und Neugeborene[1] Risiko der Selektion von ESBL-produzierenden Bakterien (Extended-Spectrum-β-Lactamase-Bildner)
Ceftibuten	2	< 4. Lebensmonat[1] Risiko der Selektion von ESBL-produzierenden Bakterien (Extended-Spectrum-β-Lactamase-Bildner)
Cefuroximaxetil	5	< 4. Lebensmonat[1] Risiko der Selektion von ESBL-produzierenden Bakterien (Extended-Spectrum-β-Lactamase-Bildner)

[1] keine ausreichenden Erfahrungen

- **Dynamische Szintigraphie** mit ^{99m}Tc-MAG3 bei erweitertem Nierenbeckenkelchsystem und/oder Ureter zur seitengetrennten Funktionsbestimmung und Bestimmung der Abflussverhältnisse.
- **Statische Szintigraphie** mit ^{99m}Tc-DMSA zum Nachweis der seitengetrennten Partialfunktion sowie Nierenparenchymnarben – ab 6 Mon. nach Infektion möglich – und der renalen Beteiligung im Sinne einer Pyelonephritis im akuten Stadium
- **Magnetresonanzurographie** zur Untersuchung komplexer Harntraktfehlbildungen

15.5.5 Blasenfunktionsdiagnostik

Blasenfunktionsstörungen als Ursache für rekurrierende Harnwegsinfektionen werden vielfach unterschätzt. Die Anamnese sollte deshalb gezielt auf **Hinweise** nach Blasenentleerungsstörungen durchgeführt werden:

- Harninkontinenz
- Imperativer Harndrang
- Pollakisurie
- Miktionsaufschub
- Auffällige Haltemanöver
- Miktionsauffälligkeiten im Sinne von Stottern oder Pressen
- Obstipation
- Enkopresis

Zur **Objektivierung der Befunde** ist ein **Blasentagebuch** hilfreich – Uhrzeit und Menge von Flüssigkeitsaufnahme und Urinportionen (gemessen mit Messbecher) über 48 h – sowie gegebenenfalls eine **Uroflowmetrie** mit Beckenboden-EMG oder in speziellen Fällen eine **Zystomanometrie**.

15.6 Prophylaktische Maßnahmen im Intervall bei rekurrierenden Harnwegsinfektionen

15.6.1 Antibakterielle Langzeitinfektionsprophylaxe

Eine antibakterielle Langzeitinfektionsprophylaxe bei Risikopatienten soll die Rekurrenz fieberhafter Harnwegsinfektionen verhindern. Eine der häufigsten **Indikationen** für eine antibakterielle Dauerprophylaxe ist der **vesikoureterorenale Reflux**.

In Abhängigkeit von der lokalen und individuellen Resistenzlage werden orale Cephalosporine, Nitrofurantoin und Trimethoprim zur antibakteriellen Langzeitinfektionsprophylaxe eingesetzt (➤ Tab. 15.7).

Durchbruchsinfektionen unter antibakterieller Prophylaxe treten in bis zu 25% der Fälle auf und sind dann in Abhängigkeit von der verwendeten antibakteriellen Prophylaxe und dem damit zu erwartenden Erregerspektrum zu therapieren (➤ Tab. 15.8).

Zunehmende Resistenzraten der Bakterien, neue Erkenntnisse zum Wert einer antibakteriellen Langzeitprophylaxe und Erkenntnisse zur Rolle der Immunologie, der Genetik und Entwicklungsstörungen der Nieren bei der Narbenentstehung führen zu einer kritischen

Tab. 15.8 Wahrscheinliche Erreger und Therapieoptionen von Durchbruchsinfektionen unter Dauerprophylaxe

Re-Infektionsprophylaxe	Wahrscheinlicher Erreger	Therapievorschlag
Trimethoprim	Resistente *E. coli*	Cephalosporin der Gruppe 3
Nitrofurantoin	Pseudomonaden, Proteus, Klebsiellen	Ceftazidim o. Ciprofloxacin[1]
Cephalosporin	Enterokokken	Ampicillin/Amoxicillin oder Ciprofloxacin[1]

[1] zugelassen bei komplizierten Harnwegsinfektionen bei Kindern ab 2 J.

Sicht auf den Wert einer Langzeitprophylaxe. Zunehmend wird eine **risikoadaptierte antibakterielle Prophylaxe** empfohlen, da auch aktuelle große prospektive Studien den Wert einer antibakteriellen Dauerprophylaxe zur Verhinderung von HWI-Rezidiven nicht abschließend klären konnten:

- Jenseits des 1. Lj. scheint bei niedriggradigem vesikoureterorenalem Reflux Grad I–II eine Langzeitprophylaxe keinen Vorteil hinsichtlich der Rekurrenz von Harnwegsinfektionen oder des Risikos einer Ausbildung von Parenchymnarben zu haben.
- Eine schwedische Untersuchung bei 203 Kindern zwischen 1 und 2 J. und einem dilatierenden vesikoureterorenalen Reflux Grad III und IV zeigte den Vorteil weniger Rekurrenzen und Parenchymnarben lediglich bei Mädchen, nicht jedoch bei Jungen. (Die Jungen profitierten jedoch in einer französischen Studie von einer Dauerprophylaxe.)

Zusammengefasst scheinen Kinder mit **dilatierendem vesikoureterorenalen Reflux ≥ Grad III** von einer antibakteriellen Dauerprophylaxe zu profitieren. Die Dauer sollte jedoch auf ein Minimum beschränkt werden. So kann z.B. nach 6–12 Mon. ein Auslassversuch unternommen werden, wenn keine weiteren Harnwegsinfektionen mehr aufgetreten sind. Entscheidende Rationale dafür ist die hohe Rückbildungstendenz der Refluxe im Zeitverlauf. Begleitende Fehlbildungen der Nieren und ableitenden Harnwege, z.B. Ureterozelen oder Doppelnieren, die die Chance auf eine spontane Rückbildung des Refluxes minimieren, oder Durchbruchsinfektionen sind Indikationen für eine **chirurgische Refluxkorrektur.**

Potenzielle bakterielle Resistenzentwicklung und mögliche negative Auswirkungen auf das intestinale Mikrobiom sind im Einzelfall gegen die protektive Wirksamkeit der Prophylaxe abzuwägen.

15.6.2 Supportive Maßnahmen im Intervall

Allgemeine Empfehlungen sind:

- Eine vorliegende Obstipation ist zu therapieren.
- Für die **Prophylaxe bei Mädchen** mit rekurrierenden Zystitiden kann die Ansäuerung des Urins mit **L-Methionin** unter einen pH von 6,2 erweitert werden.
- Zum protektiven Effekt von D-Mannose, Kapuzinerkresse, Meerrettich, Vitamin C sowie Cranberry- oder Preiselbeer-Produkten existieren für das Kindesalter widersprüchliche Studienergebnisse.
- Die Zirkumzision im Allgemeinen wird nicht empfohlen. Dennoch können in Einzelfällen Jungen mit rekurrierenden Harnwegsinfektionen und/oder Harntraktfehlbildungen von einer Zirkumzision profitieren.
- **Bei** isolierter **Detrusorinstabilität** oder **Detrusor-Sphinkter-Dyskoordination** ist eine Behandlung mit Anticholinergika (Propiverin-HCL oder Oxybutinin) respektive Beckenboden-EMG-Biofeedback oder ggf. intermittierender Katheterismus bei einer „Lazy Bladder" indiziert.

Essentials für die Hausarztpraxis

- **Je jünger das Kind mit HWI,** desto unspezifischer die Symptome und umso höher das Risiko der Entwicklung einer Urosepsis.
- **Asymptomatische Bakteriurien** ohne Nachweis einer Leukozyturie bedürfen i.d.R. keiner antibakteriellen Therapie.
- **Essenziell** für die Diagnose ist die korrekte Uringewinnung.
- Die **Urinkultur mit Resistogramm** ist notwendig, um die Diagnose Harnwegsinfektion zu sichern und mögliche Resistenzen gegen die antibakterielle Therapie zu erfassen.
- Entscheidend für die Frage, ob bei einem Säugling/Kind mit V.a. HWI die Therapie oral oder parenteral eingeleitet werden soll, ist nicht (nur) das Alter, sondern der **klinische Zustand des Patienten.**
- Die **lokale Resistenzlage** ist essenziell für die Wahl der kalkulierten antibakteriellen Therapie.
- **Hochwirksame Reserveantibiotika** (z.B. Ciprofloxacin, Cephalosporine der Gruppe 3) sollten bei der Therapie der Zystitis im Kindes- und Jugendalter **vermieden** werden.

LITERATUR

American Academy of Pediatrics: Practice parameter: the diagnosis, treatment, and evaluation of the initial urinary tract infection in febrile infants and young children. Pediatrics 103(4) (1999) 843–852.

Beetz R, Bachmann H, Gatermann S et al.: Harnwegsinfektionen im Säuglings- und Kindesalter – Konsensusempfehlungen zu Diagnostik, Therapie und Prophylaxe. Monatsschr Kinderheilkd 155 (2007) 261–271.

Benz MR, Weber LT: Harnwegsinfektionen im Kindesalter. Kinder- und Jugendmedizin 4 (2008) 223–231.

Brandström P, Esbjörner E, Herthelius M, et al. The Swedish reflux trial in children: Urinary tract infection pattern. J Urol 184(2010) 286–291.

Brandström P, Nevéus T, Sixt R, et al. The Swedish reflux trial in children: IV. Renal damage. J Urol 184 (2010) 292–297.

Craig JC, Simpson JM, Williams GJ et al.: Prevention of Recurrent Urinary Tract Infection in Children with Vesicoureteric Reflux and Normal Renal Tracts (PRIVENT) Investigators. Antibiotic prophylaxis and recurrent urinary tract infection in children. N Engl J Med. 361(18) (2009)1748–1759.

Daschner M (Hrsg.): Tabellarium Nephrologicum – Dosierungstabellen und Therapieschemata bei pädiatrischer Niereninsuffizienz. Shaker Verlag, Aachen (2000).

DGPI Handbuch, Infektionen bei Kindern und Jugendlichen, 7. vollst. überarb. Aufl., Georg Thieme Verlag, Stuttgart (2018).

Dick P, Feldmann W: Routine diagnostic imaging for childhood urinary tract infections: a systematic overview. J pediatr 128(1996) 15–22.

Downs SM: Technical report: Urinary tract infections in febrile infants and young children. The urinary tract subcommittee of the American Academy of Pediatrics committee on quality improvement. Pediatrics 103 (1999) e54.

Jodal U, Hansson S: Harnwegsinfektionen. In: Schärer K, Mehls O (Hrsg.): Pädiatrische Nephrologie. Springer-Verlag, Berlin, Heidelberg, New York, Barcelona, Hongkong, London, Mailand, Paris, Tokio (2002) 269–287.

Lambert H, Coulthard M: The child with urinary tract infection. In: Webb N, Postlethwaite R (Hrsg.): Clinical paediatric nephrology. 3rd ed. Oxford University Press (2003) 197–226.

RIVUR Trial Investigators, Hoberman A, Greenfield SP, Mattoo TK et al. : Antimicrobial prophylaxis for children with vesicoureteral reflux. N Engl J Med. 370(25) (2014) 2367–2376.

Roussey-Kesler G, Gadjos V, Idres N et al.: Antibiotic prophylaxis for the prevention of recurrent urinary tract infection in children with low grade vesicoureteral reflux: results from a prospective randomized study. J Urol 179 (2008) 674–679.

Tönshoff B, Beetz R: Antibiotische Dauerprophylaxe bei Harnwegsinfektionen. Wann, womit, wie lange? Monatsschr Kinderheilkd 155 (2007) 242–251.

Wiliams G, Wei L, Lee A, Craig JC: Long-term antibiotics for preventing recurrent urinary tract infection in children. Cochrane Database Syst Rev 3 (2006) CD001534.

KAPITEL

16 Nephrolithiasis

Jan Halbritter

Kernaussagen

- Die **Nephro-Urolithiasis** beruht auf unterschiedlichen metabolischen Störungen, die zu gesteigerter Kristallisation und nachfolgender Konkrementbildung in den ableitenden Harnwegen führen. Urinmikroskopie, Konkrementanalyse und die systematische Erfassung der Risikofaktoren sind essenziell. Die häufigste zugrundeliegende Stoffwechselstörung ist die **Hyperkalziurie,** welche eine breite Differenzialdiagnose aufweist (HPT, Vit. D).
- In der **Metaphylaxe** spielt eine **ausreichende Trinkmenge** (2–3 l/d), eine **salzarme Ernährung** und die **zitratbasierte Harnalkalisierung** die größte Rolle; zusätzliche empfiehlt sich bei Hypertonie und Hyperkalziurie der Einsatz von Thiaziddiuretika, sowie Xanthinoxidasehemmern (Allopurinol) bei Harnsäuresteinen. Seltenere Nephrolithiasis-Formen erfordern teils spezifische Maßnahmen (Cystinurie, Renal Phosphate Wasting).

16.1 Risikogruppeneinteilung

Die **Nephro-Urolithiasis** ist regelhaft Ausdruck einer metabolischen Systemerkrankung. Stoffwechselauffälligkeiten mit vermehrter Urinkonzentration von lithogenen Promotoren und verminderter Urinkonzentration von Kristallisationsinhibitoren sind bei > 90% der Patienten zu finden (Hyperkalziurie > Hyperoxalurie > Hyperurikosurie > Hypozitraturie > Hypomagnesurie > Hyperphosphaturie > Hyperkalzämie; Vale et al. 2020; Tiselius et al. 2017). Die **metabolische Diagnostik** dient der ätiologischen Abklärung eines Steinereignisses und verfolgt das Ziel der Metaphylaxe bzw. Rekurrenzprophylaxe. **Umfang und Aufwand** der metabolischen Diagnostik richten sich daher nach dem ermittelten Risiko einer Steinrekurrenz. Insgesamt wird das Rekurrenzrisiko einer kalziumbasierten Urolithiasis auf bis zu 50% in 5–10 J. geschätzt (Ljunghall, Danielson 1984; Tiselius 1999). Zur individuellen Abschätzung des 2-, 5- und 10-Jahres-Risikos eignet sich die Anwendung des sog. **ROKS (Recurrence of Kidney Stone)-Nomogramms** für erstmals symptomatische Nierensteinpatienten (Rule et al. 2014). Hierbei werden 11 klinische Variablen abgefragt, die mit der Wahrscheinlichkeit korrelieren, nach dem ersten symptomatischen Steinereignis eine zweite Episode innerhalb der nächsten Jahre zu erleiden: jüngeres Alter, männliches Geschlecht, positive Familienanamnese, vorausgegangener asymptomatischer Stein gehören hierzu (➤ Abb. 16.1). Weiterhin prädisponieren bestimmte Steinzusammensetzungen wesentlich für ein rekurrierendes Nierensteinleiden. So sind insbesondere harnsäurehaltige Konkremente mit einem erhöhten Rezidivrisiko assoziiert (Rule et al. 2014). Somit ist unter Anwendung des ROKS-Nomogramms eine differenzierte Einteilung in niedriges (< 10%), mittleres (30%) und hohes (50%) 10-Jahres-Rezidivrisiko vorzunehmen (Thoma 2014).

16.2 Metabolische Basisevaluation

Die **Anamnese** umfasst die **Erhebung der wichtigsten Risikofaktoren.** Hierzu gehören insbesondere die Dokumentation von Adipositas/Übergewicht (BMI), Diabetes mellitus, arterieller Hypertonie, Gicht, Diät (insb. Salzkonsum) und Trinkgewohnheiten sowie die Erfassung der Medikamenteneinnahme inklusive des Gebrauchs von Nahrungsergänzungsmitteln (insb. Vitamin-C- und Vitamin-D-haltige Präparate) und stattgehabter Langzeitantibiotikaeinnahmen, die mit einer Störung des enteralen Mikrobioms einhergehen können (Ferraro et al. 2019). Schließlich ist auch die krankheitsspezifische

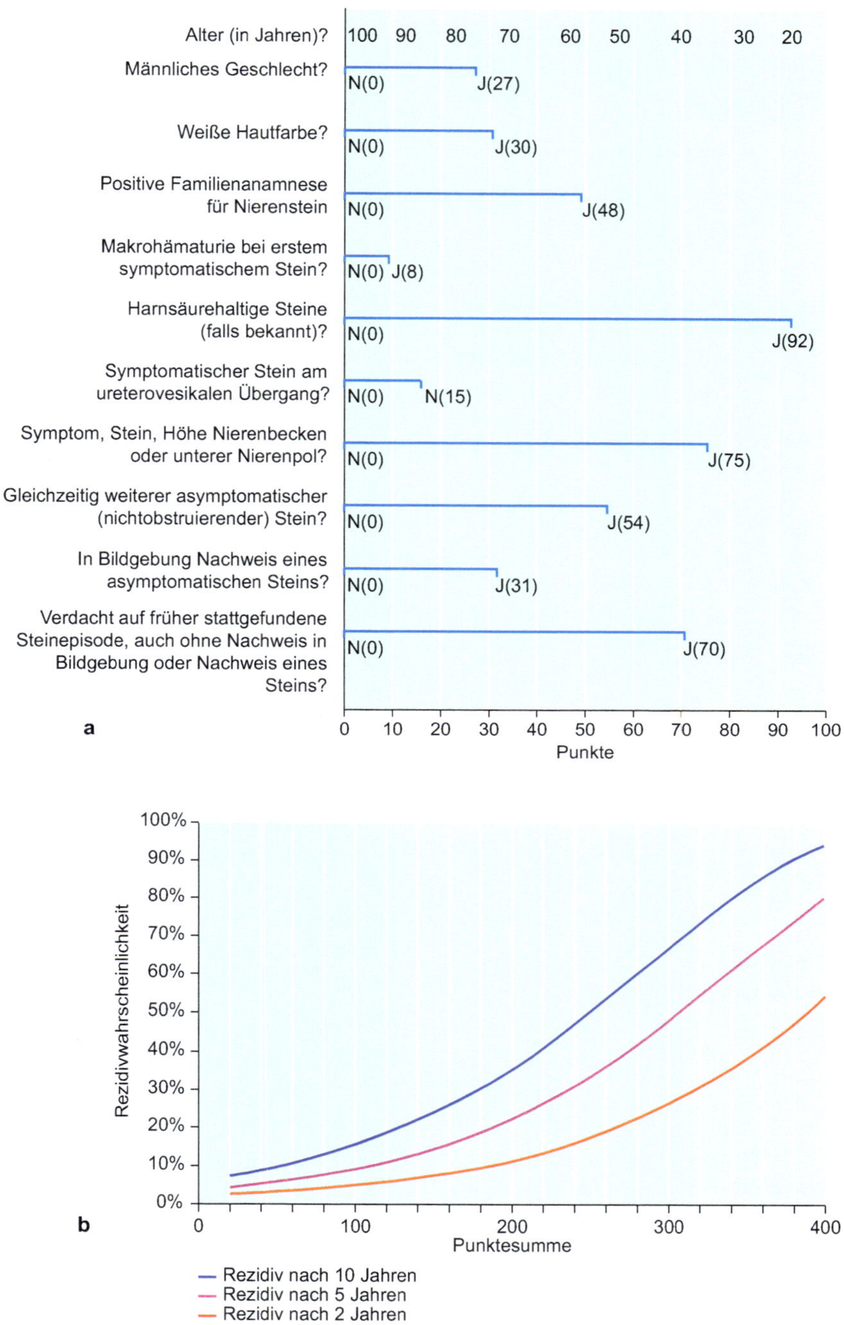

Abb. 16.1 ROKS-Nomogramm zur Abschätzung des 2-, 5- und 10-Jahres-Rekurrenzrisikos: **a** bei Patienten mit erstmalig symptomatischer Nephro-Urolithiasis-Episode; **b** gemäß eines additiven Punkte-Scores in 11 klinischen Kategorien (Rule et al. 2014) [F909-002/L231]

Familienanamnese hinsichtlich stattgehabter Nierensteinleiden und Nierenerkrankungen Teil der Basisevaluation.

ALS FAUSTREGEL GILT

Hinter jeder Nephrolithiasis steckt eine metabolische Störung, die es zu identifizieren gilt.

16.2.1 Urin-/Serumanalyse

Die laborchemische Basisevaluation beinhaltet die Bestimmung der wichtigsten Urinbefunde (näherungsweiser Urin-pH im Streifentest, Urinsediment mit Mikroskopie auf Kristalle, Kalzium/Kreatinin-Ratio und Harnsäure im Spoturin) und ausgewählter Serumparameter (Na, K, ionisiertes Ca, anorganisches Phosphat, Serum-Kreatinin, eGFR nach CKD-EPI-Formel, Harnsäure, CRP; ➤ Tab. 16.1). Die Basisdiagnostik wird aus Gründen der Vereinfachung mittels Spoturin-Proben (Konzentrationen bezogen auf Kreatinin im Urin – sog. Kreatinin-Ratio) durchgeführt. Gleichwohl ist die Bestimmung der Elektrolyte im 24-h-Sammelurin aufgrund tageszeitlicher Schwankungen (Abhängigkeit von Nahrungszufuhr u.a.) bei korrekter Durchführung zu bevorzugen.

Tab. 16.1 Empfehlung zur metabolischen Basisdiagnostik (adpatiert nach EAU-Richtlinie; Skolarikos et al. 2015)

Empfehlungen: laborchemische Basisanalyse
Urin
• Streifentest und Sediment aus Spoturin: – Erythrozyten – Leukozyten – Nitrit – Urin-pH (näherungsweise) – Urinmikroskopie (Kristalle) und Urinkultur
Blut
• Serum- und EDTA-Blut: – Kreatinin (eGFR – geschätzte glomeruläre Filtrationsrate n. CKD-EPI) – Harnsäure – Ionisiertes Kalzium – Natrium – Kalium – Kleines Blutbild • CRP
• Gerinnungstestung (PTT u. INR) wenn Intervention wahrscheinlich
• Kokrementanalyse bei erstmaligen Steinbildnern mittels valider Methodik (Röntgendiffraktionsanalyse o. Infrarotspektroskopie)
• Wiederholte Konkrementanalyse bei Patienten mit: – Rekurrentem Steinleiden trotz medikamentöser Therapie – früher Rekurrenz nach kompletter Konkrement-Clearance – Später Rekurrenz nach langem steinfreiem Intervall, da veränderte Zusammensetzung möglich

16.2.2 Steinanalyse

Die wichtigste Säule der metabolischen Diagnostik stellt weiterhin die **Analyse der Steinzusammensetzung** mittels Röntgendiffraktionsanalyse oder Infrarotspektroskopie dar (➢ Tab. 16.1).

16.2.3 Systemische Risikofaktoren

Weitere wichtige **Faktoren der Rezidivwahrscheinlichkeit** sind Systemerkrankungen oder Anomalien der Niere und ableitenden Harnwege, die mit einer gesteigerten Inzidenz der Nephro-Urolithiasis einhergehen (Sarkoidose, prim. HPT, familiäre Zystennieren – ADPKD, vesikoureteraler Reflux u.a.). Ebenfalls spricht eine Nephrokalzinose in der Bildgebung für das Vorliegen einer spezifischen Systemerkrankung. Angesichts einer Heritabilität von rund 50% spielt ferner die genetische Prädisposition eine wesentliche Rolle (Goldfarb et al. 2005; Goldfarb et al. 2019). Bereits die Steinanalyse selbst (Zystin, Xanthin, Dihydroxyadenin) oder die genetische Genpanel-Diagnostik ermöglichen die Identifizierung von Patienten und Familien, die einen prädisponierenden erblichen Faktor aufweisen (➢ Tab. 16.2).

Tab. 16.2 Hochrisiko-Nephro-Urolithiasis Patienten (adpatiert nach EAU-Richtlinie; Skolarikos et al. 2015)

Allgemeine Faktoren	• Frühe Erstmanifestation (v.a. Kinder u. Teenager) • Familiäres Steinleiden • Brushithaltige Steine ($CaHPO_4 \cdot 2H_2O$) • Harnsäure u. harnsäurehaltige Steine • Infektsteine • Einzelniere (nicht assoziiert mit erhöhtem Risiko per se, aber Primärprävention von erhöhter Bedeutung)
Erkrankungen, die mit Nierensteinbildung assoziiert sind	• (Primärer) Hyperparathyroidismus (insb. CaOx-Steine) • Metabolisches Syndrom (insb. Harnsäuresteine) • Nephrokalzinose • Autosomal-dominante polyzystische Nierenerkrankung (ADPKD) • Gastrointestinale Erkrankungen (Kurzdarmsyndrom infolge jejunoilealem Bypass, Morbus Crohn, andere malabsorptive Erkrankungen mit enterischer Hyperoxalurie; Z.n. malabsorptiver bariatrischer Operation wie Roux-en-Y-Magenbypass) • Hypervitaminose D • Sarkoidose (insb. CaOx-Steine) • Rückenmarkverletzung mit neurogener Blase
Mendel-Nierenstein-erkrankung und assoziierte Gene	• Zystinurie (Typ A, B u. AB) – *SLC3A1/SLC7A9* • Primäre Hyperoxalurie (PH, Typ 1–3) – *AGXT/GRHPR/HOGA1* • Renal tubuläre Azidose (RTA) Typ 1–3 – *CA2/SLC4A1/ATP6V1B1/ATP6V0A4/ATP6V1C2/FOXI1/WDR72* • Familiäre Hyperkalziurie mit Hypervitaminose D – *CYP24A1* • Renaler Phosphatverlust (NaPi-Defekte) – *SLC34A1/SLC34A3/SLC9A3R1* • Familiäre Hyperkalziurie bei Claudinopathien – *CLDN16/CLDN19/CLDN2* • Bartter-Syndrom (Typ 1–5) – *SLC12A1/KCNJ1/CLCNKB/BSND/CASR/MAGED2* • X-chromosomale Hyperkalziurie bei Lowe-/Dent-Syndrom – *OCRL/CLCN5* • 2,8-Dihydroxyadeninurie – *APRT* • Xanthinurie – *XDH/MOCOS* • Lesch-Nyhan-Syndrom – *HPRT1* • Medikamenteninduzierte Nephro-Urolithiais • Kristallisierende Substanzen: Amoxicillin, Aciclovir, Ceftriaxon, Chinolone, Indinavir, MTX, Triamteren • Promotoren der Kristallisation: Ascorbinsäure, Kalziumpräparate, Furosemid, Laxanzien, Vitamin D
Anatomische Anomalien, die mit Nephro-Urolithiasis assoziieren	• Markschwammniere (tubuläre Ektasie) • Obstruktion des ureteropelvinen Übergangs (UPJ) • Calyceales Divertikulum, calyceale Zyste • Ureterstrikturen • Vesikoureterorenaler Reflux (VUR) • Hufeisennieren • Ureterozele
Umweltfaktoren	• Hohe Außentemperatur • Chronische Blei- u. Kadmiumexposition

16.3 Erweiterte metabolische Evaluation

Bei bereits eingetretener Rekurrenz und Hochrisikopatienten (Definition ➢ Tab. 16.2 oder nach Ermittlung durch ROKS-Nomogramm) sowie bei Auffälligkeiten in der Basisevaluation wird eine **erweiterte metabolische Labordiagnostik** empfohlen. Kalzium-Phosphat-Auffälligkeiten sollten zum Ausschluss eines primären Hyperparathyreoidismus Anlass geben und eine Parathormon (PTH)-Bestimmung nach sich ziehen. Bei erhöhten Serum-Kalzium-Werten mit unauffälligem PTH empfiehlt es sich hingegen, eine iatrogene, alimentäre oder genetische Hypervitaminose D abzuklären (25-OH-Vitamin-D-Bestimmung). Zur erweiterten Evaluation wird neben der mehrfachen Urin-pH-Messung im Streifenest eine parallele venöse Blutgasanalyse zum Screening auf eine metabolische Azidose mit normaler Anionenlücke hinweisend auf eine renal tubuläre Azidose (RTA) eingesetzt. Bei Auffälligkeiten (Urin-pH > 5,8 und Blut-pH < 7,35) sollte eine weitere Abklärung mittels eines Furosemid/Fludrocortison-Tests oder eines Ammoniumchlorid-Bestätigungstest erfolgen (Dhayat et al. 2017). Ebenso sollten die wichtigsten Urinparameter aufgrund der Tagesschwankungen nicht nur im Spoturin, sondern in zwei aufeinanderfolgenden 24-h-Sammelurin-Proben bestimmt werden. Hierbei steht je nach Steinart die Bestimmung von Kalzium, anorganischem Phosphat (inkl. Bestimmung der tubulären Phosphatreabsorptionsrate, TPR), Oxalat (im angesäuerten Sammelurin), Zitrat, Harnsäure und Magnesium im Vordergrund (➢ Tab. 16.3). Sofern eine Steinanalyse nicht verfügbar ist, sollte zudem eine Zystinurie mittels Urintestung im Spot- oder Sammelurin ausgeschlossen werden. Bei Hinweisen auf eine zugrunde liegende monogene (Mendel-)Nierensteinform (z.B. frühe Manifestation plus häufige Rekurrenz mit positiver Familienanamnese, ggf. begleitende Nephrokalzinose) bietet sich zusätzlich eine genetische Testung mittels eines Nephro-Urolithiasis-Panels an, um eine definitive molekulare Diagnosestellung zu ermöglichen und weitere Betroffene in der Familie rechtzeitig zu identifizieren (Halbritter et al. 2015; Daga et al. 2018).

Tab. 16.3 Normalwerte für 24-h-Sammelurin-Parameter beim Erwachsenen (Skolarikos et al. 2015)

Urinparameter	Referenzbereiche
pH	Konstant > 5,8 (verdächtig auf renal tubuläre Azidose, RTA)
	Konstant > 7,0 (verdächtig auf Infektion)
	Konstant < 5,8 (verdächtig auf Säurearrest)
Spezifisches Gewicht	> 1010
Kreatinin	7–13 mmol/d (♀), 13–18 mmol/d (♂)
Kalzium	> 5,0 mmol/d
	> 8,0 mmol/d
Oxalat	> 0,5 mmol/d (verdächtig auf sekundär/enterische Hyperoxalurie)
	> 1,0 mmol/d (verdächtig auf primäre Hyperoxalurie)
Harnsäure	> 4,0 mmol/d (♀), 5 mmol/d (♂)
Zitrat	< 2,5 mmol/d
Magnesium	< 3,0 mmol/d
Anorganisches Phosphat (inkl. TPR %)	> 35 mmol/d (TPR-Norm 82–90%)
Ammonium	> 50 mmol/d
Zystin	> 0,8 mmol/d

Cave

! Die erweiterte metabolische Evaluation schließt eine 2-malige 24-h-Sammelurin (SU)-Diagnostik mit ein (angesäuerter SU für die Oxalatbestimmung).

Zusammenfassend sind die Empfehlungen zur metabolischen Basis- und Erweiterungs-Diagnostik gemäß den Richtlinien der Europäischen Gesellschaft für Urologie (European Assocition of Urology, EAU) in ➢ Abb. 16.2 illustriert.

16.4 Allgemeine und spezielle Rekurrenzprophylaxe

➢ Tab. 16.4 und ➢ Tab. 16.5.

MERKE

Der **protektive Effekt** einer **gesteigerten oralen Flüssigkeitsaufnahme** in der Sekundärprophylaxe wurde in randomisierten kontrollierten Studien gezeigt. Diese Empfehlung besitzt folglich ein Evidenzlevel 1A (EAU-Guideline; Skolarikos et al. 2015; Bao et al. 2020). **Daher gilt,** Nierensteinpatienten sollten unabhängig von der Nierensteinart eine tägliche Diurese von 2 l anstreben (**cave:** bei fortgeschrittener chronischer Herz- und/oder Nierenerkrankung; Bao et al. 2020). Ein primärprophylaktischer Effekt einer gesteigerten Trinkmenge ist hingegen nicht sicher belegt (Bao et al. 2020).

Cave

! Schleifendiuretika sollten möglichst nicht verordnet werden, denn diese können den Harnsäurespiegel im Serum und die Hyperkalziurie steigern.

Essentials für die Hausarztpraxis

- Patienten mit **rezidzivierender Nephro-Urolithiasis** bedürfen zur Differenzialdiagnostik und Metaphylaxe neben der bloßen Empfehlung zur Trinkmengensteigerung einer grundlegenden **metabolischen Abklärung,** am besten mittels fachspezifischer **Überweisung in die Nephrologie/Endokrinologie** und **Urologie.**
- Bei jeder **Hyperkalziämie** muss ein **primärer Hyperparathyreoidismus ausgeschlossen** werden.

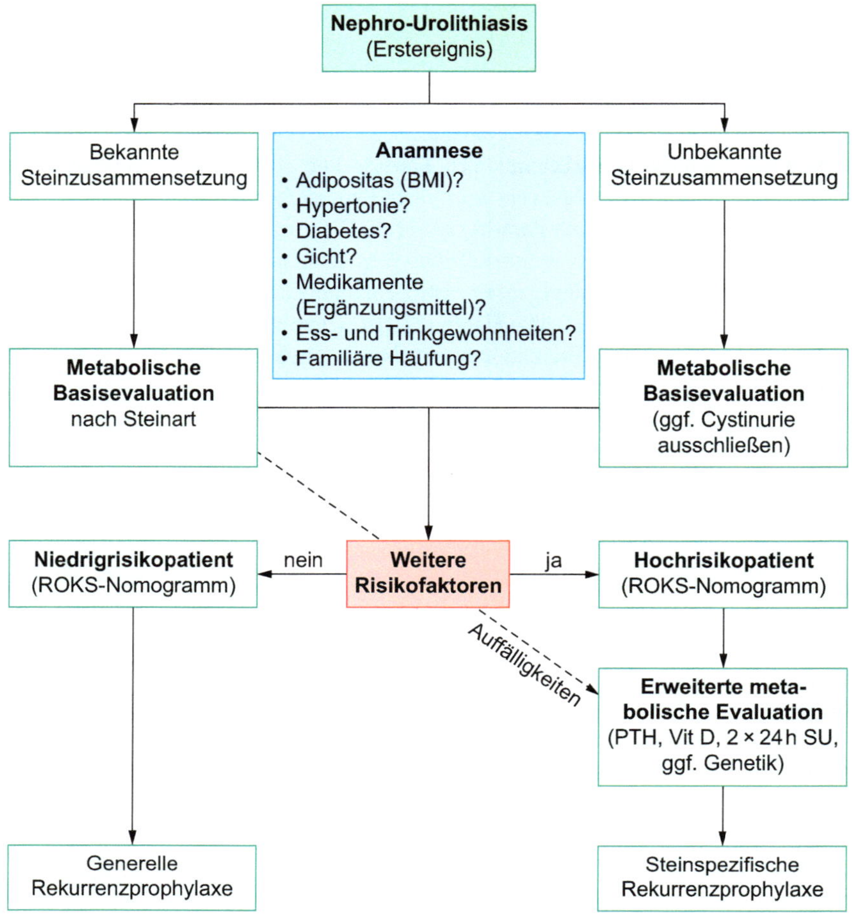

Abb. 16.2 Zusammenfassendes Stufendiagramm zur metabolischen Diagnostik (adaptiert und erweitert nach EAU-Richtlinien; https://uroweb.org/guideline/urolithiasis; Skolarikos et al. 2015) [W1162/L231] PTH = Parathormon, SU = Sammelurin

Tab. 16.4 Allgemeine Maßnahmen der Rekurrenzprophylaxe (angepasst nach EAU-Guideline; Skolarikos et al. 2015)

Flüssigkeitsbilanz	• Trinkmenge 2,5–3 l/d • Zirkadianes Trinken • pH-neutrale Getränke • Diurese: 2–2,5 l/d • Spezifisches Uringewicht: < 1010 g/d
Ernährungsempfehlungen	• Ausgeglichene Diät[1] • Reich an Gemüse u. Ballaststoffen • Normaler Kalziumgehalt: 1–1,2 g/d • Begrenzte NaCl-Zufuhr: 4–5 g/d • Begrenzte Zufuhr von tierischen Eiweißen: 0,8–1 g/kg/d
Weitere Lifestyle-Maßnahmen	• Normaler BMI • Regelmäßige moderate körperliche Belastung • Ausgleich exzessiver Flüssigkeitsverluste

[1] Exzessive Vitamin-Supplementation ist insb. wegen des hohen Gehalts an Vitamin C **nicht** indiziert.

Tab. 16.5 Spezielle Maßnahmen der Rekurrenzprophylaxe (angepasst nach EAU-Guideline; Skolarikos et al. 2015)

Substanz	Rationale	Dosis	Spezifika und NW	Nierensteinart
Zitrate	Harn-Alkalinisierung, Hypozitraturie, Hemmung der CaOx-Kristallisation	5–12 g/d (14–36 mmol/d)	Tägliche Dosis anhängig vom Urin-pH	Kalziumoxalat, Harnsäure, Zystin
Allopurinol	Hyperurikosurie, Hyperurikämie	100–300 mg/d	100 mg bei isolierter Hyperurikosurie; Dosisanpassung an eGFR	Kalziumoxalat, Harnsäure, Ammoniumurat, 2,8-Dihydroxyadenin
Febuxostat	Hyperurikosurie, Hyperurikämie	80–120 mg/d	Kontraindiziert bei akuter Gicht, Schwangerschaft, Xanthinsteinen	Kalziumoxalat, Harnsäure
Kalzium	Enterische Hyperoxalurie	1000 mg/d	Einnahme 30 Min. vor den Mahlzeiten	Kalziumoxalat
Thiazid (HCT)	Hyperkalziurie (u. Hypertonie)	25–50 mg/d	Risiko für Hypotonie, Diabetes, Hyperurikämie, Hypokaliämie, Hypozitraturie	Kalziumoxalat, Kalziumphosphat
L-Methionin	Azidifikation	600–1500 mg/d	Hyperkalziurie, Knochendemineralisation, systemische Azidose, keine Langzeittherapie	Infektionssteine, Ammoniumurat, Kalziumphosphat
Magnesium	Isolierte Hypomagnesiurie; enterische Hyperoxalurie	200–400 mg/d	Dosisanpassung an eGFR, Diarrhoe	Kalziumoxalat
Na-Bikarbonat	Harn-Alkalinisierung, Hypozitraturie	4,5 g/d	–	Kalziumoxalat, dRTA, Harnsäure, Cystin
Pyridoxin	Primäre Hyperoxalurie	Initialdosis 5 mg/kg/d, max. 20 mg/kg/d	–	Kalziumoxalat
Tiopronin	Zystinurie	Initialdosis 250 mg/d, max. 2000 mg/d	Risiko für Tachyphylaxie u. Proteinurie	Zystin

LITERATUR

Daga A, Majmundar AJ, Braun DA et al.: Whole exome sequencing frequently detects a monogenic cause in early onset nephrolithiasis and nephrocalcinosis. Kidney Int 93(1) (2018) 204–213.

Bao Y, Tu X, Wei Q. Water for preventing urinary stones. Cochrane Database Syst Rev 11;2(2) (2020) CD004292.

Dhayat NA, Gradwell MW, Pathare G et al.: Furosemide/Fludrocortisone Test and Clinical Parameters to Diagnose Incomplete Distal Renal Tubular Acidosis in Kidney Stone Formers. Clin J Am Soc Nephrol 12(9) (2017) 1507–1517.

Ferraro PM, Curhan GC, Gambaro G, Taylor EN: Antibiotic Use and Risk of Incident Kidney Stones in Female Nurses. Am J Kidney Dis 74(6) (2019) 736–741.

Goldfarb DS, Avery AR, Beara-Lasic L et al.: A Twin Study of Genetic Influences on Nephrolithiasis in Women and Men. Kidney Int Rep 4(4) (2019) 535–540.

Goldfarb DS, Fischer ME, Keich Y, Goldberg J: A twin study of genetic and dietary influences on nephrolithiasis: A report from the Vietnam Era Twin (VET) Registry. Kidney Int 67(3) (2005) 1053–1061.

Halbritter J, Baum M, Hynes AM et al.: Fourteen monogenic genes account for 15% of nephrolithiasis/nephrocalcinosis. J Am Soc Nephrol 26(3) (2015) 543–551.

Ljunghall S, Danielson BG: A prospective study of renal stone recurrences. Br J Urol 56(2) (1984) 122–124.

Rule AD, Lieske JC, Li X et al.: The ROKS nomogram for predicting a second symptomatic stone episode. J Am Soc Nephrol 25(12) (2014) 2878–2886.

Skolarikos A, Straub M, Knoll T et al.: Metabolic evaluation and recurrence prevention for urinary stone patients: EAU guidelines. Eur Urol 67(4) (2015) 750–763.

Thoma CS: ROKS can predict recurrence. Nat Rev Urol 11(10) (2014) 542. doi:10.1038/nrurol.2014.237.

Tiselius HG: Factors influencing the course of calcium oxalate stone disease. Eur Urol 36(5) (1999) 363–370.

Tiselius H-G, Daudon M, Thomas K, Seitz C: Metabolic Work-up of Patients with Urolithiasis: Indications and Diagnostic Algorithm. Eur Urol Focus 3(1) (2017) 62–71.

Vale L, Ribeiro AM, Costa D et al.: Metabolic evaluation in urolithiasis - study of the prevalence of metabolic abnormalities in a tertiary centre. Cent European J Urol 73(1) (2020) 55–61.

KAPITEL

17 Nierenzellkarzinom

Marit Ahrens und Lothar Bergmann[1]

Kernaussagen

- Nierenzellkarzinome (RCC) fallen **häufig inzidentell** in früheren Stadien im Rahmen abdomineller Diagnostik aus anderer Indikation auf.
- **Klarzellige RCC** sind die häufigsten Nierenzellkarzinome. Seltener sind **nicht klarzellige RCC** als histopathologisch heterogene Gruppe.
- Männer sind fast **doppelt so häufig** betroffen wie Frauen.
- Im lokalisierten Stadium sind die **Operation,** im metastasierten Stadium **medikamentöse Therapien** die wirksamsten Behandlungsverfahren (S3-Leitlinie 2020).
- Standard in der medikamentösen Erstlinientherapie sind Kombinationstherapien mit zwei **Immuncheckpoint-Inhibitoren** (IO) oder einem IO mit einem **Tyrosinkinasehemmer.** Dies hat die Erstlinientherapie mit Sunitinib abgelöst.

17.1 Vorbemerkung

Nierenzellkarzinome (RCC) machen den größten Anteil der soliden Tumoren der Niere aus und gehören zu den häufigeren malignen Tumorerkrankungen im Erwachsenenalter. Mit 75–80 % sind **klarzellige RCC** (ccRCC) die häufigsten Nierenzellkarzinome. Die deutlich selteneren **nicht klarzelligen RCC** (nccRCC) sind eine histopathologisch heterogene Gruppe, deren größten Anteil die papillären RCC (10–15 %) stellen (Moch et al. 2016).

In Deutschland erkranken jährlich etwa 15.000 Menschen neu an einem RCC, wobei **Männer fast doppelt so häufig** betroffen sind wie Frauen (RKI 2019). Das mittlere Erkrankungsalter liegt für Männer bei 68 J., bei Frauen > 70 J. Nierenzellkarzinome fallen heutzutage **häufig inzidentell** in früheren Stadien im Rahmen abdomineller Diagnostik aus anderer Indikation mittels Sonographie oder Schnittbildverfahren auf (➤ Abb. 17.1).

Im lokalisierten Stadium sind die **Operation,** im metastasierten Stadium **medikamentöse Therapien** die wirksamsten Behandlungsverfahren (S3-Leitlinie 2020). In den vergangenen Jahren wurden Kombinationstherapien von **Immuncheckpoint-Inhibitoren** (IO) mit anderen IO (bei intermediärem und hohem Risikoprofil) oder mit den Tyrosinkinasehemmern (TKI) **Axitinib bzw. Cabozantinib** zugelassen, die inzwischen den Standard in der Erstlinientherapie des metastasierten RCC darstellen. Sie zeigen gegenüber der bisherigen Standardtherapie mit Sunitinib ein signifikant besseres Ansprechen und Überleben (S3-Leitlinie 2020; Escudier et al. 2019; Choueiri et al. 2021).

17.2 Grundlagen

17.2.1 Risikofaktoren

Während die meisten RCC spontan auftreten, liegen bei etwa 5 % der RCC-Patienten **hereditäre Risikofaktoren** vor (Carlo et al. 2019). Bei bis zu 10 % der Erkrankten finden sich hierbei Keimbahnmutationen.

[1] Autoren der Vorauflage: Dragana Filipas-Wackenhut, Frederik Roos und Joachim W. Thüroff

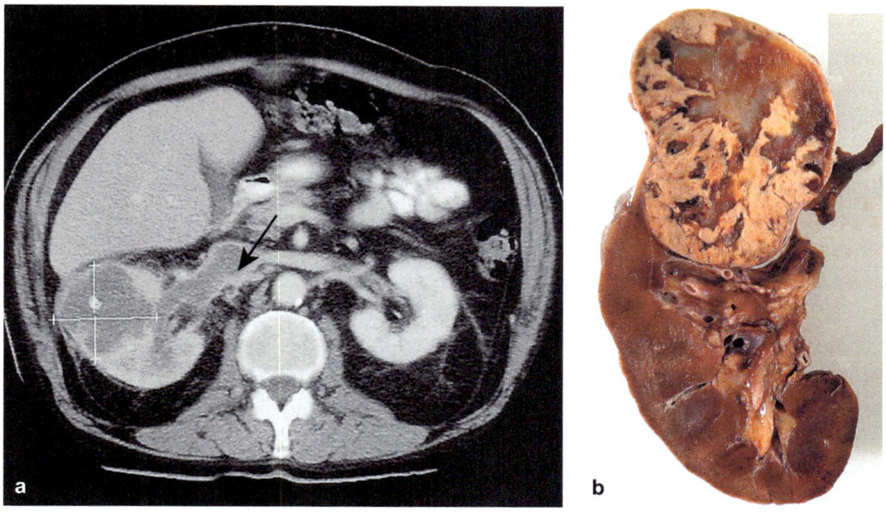

Abb. 17.1 Nierenzellkarzinom. **a** Tumor der rechten Niere mit Ausdehnung in die rechte V. renalis sowie die V. cava inferior (Pfeil) **b** Nephrektomiepräparat mit typischer Nekrotisierung [E499-002]

Das Von-Hippel-Lindau-Syndrom und das Birt-Hogg-Dubé-Syndrom stellen hierbei die bekanntesten Syndrome dar.

Erworbene Risikofaktoren für die Entwicklung eines RCC sind Adipositas, chronische Niereninsuffizienz, Nikotinabusus, arterielle Hypertonie oder eine berufliche Exposition mit halogenierten Kohlenwasserstoffen oder langjähriger Röntgenbestrahlung (Capitanio et al. 2019).

17.2.2 Klinisches Bild

In vielen Fällen zeigen RCC-Patienten bei Erstdiagnose keine spezifischen Beschwerden. In lokal fortgeschrittenen Stadien können **Makrohämaturie, Flankenschmerzen** oder eine tastbare Raumforderung auftreten. Auch können laborchemische Veränderungen des Blutbilds (Polyzythämie, Anämie) sowie eine Hyperkalzämie oder allgemeine Beschwerden wie Abgeschlagenheit, Fieber oder eine Polyneuropathie bestehen.

17.2.3 Histologie

75–80 % der Nierenzellkarzinome sind **klarzellige RCC,** während die größte Gruppe der deutlich selteneren nccRCC, mit ca. 15 % die **papillären RCC** stellen. Weitere Entitäten wie z. B. das chromophobe RCC, das medulläre RCC, Ductus-Bellini-Karzinome oder translokationsassoziierte Karzinome etc. sind mit einem Anteil von je ca. 1 % nochmals seltener (Moch et al. 2016).

17.3 Diagnostik

Bildgebende Verfahren mittels **Sonographie, CT oder MRT** des Abdomens stellen in der Diagnostik des RCC den Goldstandard dar. Darüber hinaus sollten ein Blutbild, eine klinische Chemie und eine Urinuntersuchung durchgeführt werden.

Bei Bestätigung der Verdachtsdiagnose eines RCC sollte eine Ausbreitungsdiagnostik (Staging) erfolgen, wobei zu beachten ist, dass **Metastasen in nahezu allen Regionen** des Körpers auftreten können. Die häufigsten Lokalisationen sind neben der Lunge, Skelett, Leber und Gehirn, sodass die Diagnostik eine CT des Thorax, eine CT oder MRT des Abdomens inkl. Becken und, bei klinischem Verdacht, eine **Skelettuntersuchung** mittels Skelettszintigraphie sowie eine CT oder MRT des Schädels umfassen sollte. Die PET-CT spielt in der Routinediagnostik des RCC keine Rolle.

17.3.1 Stadien und prognostische Faktoren

Nierenzellkarzinome werden auf der Basis der TNM- und der UICC-Kriterien klassifiziert (Amin et al. 2017).

In den vergangenen Jahren haben sich bei metastasierten Patienten 6 unabhängige, **prognostische Faktoren** etabliert.

Der **IMDC Score** (International Metastatic Renal Cell Carcinoma Database Consortium Score) umfasst:

- Karnofsky Performance Score (KPS) < 80 %
- Zeit zwischen Erstdiagnose und Beginn der Therapie < 1 J.
- Hämoglobinwert unterhalb des Normwerts
- Absolute Thrombozytenzahl oberhalb des Normwerts
- Absolute Neutrophilenzahl oberhalb des Normwerts
- Erhöhtes Kalzium (korrigiert) > 2,5 mmol/l (> 10 mg/dl)

Anhand der Faktoren werden Patienten in eine günstige (0 Faktoren), intermediäre (1–2 Faktoren) oder ungünstige **Risikogruppe** (3–6 Faktoren) eingeteilt. Die IMDC-Kriterien sind relevant für die Auswahl der medikamentösen Therapie (Ko et al. 2015). Ein ähnlicher, aktuell jedoch nicht therapieentscheidender Prognosescore ist der Motzer-Score.

17.4 Therapie

17.4.1 Therapie lokalisierter Stadien

Die **chirurgische Resektion** stellt den therapeutischen Goldstandard beim lokal begrenzten RCC dar. Diese kann offen oder minimalinvasiv (retroperitoneoskopisch, laparoskopisch oder roboterassistiert) erfolgen. Im Stadium T1 sollte eine organerhaltende Nierenteilresektion erfolgen. Sowohl die offene als auch die minimalinvasive Resektion können, nach sorgfältiger Patientenselektion und in Abhängigkeit der Erfahrung des Operateurs, auch im Stadium T2 angeboten werden (S3-Leitlinie 2020; Gill et al. 2007; Hemal et al. 2007).

Aufgrund widersprüchlicher Daten zur Verbesserung des Gesamtüberlebens (OS) und des progressionsfreien Überlebens (PFS) sollte eine **regionale Lymphknotenresektion** nur bei bildmorphologisch verdächtigen Lymphknoten sowie zur Sicherung des TNM-Stadiums oder bei Beschwerden durchgeführt werden (Gill et al. 2007). Eine additive **Adrenalektomie** wird nur bei bildgebendem oder intraoperativem V. a. eine Infiltration oder Metastasierung empfohlen.

Kleine Tumoren (< 4 cm) können bei Patienten mit erhöhtem perioperativem Risiko oder eingeschränkter Lebenserwartung nach bioptischer Sicherung durch **lokal ablative Verfahren** (Kryotherapie, Radiofrequenzablation) behandelt werden. Individuell kommt in diesen Fällen auch eine **aktive Überwachung** infrage, sofern eine histologische Abklärung erfolgt ist (S3-Leitlinie 2020; Gill et al. 2007). Aktuell gibt es keine Empfehlung zur neoadjuvanten oder adjuvanten Therapie (S3-Leitlinie 2020). Studien zur adjuvanten Therapie mit Immuncheckpoint-Inhibitoren werden derzeit durchgeführt.

17

Insgesamt liegt die **tumorspezifische 5-Jahres-Überlebensrate** bei lokal begrenztem Tumorstadium ohne Lymphknotenbeteiligung > 90 %.

17.4.2 Metastasiertes Nierenzellkarzinom

Nierenzellkarzinome metastasieren **sowohl lymphogen als auch hämatogen.** Metastasen können daher grundsätzlich in allen Organen auftreten, finden sich jedoch überwiegend in der Leber, der Lunge, im Knochen oder zerebral.

Eine systemische **medikamentöse Behandlung** ist Therapie der Wahl in der metastasierten Erkrankungssituation. Eine Ausnahme bilden Patienten mit **oligometastasierter Erkrankung,** bei denen eine **radikale Nephrektomie** mit anschließender **Metastasenresektion** angeboten werden sollte.

Die primäre **zytoreduktive Nephrektomie** sollte aufgrund aktueller Studiendaten bei Patienten mit intermediärem und hohem Risiko nur nach eingehender Evaluation erfolgen (Méjean et al. 2018). Bei symptomatischen Patienten können palliative, lokaltherapeutische Optionen sinnvoll sein (z. B. Bestrahlung ossärer Filiae).

17.4.3 Systemtherapie

In den vergangenen Jahren hat sich die medikamentöse Therapie des RCC durch die Entwicklung von **Vascular Endothelial Growth Factor** (VEGF)- oder **Mammalian Target of Rapamycin** (mTOR)-gerichteten Therapien (TKI) sowie von **Immuncheckpoint-Inhibitoren** (IO) radikal verändert. Trotzdem stellt die medikamentöse Therapie bis heute fast immer eine **palliative Therapie** dar. Ein **abwartendes Vorgehen** kann bei Patienten mit einem günstigen oder intermediären Risiko ohne Krankheitssymptomatik und fehlendem Progress in den Verlaufskontrollen diskutiert werden.

17.4.4 Erstlinientherapie

Zur Erstlinientherapie metastasierter RCC aller Risikogruppen stehen seit Kurzem Kombinationstherapien mit **Axitinib plus Pembrolizumab oder Avelumab** zur Verfügung. Die IO/TKI-Kombinationen zeigten in den Zulassungsstudien **unabhängig vom PD-L1-Status** oder Risikofaktoren eine signifikante Verlängerung des PFS sowie eine erhöhte Gesamtansprechrate (ORR) im Vergleich zu Sunitinib (Rini et al. 2019; Motzer et al. 2019). Während die Gesamtüberlebens (OS)-Daten für Axitinib plus Avelumab keine signifikante Überlebenszeitverlängerung (OS) bisher bei noch kurzer Nachbeobachtungszeit zeigen, konnte die Kombination Axitinib und Pembrolizumab eine **signifikante OS-Verbesserung gegenüber Sunitinib** zeigen.

Weitere IO/TKI-Kombinationstherapien zeigen ebenfalls vielversprechende Ergebnisse. Eine Zulassung zur Erstlinienbehandlung bei fortgeschrittener Erkrankung wurde erteilt für **Nivolumab plus Cabozantinib,** das eine überlegene Wirksamkeit gegenüber Sunitinib zeigte (Choueiri et al. 2021). Für die Kombination **Pembrolizumab plus Lenvatinib** zeigte sich ebenfalls eine gute Wirksamkeit (Motzer et al. 2021). Eine Zulassung hierfür steht jedoch aktuell aus.

Bei Patienten mit intermediärem oder hohem, jedoch nicht bei günstigem Risikoprofil, führt die Kombination von **Nivolumab/Ipilimumab** gegenüber Sunitinb zu einer signifikanten Erhöhung der ORR, des PFS und des OS (Motzer et al. 2020).

Damit rücken die **Monotherapien mit TKI** wie Sunitinib, Pazopanib, Cabozantinib und Tivozanib als Erstlinientherapie in den Hintergrund, können jedoch im Einzelfall, z. B. bei günstigem Risiko oder Kontraindikationen gegen IO, weiterhin angeboten werden.

17.4.5 Folgetherapien ab der Zweitlinie

Ab der Zweitlinienbehandlung sollten Substanzen verwendet werden, die in der Initialtherapie nicht eingesetzt wurden (Miller et al. 2020; Goebell et al. 2020). Die Datenlage zur Zweitlinientherapie nach IO/IO- oder IO/TKI-Therapie ist allerdings dürftig (S3-Leitlinie 2020; McGregor et al. 2018).

Die selteneren **nccRCC** sind aus den meisten Nierenzellkarzinomstudien ausgeschlossen, sodass die optimale Therapiestrategie dieser Entitäten bisher nicht gesichert ist (Ahrens et al. 2019). Betroffene Patienten sollten außerhalb von Studien derzeit **analog zu den ccRCC** therapiert werden.

17.4.6 Nebenwirkungen

Immunassoziierte Nebenwirkungen (irAEs) rücken durch den zunehmenden Einsatz von Immuntherapien vermehrt in den Fokus. Während v. a. die **Monotherapien** ein vergleichsweise **geringes bis moderates Nebenwirkungsrisiko** besitzen, können besonders unter den **Kombinationen** mit IO oder TKI jedoch auch **schwerwiegende**

Verläufe auftreten. So entwickeln ca. 50 % der RCC-Patienten unter Ipilimumab und Nivolumab und etwas mehr als ⅔ unter Axitinib und Pembrolizumab oder Avelumab Grad-3/4-Nebenwirkungen (Rini et al. 2019; Motzer et al. 2018 u. 2019). Hinweise zum Management von irAEs finden sich in ➤ Kap. 3.

Klassische TKI-Nebenwirkungen unterscheiden sich hinsichtlich ihres zugrunde liegenden Mechanismus von dem der immunvermittelten Nebenwirkungen. Aufgrund der hieraus resultierenden verschiedenen Behandlungsstrategien ist eine sichere Zuordnung der Beschwerden insbesondere unter den neuen IO/TKI-Kombinationen notwendig.

17.5 Verlaufskontrolle und Tumornachsorge

Patienten unter einer laufenden Systemtherapie sollten alle 6–12 Wo. eine **Schnittbildgebung** mit Erfassung sämtlicher Metastasierungsregionen erhalten.

Die **strukturierte Nachsorge nach kurativer Therapie** des RCC dient zur frühzeitigen Detektion eines Lokalrezidivs, eines kontralateralen Zweitmalignoms oder zur Erkennung von Fernmetastasen. Die aktuelle S3-Leitlinie empfiehlt eine risikoadaptierte Nachsorge anhand der TNM-Klassifikation, des histopathologischen Gradings, der Art der Tumorresektion sowie des Resektionsstatus (S3-Leitlinie 2020). Die Nachsorge umfasst neben klinischen und laborchemischen Kontrollen v. a. die Sonographie und Schnittbildgebung von Thorax und Abdomen inklusive Becken über mind. 5 J.

Essentials für die Hausarztpraxis

- **Diagnostik:** Bei V. a. ein Nierenzellkarzinom sollte eine adäquate Bildgebung (Sonographie, CT oder MRT) der Primärtumorregion sowie eventueller Metastasierungsorte (CT oder MRT) erfolgen.
- **Lokalisierte Stadien:** Die vollständige Tumorresektion ist die Therapie der Wahl. Andere lokale Therapieoptionen oder eine aktive Überwachung können im Einzelfall angeboten werden. Insgesamt liegt die **tumorspezifische 5-Jahres-Überlebensrate** bei lokal begrenztem Tumorstadium ohne Lymphknotenbeteiligung > 90 %.
- **Metastasierte Stadien:**
  - **Erstlinientherapie:** Aktuell sollten Kombinationstherapien mit TKI (Axitinib) und IO (Pembrolizumab oder Avelumab), unabhängig vom IMDC-Risikoprofil, oder IO/IO-Kombinationen mit Ipilimumab und Nivolumab bei intermediärem und hohem Risiko eingesetzt werden. Patienten mit günstigem Risikoprofil oder Kontraindikationen können optional einen TKI als Monotherapie erhalten.
  - **Nachfolgende Therapielinien:** Es werden in der Erstlinie nicht verwendete Substanzen (v. a. TKI) eingesetzt. nccRCC sollten außerhalb von Studien analog zu ccRCC behandelt werden.
- **Nebenwirkungen:** Aufgrund ihres spezifischen Nebenwirkungsprofils und des unterschiedlichen Nebenwirkungsmanagements ist unter den neuen IO/IO- oder IO/TKI-Kombinationen eine rasche Abklärung der Beschwerden erforderlich.
- **Nachsorge:** Allen Patienten mit RCC wird eine risikoadaptierte strukturierte Nachsorge empfohlen.

LITERATUR

Ahrens M, Scheich S, Hartmann A et al.: Non-Clear Cell Renal Cell Carcinoma – Pathology and Treatment Options. Oncol Res Treat 42(3) (2019) 128–135.

Amin MB, Edge SB, Greene F et al.: AJCC Cancer Staging Manual, 8th ed. New York, Springer International Publishing (2017).

Capitanio U, Bensalah K, Bex A et al.: Epidemiology of renal cell carcinoma. Eur Urol 75 (2019) 74–84.

Carlo MI, Hakimi AA, Stewart GD et al.: Familial kidney cancer: Implications of new syndromes and molecular insights. Eur Urol 76 (2019) 754–764.

Choueiri TK, Powles T, Burotto M et al.: Nivolumab plus Cabozantinib versus Sunitinib for Advanced Renal-Cell Carcinoma. N Engl J Med 384(9) (2021) 829–841.

Escudier B, Porta C, Schmidinger M et al.: Renal cell carcinoma: ESMO Clinical Practice Guidelines for diagnosis, treatment and follow-up. Ann Oncol 1;30(5) (2019) 706–720.

Gill IS, Kavoussi LR, Lane BR et al.: Comparison of 1,800 laparoscopic and open partial nephrectomies for single renal tumors. J Urol 178 (2007) 41–46.

Goebell PJ, Ivanyi P, Bedke J et al.: Consensus paper: current state of first- and second-line therapy in advanced clear-cell renal cell carcinoma. Future Oncol 16(29) (2020) 2307–2328.

Haanen J, Carbonnel F, Robert C et al.: Management of toxicities from immunotherapy: ESMO Clinical Practice Guidelines for diagnosis, treatment and follow-up. Ann Oncol 28(4) (2017) i119–i142.

Hemal AK, Kumar A, Kumar R et al.: Laparoscopic versus open radical nephrectomy for large renal tumors: a long-term prospective comparison. J Urol 177 (2007) 862–866.

Ko JJ, Xie W, Kroeger N et al.: The International Metastatic Renal Cell Carcinoma Database Consortium model as a prognostic tool in patients with metastatic renal cell carcinoma previously treated with first-line targeted therapy: a population-based study. Lancet Oncol 16(3) (2015) 293–300.

McGregor BA, Lalani A, Xie W et al.: Activity of cabozantinib after PD-1/PDL-1 immune checkpoint blockade in metastatic clear cell renal cell carcinoma. Ann Oncol 29(8) (2018) viii303–viii331.

Méjean A, Ravaud A, Thezenas S et al.: Sunitinib alone or after Nephrectomy in metastatic renal-cell carcinoma. NEJM 379 (2018) 417–427.

Miller K, Bergmann L, Doehn C et al.: Interdisziplinäre Empfehlungen zur Behandlung des fortgeschrittenen Nierenzellkarzinoms [Interdisciplinary recommendations for the treatment of advanced metastatic renal cell carcinoma]. Aktuelle Urol 51(6) (2020) 572–581.

Moch H, Humphrey PA, Ulbright TM, Reuter VE: WHO Classification of Tumours of the Urinary System and Male Genital Organs. 4th ed. IARC, Lyon (2016).

Motzer R, Tannir NM, McDermott DF et al.: Nivolumab plus Ipilimumab versus Sunitinib in Advanced Renal-Cell Carcinoma. N Engl J Med 378 (2018) 1277–1290.

Motzer R, Penkov K, Haanen J et al.: Avelumab plus Axitinib versus Sunitinib for Advanced Renal-Cell Carcinoma. N Engl J Med 21;380(12) (2019) 1103–1115.

Motzer R, Alekseev B, Rha SY et al.: Lenvatinib plus Pembrolizumab or Everolimus for Advanced Renal Cell Carcinoma. N Engl J Med 384(14) (2021) 1289–1300.

Pembrolizumab plus Lenvatinib demonstrated statistically significant improvement in progression free survival (PFS), overall survival (OS) and objective response rate (ORR) versus Sunitinib as first-line treatment for patients with advanced renal cell carcinoma. Posted online November 10, 2020.

Pollack MH, Betof A, Dearden H et al.: Safety of resuming anti-PD-1 in patients with immune-related adverse events (irAEs) during combined anti-CTLA-4 and anti-PD1 in metastatic melanoma. Ann Oncol 1;29(1) (2018) 250–255.

Rini BI, Plimack ER, Stus V et al.: Pembrolizumab plus Axitinib versus Sunitinib for Advanced Renal-Cell Carcinoma. N Engl J Med 21;380(12) (2019) 1116–1127.

Robert Koch-Institut: Krebs in Deutschland 2015/2016. Robert Koch-Institut, Berlin (2019).

S3-Leitlinie Diagnostik, Therapie und Nachsorge des Nierenzellkarzinoms. Leitlinienprogramm Onkologie. August 2020. AWMF-Reg. -Nr. 043/017OL. www.awmf.org/uploads/tx_szleitlinien/043-017OL-l_S3_Diagnostik-Therapie-Nachsorge-Nierenzellkarzinom_2020-09_1.pdf.

KAPITEL

18 Urothelkarzinom

Jörg Ellinger und Stefan C. Müller

Kernaussagen

- Das Harnblasenkarzinom zählt zu den häufigsten Tumorerkrankungen in Europa. Eine **schmerzlose Makrohämaturie** ist meist das Erstsymptom, aber nicht immer ein Frühsymptom.
- Urothelkarzinome im oberen Harntrakt sind selten; Männer sind häufiger betroffen. Eine schmerzlose Makrohämaturie tritt bei mehr als ⅔ der Patienten auf und gilt als Leitsymptom.
- **Tabakkonsum** ist der wichtigste Risikofaktor für die Entstehung des Urothelkarzinoms; auch Passivrauchen steigert das Erkrankungsrisiko. Als weitere Risikofaktoren gelten aromatische Amine und polyzyklische Kohlenwasserstoffe aus der Farbstoffindustrie.
- Zur Sicherung der Diagnose und Entfernung des Tumors erfolgt eine **transurethrale Resektion des Blasentumors** (TURB). Ein Großteil der nicht muskelinvasiven Tumoren lässt sich durch eine TURB heilen; als alleinige Therapie ist die TURB aufgrund der hohen Rezidivraten insbesondere bei schlecht differenzierten Tumoren nicht ausreichend.
- Nach einer TURB können residuale und im Urin zirkulierende Tumorzellen durch eine intravesikale **Frühinstillation eines Chemotherapeutikums** zerstört werden; die Rezidivrate kann so um ca. 12 % gesenkt werden.
- Die **radikale Zystektomie** ist die Standardtherapie für das muskelinvasive Harnblasenkarzinom: Entfernung der Harnblase, der Prostata und der Samenblasen beim Mann bzw. der Vaginalvorderwand, des Uterus und der Adnexe bei der Frau.
- Das Harnblasenkarzinom gehört zu den Erkrankungen mit einer schlechten Prognose; die 5-Jahres-Überlebensrate liegt über alle Stadien bei ca. 30 %.

18.1 Harnblasentumoren

18.1.1 Epidemiologie, Ätiologie und Pathogenese

Das **Harnblasenkarzinom** zählt zu den **häufigsten Tumorerkrankungen** in Europa. In Deutschland wurde die Inzidenz für 2016 bei Männern auf 12.220 und bei Frauen auf 4249 Fälle geschätzt; jährlich kommt es zu ca. 6000 Todesfällen. Die Erkrankungsraten steigen mit dem Alter stetig an. Harnblasenkarzinome vor dem 60. Lj. sind selten. Unter den Karzinomen dominieren die **Urothelkarzinome** (> 90 %), seltener sind **Plattenepithelkarzinome** oder **Adenokarzinome.**

Tabakkonsum ist der **wichtigste Risikofaktor** für die Entstehung des Urothelkarzinoms; auch **Passivrauchen** steigert das Erkrankungsrisiko. Als weitere Risikofaktoren gelten **aromatische Amine** und **polyzyklische Kohlenwasserstoffe** aus der Farbstoffindustrie. Eine Schistosomiasis ist mit Plattenepithelkarzinomen der Blase assoziiert. Ein Großteil (ca. 75 %) der Patienten hat bei Erstdiagnose ein nicht muskelinvasives Harnblasenkarzinom.

18.1.2 Diagnostik

Eine **schmerzlose Makrohämaturie** ist meist das **Erstsymptom,** aber nicht immer ein Frühsymptom, da sie unabhängig von der Tumorgröße und Invasionstiefe auftreten kann. **Dysurische Beschwerden** können als Zystitis fehlgedeutet werden. Im Spätstadium finden sich bedingt durch Tumorzerfall und Begleitzystitiden äußerst **schmerzhafte Miktionen,** in kurzen Intervallen rezidivierende **Blutungen** und daneben **Kachexie, Anämie** und **Urämie** als Folge einer bilateralen Harnleiterobstruktion.

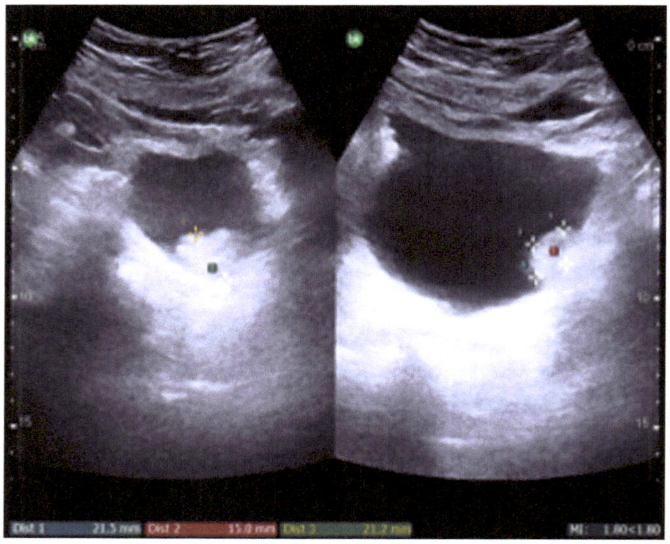

Abb. 18.1 Sonografie der Harnblase mit Nachweis eines endophytisch wachsenden Blasentumors an der linken Seitenwand [P1034]

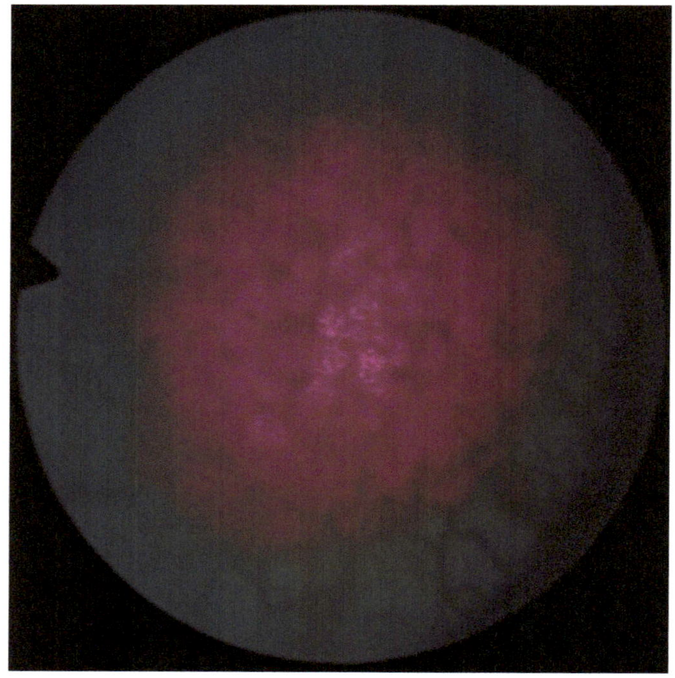

Abb. 18.2 Zystoskopie mit Nachweis eines papillären Blasentumors mit endophytischem Wachstum an der linken Seitenwand im Weißlicht [P1034]

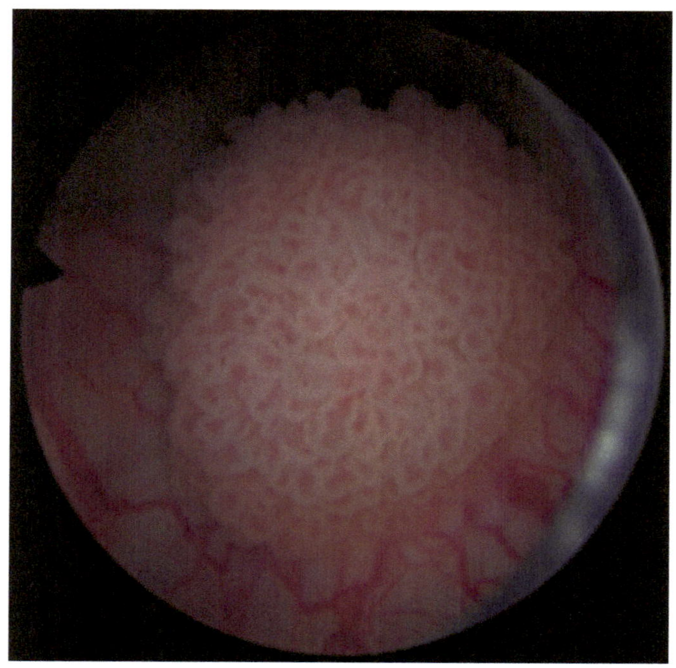

Abb. 18.3 Darstellung eines Blasentumors unter photodynamischen Bedingungen nach intravesikaler Gabe von Hexaminolävulinsäure präoperativ [P1034]

- Die Sonographie ermöglicht den Nachweis größerer Blasentumoren und dient dem Ausschluss einer Harnstauungsniere und von Tumoren im oberen Harntrakt (➤ Abb. 18.1). Die Inzidenz von Tumoren im oberen Harntrakt ist mit < 2 % gering.
- Bei multiplen und/oder High-Grade-Tumoren insbesondere im Bereich des Trigonums ist die Frequenz von Zweittumoren im oberen Harntrakt erhöht (ca. 7 %), sodass in diesen Fällen eine ergänzende Bildgebung (CT-Urographie, MR-Urographie) notwendig ist.
- Die Zystoskopie ist bei Makro- oder persistierender Mikrohämaturie unerlässlich (➤ Abb. 18.2) Sie sichert die Diagnose und erlaubt die Dokumentation von Lage, Größe und Anzahl der Tumoren.
- Eine Urinzytologie erlaubt insbesondere beim Carcinoma in situ eine Erkennung von Tumorzellen im Urin, deren Nachweis bei unauffälliger Zystoskopie eine Abklärung des oberen Harntrakts bzw. eine Zystoskopie unter photodynamischen Bedingungen (Hexaminolävulinsäure) nach sich ziehen muss (➤ Abb. 18.3).
- Im Falle eines muskelinvasiven Tumors sollte zum Staging ein CT-Thorax, ein CT-Abdomen und ein CT-Becken erfolgen; ein MRT des Beckens kann zur Erfassung eines lokal fortgeschrittenen Tumors (≥ pT3b) hilfreich sein.
- Eine Knochenszintigraphie erfolgt bei Knochenschmerzen oder erhöhter alkalischer Phosphatase.

18.1.3 Therapie

Transurethrale Resektion

Zur Sicherung der Diagnose und Entfernung des Tumors erfolgt eine **transurethrale Resektion des Blasentumors** (TURB). Ein systematisches Vorgehen mit bimanueller Untersuchung, Inspektion der Urethra und der Prostata (ggf. Biopsie) und schließlich möglichst kompletter Resektion des Tumors ist notwendig.

Das **Carcinoma in situ** lässt sich mithilfe der **photodynamischen Diagnostik** (PDD; Fluoreszenz-Zystoskopie mit Hexaminolävulinsäure) einfacher erkennen. Die Durchführung einer **PDD-TURB** wird **bei Patienten mit multifokalen Tumoren und/oder High-Grade-Tumoren empfohlen** (Evidenzlevel Ib). Erste Untersuchungen zeigen zudem, dass die Hypervaskularisation im Tumor mittels Narrow-Band-Imaging dargestellt werden kann, was

Tab. 18.1 Risikogruppen nicht muskelinvasiver Harnblasenkarzinome

Risikogruppe	Definition
Low-Risk-Tumor	Erstbefund, solitär, low-grade/G1, < 3 cm, **kein** Carcinoma in situ
Intermediate-Risk-Tumor	Alle anderen
High-Risk-Tumor	pT1, high-grade/G3, Carcinoma in situ, multifokal, häufig rezidivierend, > 3 cm

eine bessere Erkennung von Tumoren erlauben soll (Evidenzlevel III). Kleine Tumoren (< 1 cm) können oft en bloc reseziert werden, größere Tumoren sollten fraktioniert reseziert werden. Wichtig ist, dass die Resektion tief in den Detrusor erfolgt, um eine etwaige Muskelinvasion zu erkennen. Bei Vorliegen einer **Infiltration der Submukosa** (pT1), von High-Grade-Karzinomen bzw. dem Fehlen von Muskulatur im Resektat sollte eine Nachresektion 2–6 Wo. nach primärer Resektion erfolgen, um einen Residualtumor zu erkennen (Evidenzlevel IIa).

Ein Großteil der **nicht muskelinvasiven Tumoren** lässt sich durch eine TURB heilen; als alleinige Therapie ist die TURB aufgrund der hohen Rezidivraten insbesondere bei schlecht differenzierten Tumoren nicht ausreichend und es bedarf einer **intravesikalen Chemo-/BCG-Therapie zur Rezidivprophylaxe.**

Die Rezidiv- und Progressionswahrscheinlichkeit eines nicht muskelinvasiven Harnblasenkarzinoms kann anhand der **EORTC Risk Tables** abgeschätzt werden (➤ Tab. 18.1). Aufgrund der Parameter – Anzahl der Tumoren, Tumorgröße, Rezidivrate, pT-Stadium, Vorhandensein von Carcinoma in situ und Tumorgrad – wird ein Risiko-Score für das Rezidiv- und Progressionsverhalten errechnet und anhand dessen eine adjuvante Instillationstherapie geplant.

Intravesikale Instillationstherapie

Nach einer TURB können residuale und im Urin zirkulierende Tumorzellen durch eine **intravesikale Frühinstillation eines Chemotherapeutikums** (Mitomycin C, Doxorubicin oder Epirubicin) zerstört und so die Rezidivrate um ca. 12 % gesenkt werden. Die Frühinstillation sollte möglichst rasch nach der TURB, spätestens aber innerhalb von 24 h postoperativ erfolgen. Eine Frühinstillation ist kontraindiziert bei Blasenperforation oder spülpflichtiger Blutung.

ALS FAUSTREGEL GILT

Bei Patienten mit einem **Low-Risk-Tumor** ist **keine Instillationsbehandlung** notwendig.

In Abhängigkeit des Risikoprofils kann eine **adjuvante intravesikale Chemotherapie** das Rezidiv- und Progressionsverhalten positiv beeinflussen.

- Insbesondere Patienten mit einem intermediären Risiko profitieren von einer adjuvanten Instillationstherapie (z. B. **Mitomycin**) mit einer absoluten Reduktion der Rezidivrate von ca. 14 %; hierbei erfolgt eine Induktionsbehandlung mit 6- bis 8-wöchentlichen Instillationen, die dann über 10 Mon. im Sinne einer Erhaltungstherapie fortgeführt wird (Evidenzlevel Ia).
- Wichtigste Nebenwirkung ist die chemische Zystitis; systemische Nebenwirkungen sind nicht zu befürchten.
- Bei Patienten mit hohem Progressionsrisiko, insbesondere bei Patienten mit einem Carcinoma in situ, weist das Immunstimulans **Bacille-Calmette-Guérin** (BCG) eine gute Wirksamkeit auf. Die Instillation erfolgt ebenfalls mit einem wöchentlichen Induktionskurs über 6 Wo., danach ist eine Erhaltungstherapie notwendig (Evidenzlevel Ia). Eine BCG-Behandlung sollte nicht innerhalb der ersten 2 Wo. nach TURB, bei Makrohämaturie, symptomatischer Harnwegsinfektion oder traumatischer Katheterisierung erfolgen. Die wichtigsten Komplikationen sind
  - Fieber,
  - granulomatöse Prostatitis,
  - Pneumonie,
  - Hepatitis und
  - tuberkuläre Infekte.

Cave

! Patienten mit einem **High-Risk-Tumorrezidiv** unter bzw. nach BCG-Therapie sollten einer **radikalen Zystektomie** zugeführt werden.

Radikale Zystektomie

Die radikale Zystektomie ist die **Standardtherapie** für das **muskelinvasive Harnblasenkarzinom.** Klassischerweise erfolgt der Eingriff über eine **Median-Laparotomie;** die roboterassistierte laparoskopische radikale Zystektomie gewinnt jedoch zunehmend an Bedeutung.

In Einzelfällen besteht auch bei **pT1-Tumoren** die Indikation zur Zystektomie, z. B. bei

- multiplen, großen High-Grade-Tumoren,
- High-Grade-Tumoren mit Carcinoma in situ,
- Rezidivtumoren und
- BCG-Versagern.

Die radikale Zystektomie umfasst neben der **Entfernung der Harnblase** auch die Entfernung der **Prostata** und der **Samenblasen** beim Mann bzw. der **Vaginalvorderwand,** des **Uterus** und der **Adnexe** bei der Frau. Ein Erhalt der neurovaskulären Bündel z. B. zur Potenzerhaltung kann je nach Tumorlokalisation und -ausdehnung erwogen werden.

Bei **Stromainvasion** der Prostata bzw. positivem Harnröhrenabsetzungsrand sollte eine **Urethrektomie** erfolgen. Eine Blasenteilresektion ist aufgrund schlechter Langzeitergebnisse selten indiziert. Zusätzlich erfolgt eine **pelvine Lymphadenektomie** (Fossa obturatoria, entlang der Vasa iliaca externae und internae bis zur Aortenbifurkation); sie hat in erster Linie diagnostische und prognostische Relevanz. Bei Mikrometastasen oder im Stadium pN1 ist eine therapeutische Bedeutung anzunehmen.

Harnableitung

Prinzipiell kann zwischen inkontinenten und kontinenten Harnableitungen unterschieden werden: Zu den **inkontinenten** Harnableitungen zählen das Ileum-, seltener das Kolon-Conduit sowie die Ureterokutaneostomie. Zu den **kontinenten** Harnableitungen gehören die Ileum-Neoblase, der katheterisierbare Nabelpouch und die Ureterosigmoidostomie.

- Die inkontinenten Harnableitungen sind technisch einfacher und werden insbesondere bei älteren Patienten (> 75 J.) eingesetzt. Bei Ureterokutaneostomien kommt es häufig zu Stenosen im Hautniveau, sodass i. d. R. ein Ileum-Conduit gebildet wird. Ein Kolon-Transversum-Conduit findet z. B. Verwendung nach pelviner Bestrahlung.
- Beim katheterisierbaren Nabelpouch wird ein Urinreservoir aus dem detubularisierten Ileozökalabschnitt gebildet und über den Appendix vermiformis an den Bauchnabel angeschlossen, sodass der Pouch über einen intermittierenden Einmalkatheterismus entleert werden kann.
- Bei der orthotopen Ileum-Neoblase wird ein Reservoir aus detubularisiertem Ileum an die Urethra anastomosiert; Voraussetzungen sind ein negativer Harnröhrenabsetzungsrand und ein erhaltener Sphinkterapparat. Die Blasenentleerung erfolgt alle 3–4 h durch Bauchpresse und Relaxation des Beckenbodens.

Strahlentherapie

Die **alleinige Strahlentherapie** ist **deutlich weniger effektiv** als die radikale Zystektomie. Eine **Kombination** von **Radiatio und Cisplatin-basierter systemischer Chemotherapie** verbessert die lokale Tumorkontrolle und erhöht die Raten kompletter Remissionen (Evidenzlevel Ia). Insbesondere Patienten, die eine komplette TURB ohne Residualtumor hatten, können von einer Radiochemotherapie profitieren.

Medikamentöse Tumortherapie

Eine **Cisplatin-basierte Chemotherapie** findet beim Harnblasenkarzinom eine neoadjuvante, adjuvante und palliative Anwendung.

In Metaanalysen wurde für den Einsatz einer **neoadjuvanten Chemotherapie** vor radikaler Zystektomie ein Überlebensvorteil von ca. 5 % nachgewiesen (Evidenzlevel Ia), der am ehesten durch eine Therapie von Mikrometastasen zustande kommt. Insbesondere Patienten mit einem **lokal fortgeschrittenen Harnblasenkarzinom** können von dieser Therapie profitieren. Aufgrund des ungenauen klinischen Stagings ist jedoch die Auswahl geeigneter Patienten schwierig. Ein möglicher Progress von Non-Respondern während der neoadjuvanten Chemotherapie erhöht die Mortalität.

Bei der **adjuvanten Chemotherapie** ist das genaue pathologische Staging bekannt, sodass kein Overtreatment von Patienten mit einem niedrigen Risiko für eine Mikrometastasierung erfolgt. Allerdings kann die Therapie infolge **postoperativer Morbidität** mitunter nur verzögert oder gar nicht erfolgen. In einer Cochrane-Metaanalyse wurde der Überlebensvorteil für die adjuvante Chemotherapie mit 9 % errechnet. Allerdings sind die zugrunde liegenden klinischen Studien aufgrund geringer Fallzahlen von geringer Qualität, sodass in den Leitlinien die adjuvante Chemotherapie **nicht als Routineoption** empfohlen wird (Evidenzlevel Ia).

Beim metastasierten Harnblasenkarzinom wird eine **systemische Chemotherapie** unter palliativen Gesichtspunkten eingesetzt. Die MVAC-Polychemotherapie (Methotrexat, Vinblastin, Doxorubicin, Cisplatin) führt zu Remissionsraten von 40 %, allerdings wird ein Langzeitüberleben nur selten erreicht. Deutlich weniger toxisch, aber ähnlich effektiv ist die **Gemcitabin-Cisplatin-Chemotherapie,** weshalb sich diese als **Standard** in der Therapie des metastasierten Urothelkarzinom etabliert hat. Die **Kombination Gemcitabin-Cisplatin-Paclitaxel** erreicht eine Verbesserung des Gesamtüberlebens um 3 Mon. und um 8 % höhere Ansprechraten gegenüber der dualen Gemcitabin-Cisplatin-Chemotherapie (Evidenzlevel Ib). Eine **Metastasenresektion** in kurativer Absicht kann bei Patienten in gutem Allgemeinstatus erfolgen, die sehr gut auf eine Chemotherapie angesprochen haben und lediglich Lymphknotenmetastasen oder eine Oligometastasierung aufweisen (Evidenzlevel III).

In der **Second-Line-Therapie** mit **Vinflunin** wurde ein geringer Überlebensvorteil gegenüber einer Best-Supportive-Care-Behandlung nachgewiesen; die Ansprechraten liegen jedoch bei lediglich 8 % (Evidenzlevel Ib).

Eine neue Option ist die Immuntherapie mit **Checkpoint-Inhibitoren.** Bei Patienten, die nicht für eine Cisplatin-basierte Chemotherapie geeignet sind, wurde für die Second-Line-Therapie mit dem **PD-1-Inhibitor Pembrolizumab** bzw. dem **PD-L1-Inhibitor Atezolizumab** ein verlängertes Überleben gegenüber einer Chemotherapie gezeigt (Remissionsrate ca. 25 %), wenn eine PD-L1-Expression besteht. In der Zweitlinienbehandlung nach Cisplatin-basierter Chemotherapie haben verschiedene Checkpoint-Inhibitoren (Pembrolizumab, Atezolizumab, Nivolumab, Durvalumab, Avelumab) in klinischen Studien einen Benefit nachweisen können (Evidenzlevel Ib). Darüber hinaus wurde der PD-L1-Inhibitor **Avelumab** als Erhaltungstherapie für Patienten mit einem Ansprechen auf eine Chemotherapie zugelassen.

Krebspatienten mit Knochenmetastasen profitieren von einer Behandlung mit **Bisphosphonaten** oder **Denosumab;** auch für das ossär metastasierte Urothelkarzinom konnte eine Reduktion von skelettassoziierten Ereignissen sowie eine Verbesserung der Lebensqualität durch **Zoledronsäure, Vitamin D** und **Kalzium** gezeigt werden (Evidenzlevel Ib).

18.1.4 Nachsorge

Das Harnblasenkarzinom gehört zu den Erkrankungen mit einer **schlechten Prognose.** Die 5-Jahres-Überlebensrate liegt über alle Stadien bei ca. 30 %. Bei T4-Tumoren oder Metastasen beträgt die mittlere Überlebenszeit 6 Mon. Nur nicht muskelinvasive Harnblasenkarzinome können als günstig eingestuft werden, wobei in vielen Fällen mit einem lokalen Rezidiv gerechnet werden muss. Die Nachsorge zielt daher auf die **frühzeitige Erkennung eines Rezidivs** in der Harnblase oder den oberen Harnwegen ab.

Die erste Zystoskopie nach TURB sollte 3 Mon. postoperativ erfolgen und richtet sich im Anschluss nach dem Rezidiv- und Progressionsrisiko:

- Bei Low-Risk-Tumoren ohne Rezidiv nach 3 Mon. kann die Folgezystoskopie 9 Mon. später erfolgen. Da die Rezidivrate gering ist, genügen danach jährliche Untersuchungen über insgesamt 5 J.
- Bei High-Risk-Tumoren sind Zystoskopien im 1. und 2. J. alle 3 Mon. erforderlich, danach im 3. J. alle 4 Mon. und bis zum 5. J. alle 6 Mon.; auch im Anschluss sollten lebenslang jährliche Kontrollen erfolgen.
- Bei den Intermediate-Risk-Tumoren liegen die Nachsorgeintervalle zwischen denen der Hoch- und der Niedrigrisikogruppe. Bei jedem erneuten Rezidiv beginnt das Nachsorgeschema wieder von vorn.

Bei **Patienten nach Zystektomie** müssen nicht nur Tumorrezidive, sondern auch Komplikationen durch die Harnableitung ausgeschlossen werden. Es sind daher anfangs **engmaschige Blutgasanalysen** zur frühzeitigen Erkennung einer metabolischen Azidose erforderlich. Die **Sonographie** dient neben dem Ausschluss einer Metastasierung auch der frühzeitigen Erkennung einer Harntransportstörung, die auf eine Harnleiterimplantationsstenose oder ein Tumorrezidiv zurückzuführen sein kann. Bei Verwendung des terminalen Ileums zur Neoblasenbildung kann nach einigen Jahren ein Vitamin-B_{12}-Mangel substitutionspflichtig werden.

18.2 Urothelkarzinom des Nierenbeckens und Harnleiters

18.2.1 Epidemiologie, Ätiologie und Pathogenese

Urothelkarzinome im oberen Harntrakt sind **selten;** in westlichen Industrieländern wird die Inzidenz auf 2/100.000 Einwohner/J. geschätzt. Männer sind, ähnlich wie beim Harnblasenkarzinom, häufiger betroffen, was die häufigere Exposition gegenüber den oben genannten Risikofaktoren für das Urothelkarzinom widerspiegelt. Im Gegensatz zum Harnblasenkarzinom sind die meisten Urothelkarzinome im oberen Harntrakt (ca. 60 %) bei Diagnosestellung **lokal fortgeschritten.**

18.2.2 Diagnostik

Eine **schmerzlose Makrohämaturie** tritt bei mehr als ⅔ der Patienten auf und gilt als **Leitsymptom.** Flankenschmerzen, bedingt durch eine Harnstauung, finden sich bei ca. 30 % der Patienten, selten bleiben Patienten asymptomatisch.

- Im Urin zeigt sich fast immer eine Mikrohämaturie; mittels Urinzytologie können ggf. maligne Zellen nachgewiesen werden, wobei die Sensitivität geringer ist als beim Harnblasenkarzinom.
- Im Ausscheidungsurogramm finden sich abnorme Füllungsdefekte in 50–75 % der Fälle.
- Eine bessere Sensitivität weist die CT-Urographie mit einer Sensitivität > 70 % und einer Spezifität von 95 % auf, da auch Wandverdickungen des Ureters oder des Nierenbeckens als Zeichen eines Urotheltumors erkannt werden können.
- Die MR-Urographie stellt eine Alternative insbesondere für Patienten mit Kontrastmittelallergien oder einer Niereninsuffizienz dar, hat jedoch gegenwärtig noch eine geringere diagnostische Genauigkeit als die CT-Urographie.
- Mithilfe der starren bzw. flexiblen diagnostischen Ureterorenoskopie kann eine Untersuchung des gesamten oberen Harntrakts erfolgen und bei der Abklärung von unklaren CT-Befunden helfen. Eine Biopsie kann die Diagnose eines Urothelkarzinoms vor einer weiteren operativen Therapie sichern.

18.2.3 Therapie

Radikale Nephroureterektomie

Der **Goldstandard** bei der Behandlung des Urothelkarzinoms im oberen Harntrakt ist die **radikale Nephroureterektomie mit Exzision des intramuralen Harnleiters in Form einer Blasenmanschette.** Der Eingriff kann sowohl offen-chirurgisch als auch laparoskopisch erfolgen, wobei die Laparoskopie Vorteile hinsichtlich einer schnelleren Rekonvaleszenz besitzt.

- Eine Lymphadenektomie erlaubt ein genaues Staging; das Feld der Lymphadenektomie ist abhängig von der Lage des Tumors (retroperitoneal bei proximalen Ureter- und Nierenbeckenkarzinomen bzw. medial des Ureters bei distalen Uretertumoren).
- Bei Nierenbeckenkarzinomen führt eine einfache Nephrektomie in bis zu 40 % der Fälle zu einem Rezidiv im Harnleiterstumpf; dieser ist später bei einer Endoskopie in der Nachsorge kaum zugänglich, sodass eine vollständige Resektion notwendig ist.
- Distale hochdifferenzierte, oberflächliche Ureterkarzinome rezidivieren selten weiter proximal, sodass in diesen Abschnitten auch eine distale Ureterresektion mit Harnleiterneuimplantation durchgeführt werden kann.
- Eine ureterorenoskopische Therapie mittels Laserablation ist in ausgewählten Fällen möglich, es besteht jedoch ein hohes Risiko für ein Understaging beim endoskopischen Management von Urothelkarzinomen im oberen Harntrakt.

Instillationstherapie

Die **antegrade Instillationsbehandlung mit BCG** nach Platzierung einer perkutanen Nephrostomie oder retrograd über den Reflux bei liegendem DJ ist möglich und kann bei Vorliegen eines Carcinoma in situ eine konservative Therapie möglich machen (Evidenzlevel IIa).

Eine **intravesikale Instillation** von **Mitomycin** vor Entfernung des Blasenkatheters kann das Risiko für ein Rezidiv in der Harnblase nach Nephroureterektomie um ca. 11 % senken (Evidenzlevel Ib).

18

Medikamentöse Tumortherapie

Ähnlich dem Harnblasenkarzinom sind Cisplatin-basierte Chemotherapien beim Urothelkarzinom im oberen Harntrakt wirksam. Eine **neoadjuvante und adjuvante Chemotherapie** kann das rezidivfreie Überleben verlängern (Evidenzlevel IIb). Die Durchführung einer adjuvanten Chemotherapie ist oftmals durch eine Niereninsuffizienz nach Nephroureterektomie nicht möglich.

Strahlentherapie

Die Strahlentherapie hat keinen Effekt auf das Auftreten von lokalen Rezidiven oder das Überleben. Sie ist jedoch **hilfreich in der Palliation bei Knochenmetastasen.**

18.2.4 Nachsorge

Hochdifferenzierte, oberflächliche Urothelkarzinome haben eine gute Prognose, wohingegen lokal fortgeschrittene Karzinome prognostisch ungünstig sind. Bei Vorliegen von Metastasen beträgt die mittlere Überlebenszeit wenige Monate.

Bei potenziell kurativ operierten Patienten zielt die **Nachsorge** auf die Erkennung von Blasentumorrezidiven und kontralateralen Tumoren und **muss lebenslang erfolgen.** Die Durchführung von Zystoskopien und Urinzytologien sollte für mind. 5 J. erfolgen.

Essentials für die Hausarztpraxis

- **Leitsymptom** des Urothelkarzinoms: schmerzlose Makrohämaturie
- **Therapie** des Urothelkarzinoms in Abhängigkeit von Ort und Tumorstadium: transurethrale Resektion des Blasentumors (TURB) beim nichtmuskelinvasiven Blasenkarzinom, radikale Zystektomie beim muskelinvasiven Blasenkarzinom, Nephroureterektomie beim Tumor im Harnleiter/Nierenbecken
- Senkung des Rezidivrisikos für nichtmuskelinvasive Blasenkarzinome durch intravesikale **Instillationstherapie**
- Cisplatin-basierte **Chemotherapie** zur neoadjuvanten/adjuvanten Behandlung fortgeschrittener Urothelkarzinome und metastasierter Urothelkarzinome; **Immuntherapie** als neue Second-Line Therapieoption

LITERATUR

Babjuk M, Böhle A, Burger M et al.: EAU Guidelines on Non-Muscle-Invasive Urothelial Carcinoma of the Bladder: Update 2016. Eur Urol 71 (2017) 447–461.

Witjes J, Lebret T, Compérat EM et al.: Updated 2016 EAU Guidelines on Muscle-invasive and Metastatic Bladder Cancer. Eur Urol 71 (2017) 462–475.

Rouprêt M, Babjuk M, Compérat E et al.: European Association of Urology Guidelines on Upper Urinary Tract Urothelial Carcinoma: 2017 Update. Eur Urol 73 (2018) 111–122.

KAPITEL

19 Nierentransplantation (NTX)

Michael Fischereder

Kernaussagen

- Alle Patienten mit **dauerhaft erforderlicher Nierenersatztherapie** sollen hinsichtlich der Eignung zur NTX geprüft werden.
- Eine NTX kann auch **präemptiv,** d.h. an Stelle des Beginns einer Dialysetherapie, vorgenommen werden.
- Für eine **postmortale NTX** wird eine Warteliste geführt.
- Eine **Lebendnierenspende** ist meist auch bei AB0-Inkompatibilität möglich, erfordert aber eine Vorbehandlung des Empfängers.
- **Lebendnierenspender** bedürfen einer dauerhaften Nachsorge.
- Die **immunsuppressive Therapie** nach Transplantation ist dauerhaft erforderlich, die Intensität wird im Zeitverlauf geringer.
- Bei **Transplantatdysfunktion** besteht eine breite Differenzialdiagnose, die im Einzelfall abzuklären ist.
- **Infektiöse Komplikationen** treten durch opportunistische Infektionen/Reaktivierung, aber auch typische bakterielle Infektionen auf.
- Es besteht eine **erhöhte Tumorinzidenz** für bestimmte Entitäten.
- Das **Risiko für kardiovaskuläre Erkrankungen** ist auch nach NTX erhöht, aber niedriger als bei Dialysepatienten.

Tab. 19.1 Untersuchungen zur Listung für eine Nierentransplantation

Organsystem	Untersuchungen	Anmerkung
Allgemein	Anamnese, körperliche Untersuchung	Inkl. Konsum-, Familien- u. ggf. Transplantationsanamnese
Operabilität	Kardiovaskulär: • EKG, Herzecho • Belastungsuntersuchung (Ergometrie, Stressecho o. Myokardzintigraphie) • Ggf. Koronarangiographie • Duplex der hirnversorgenden Arterien • Duplex der Beckenarterien Pneumologisch: • Lungenfunktion • Rö Thorax	**Cave:** • Fehlende Ausbelastung in der Ergometrie als Folge der Niereninsuffizienz • Substanziell erhöhtes Risiko bei Diabetes mellitus • Mediasklerose der Beckenarterien mit erschwerter Anastomosierung der Transplantatarterie
Infektiologisch	• Virusserologien (Hepatitis, HIV, CMV, EBV) • TPHA • Urinbakteriologie • HNO- u. zahnärztliche Untersuchung	• Hinweise auf frühere Tuberkulose ggf. weiter abklärungsbedürftig • An NNH u. Zähnen klinisch oligosymptomatischer Fokus möglich
Neoplasien	• Allgemeine Vorsorgeuntersuchungen • Elekrophorese (Paraprotein) • Gynäkologische bzw. urologische Untersuchung • Ggf. dermatologische Untersuchung	• Erhöhtes Risiko für Neoplasien insbesondere nach zytotoxischer Therapie • **Cave:** Rezidiv paraproteinassoziierter Nierenerkrankungen im Transplantat
Organauswahl	• Blutgruppe • HLA-Typisierung inkl. Antikörper gegen HLA-Merkmale	Bei postmortaler Nierenspende erfolgt in Deutschland ausschließlich eine blutgruppenidentische Organzuteilung

19.1 Vorbemerkungen

19.1.1 Eignung zur Transplantation, Organzuteilung

Die Nierentransplantation (NTX) stellt ein akzeptiertes Verfahren der Nierenersatztherapie dar. Im Gegensatz zur Durchführung eines Dialyseverfahrens, das bei den allermeisten Patienten möglich ist, besteht eine medizinische Eignung zur NTX nur in ca. 20% der Patienten mit terminalem Nierenversagen. Grund dafür sind besondere Anforderungen an den Gesundheitszustand potenzieller Transplantatempfänger, um eine übermäßige Gefährdung durch den operativen Eingriff bzw. die danach erforderliche dauerhafte Immunsuppression auszuschließen.

Insbesondere kardiovaskuläre Erkrankungen mit Einfuss auf das perioperative Risiko und Erkrankungen mit Exazerbation unter Immunsuppression, z.B. nicht sanierte Infektionen oder Tumorerkrankungen, sind deshalb vor einer Transplantation auszuschließen. Gleichzeitig gilt es, das Risiko für opportunistische Infektionen abzuschätzen.

An den Transplantationszentren sind zur Überprüfung der Transplantatbilität und ggf. Anmeldung zur Transplantation spezifische Checklisten etabliert, durch die eine **Einschätzung der Transplantabilität** ermöglicht wird. ➤ Tab. 19.1 gibt einen orientierenden Überblick, das Anforderungsprofil kann aber zwischen Transplantationszentren variieren.

Die Untersuchung nach dem Schema in ➤ Tab. 19.1 zielt nicht darauf ab, Patienten von einer Transplantation auszuschließen,sondern ggf. Risiken vor einer Transplantation auszuräumen (z.B. kardiovaskuläre Erkrankungen) bzw. spezifischen postoperativen Risiken (z.B. Infektreaktivierung) entgegenzutreten.

MERKE

! **Jeder Patient mit Indikation zur chronischen Nierenersatztherapie sollte auf die Eignung für eine NTX untersucht werden!**

An die generelle Prüfung der Transplantabilität schließt sich die Anmeldung zur Transplantation an. Diese muss für jeden Patienten bei **Eurotransplant** erfolgen, auch im Falle eines vorhandenen Lebendnierenspenders aus dem engeren Umfeld. Es ist jedoch u.U. eine Auswahl zwischen verschiedenen Programmen der Organzuteilung möglich (➤ Tab. 19.2).

Eine besondere Problematik ergibt sich bei unzureichenden Möglichkeiten zur Fortführung der Dialyse. In seltenen, besonderen Ausnahmen ist eine Anmeldung mit dem Status **High Urgency** möglich, um ein Versterben des Patienten an einer mangels Dialysierbarkeit nicht zu behandelnden Urämie zu verhindern.

MERKE

! Eine NTX, auch vom Lebendspender, kann nur nach Aufnahme auf die Warteliste zur Transplantation bei Eurotransplant durchgeführt werden.

Die Organzuteilung der Nieren von verstorbenen Spendern (postmortale Transplantation) erfolgt zentral durch Eurotransplant. Dazu wird für jeden Spender die Liste potenzieller Empfänger neu berechnet, basierend auf Punkten für HLA-Übereinstimmung, Spenderzentrum, Wartezeit und ggf. Zusatzpunkten für High Urgency, Immunisierung des Empfängers gegen HLA-Merkmale oder Empfängeralter < 16 J.

Tab. 19.2 Programme zur Organzuteilung

Programm	Besonderheiten
ETKAS	• Alle Organempfänger • Organzuteilung nach kombiniertem Punktwert aus HLA-Übereinstimmung, Wartezeit, regionaler Organspendeaktivität • Besondere Punkte für HLA-Immunisierung, High Urgency (HU) • Beginn der Wartezeit mit erster Dialysebehandlung
Eurotransplant-Senior-Programm (ESP, old for old)	• Teilnahme nur bei Emfängeralter ≥ 65 J. • Aktive Entscheidung (u. Verzicht auf ETKAS) erforderlich • Spenderalter ≥ 65 J. • Keine Berücksichtigung des HLA-Matchs • Bevorzugt regionale Spender-Empfänger-Kombinationen • Beginn der Wartezeit mit erster Dialysebehandlung • Kürzere Wartezeit
Acceptable-Mismatch-Programm (AMP)	• Nur für hochimmunisierte Empfänger • Organzuteilung nach HLA-Merkmalen des Spenders, gegen die der Empfänger keine Antikörper aufweist
Kombinierte Nieren-Pankreas-Transplantation (SPK)	• Nur bei Diabetes mellitus Typ I u. Dialysepflichtigkeit bzw. absehbarer Notwendikeit zur Dialyse • Beginn der Wartezeit mit Anmeldung zur Transplantation

19.1.2 Operationstechnik

Die **Technik der NTX** beim Erwachsenen ist weitgehend standardisiert und hat sich seit der ersten erfolgreichen NTX im Jahr 1954 nur wenig verändert.

- Die arterielle Anastomose erfolgt in End-zu-Seit-Technik mit der A. iliaca externa oder fallweise auch A. iliaca communis mit nicht resorbierbarem, monofilem Nahtmaterial.
- Verkalkungen der A. iliaca externa erschweren die Operation jedoch zunehmend, sodass bei fortgeschrittenen atheromatösen Gefäßen im Bereich der gesamten arteriellen Strombahn nicht selten auch ein Gefäßinterponat, eine Patchplastik oder ein Bypass erforderlich wird.
- DieTransplantation erfolgt i.d.r. extraperitoneal in die Fossa iliaca. Bevorzugt wird eine linke Niere nach rechts und eine rechte Niere nach links transplantiert, wodurch der Harnleiter ventral zu liegen kommt. Bei besonderen anatomischen Gegebenheiten sind Ausnahmen möglich.
- Die Eigennieren werden in den meisten Fällen belassen. Ausnahmen sind z.B. chronische Entzündungsherde, grober vesikoureterorenaler Reflux oder Platzgründe (Zystennieren, enge Platzverhältnisse bei Kleinkindern).
- Bei Nieren Verstorbener wird, wenn möglich, ein Aorten- und Vena-cava-Patch am Spenderorgan belassen. Bei fehlender Verwendbarkeit des Patchs (z.B. atheromatöse Plaques o. Ä.) wird das Gefäß wie bei der Lebendnierenspende spatuliert eingenäht.
- Eine arterielle Mehrgefäßversorgung der Transplantate besteht bei durchschnittlich 25% der Nieren. Kleinere Äste können End-zu-Seit mit dem Haupttast ex vivo anastomosiert werden, größere Äste werden meist separat angeschlossen.

Bei Freigabe der Perfusion ist bei Lebendnierenspende und kurzen Ischämiezeiten vielfach bereits nach wenigen Minuten eine beginnende Urinausscheidung zu sehen.

Zur Harnableitung wird der Ureter antirefluxiv in die Blase implantiert, wobei sich die verwendeten Techniken – z.B. extravesikal nach Dodson (Gregoir II) oder transvesikal nach Politano-Leadbetter – von Zentrum zu Zentrum unterscheiden.

- Zunehmend etabliert hat sich die Anlage einer Harnleiterschiene welche nach ca. 6 Wo. endoskopisch transurethral zu entfernen ist.
- Bei fehlender Verwendbarkeit des Spenderureters kann in Einzelfällen der originäre Harnleiter des Empfängers im Sinne einer Pyeloplastik mit der Spenderniere angeschlossen werden. Dann ist i.d.R. jedoch die simultane Nephrektomie der zugehörigen Eigenniere erforderlich.

Kombinierte Pankreas-Nierentransplantation:

- Kombinierte Pankreas-Nierentransplantationen erfolgen ausschließlich bei Menschen mit **Diabetes mellitus Typ I** und Niereninsuffizienz transperitoneal über eine mediane Laparotomie. Die Niere wird in die linke Fossa iliaca platziert, das Pankreas aus morphologischen Gründen in die rechte Fossa, jeweils mit Gefäßanschluss an die Beckengefäße.
- Zur Ableitung des exokrinen Pankreassektrets hat sich eine Anastomose mit einer Dünndarmschlinge (intestinale Drainage) gegenüber der früher praktizierten vesikalen Ableitung über eine Verbindung mit dem Harnblasenscheitel durchgesetzt.
- Der Eingriff ist insbesondere wegen des frühen Risikos einer Transplantatpankreatitis komplikationsträchtiger. Bei Patienten mit kardiovaskulären Erkrankungen oder einem Alter > 50 J. ist die Indikation kritisch zu prüfen.

19.1.3 Erfolgsraten, Komplikationen

Häufig wird unmittelbar nach Nietrentransplantation noch keine austreichende Transplantatfunktion beobachtet, sodass innerhalb der ersten Woche noch eine Dialysebehandlung erforderlich ist. Eine

verzögerte Transplantatfunktion (Delayed Graft Function, DGF) ist bei Lebendnierenspende höchst selten, tritt aber bei postmortalen Spendern in ca. 40% der Fälle, bei Empfängern im ET-Senior-Programm in bis zu 50% der Fälle auf. Die **Mortalität** im ersten Jahr nach NTX wird auch durch die Vorerkrankungen des Empfängers beeinflusst und liegt bei ca. 3%.

1 bzw. 3 J. nach Transplantation funktionieren 94% bzw. 91% der Transplantate wobei für Empfänger von Lebendnierenspendern deutlich bessere Ergebnisse erzeilt werden als für Empfänger postmortal gespendeter Nieren.

19.2 Generelle Therapiekonzepte

19.2.1 Therapiekonzepte und Monitoring

Die immunsuppressive Therapie ist in Induktionstherapie und Erhaltungstherapie zu unterteilen. Unmittelbar vor Transplantation erfolgt die hoch dosierte Steroidtherapie sowie die Gabe eines Antilymphozyten-Antikörpers (ATG, ALG) oder eines Interleukin-2-Antikörpers (Basiliximab). Ebenso wird präoperativ mit der später als Erhaltungstherapie bestehenden Kombination aus Calcineurin-Inhibitor (CNI) oder Co-Stimulationsblocker + Antimetabolit oder mTOR-Inhibitor + Steroid begonnen.

Ziel der immunsuppressiven Therapie ist eine Verringerung der Zahl reaktiver Lymphozyten, z.B. durch depletierende Antikörper oder hoch dosierte Steroidtherapie, oder eine verminderte Aktivierung bzw. Proliferation reaktiver T-Lymphozyten (➤ Abb. 19.1).

Die Intensität der Erhaltungstherapie richtet sich nach dem individuellen immunologischen Risiko, welches sich orientierend aus HLA-Mismatch zwischen Spender und Empfänger, vorhergegangener HLA-Immunisierung, früheren Abstoßungsreaktionen und Abstand zur Transplantation abschätzen lässt. Bei unauffälligem Verlauf nach der Transplantation kann die Intensität der Erhaltungstherapie im Verlauf des ersten Jahres sukzessive reduziert aber niemals komplett abgesetzt werden.

Neben substanzspezifischen Nebenwirkungen ist auch auf unerwünschte Wirkungen als Folge der Immunschwächung, insbesondere der verminderten T-Zell-Funktion und der daraus resultierenden Infekthäufung hinzuweisen (➤ Kap. 19.5).

Calcineurin-Inhibitoren

Der CNI **Tacrolimus** (Tac) stellt derzeit das am häufigsten eingesetzte Immunsuppressivum nach Organtransplantation dar. Unter **Cyclosporin A** (CyA) treten im Vergleich dazu mehr Abstoßungsreaktionen auf, sodass es eher als Reservemedikament gegen eine Tac-basierte Immunsuppression eingesetzt wird. Beide Substanzen sind Critical Dose Drugs, d.h. bei Unterdosierung droht die Gefahr einer Abstoßungsreaktion, bei Überdosierung sind beide Medikamente nephrotoxisch. Typischerweise erfolgt die Dosierung durch pharmakokinetisches **Monitoring der Talspiegel.** Die angestrebten

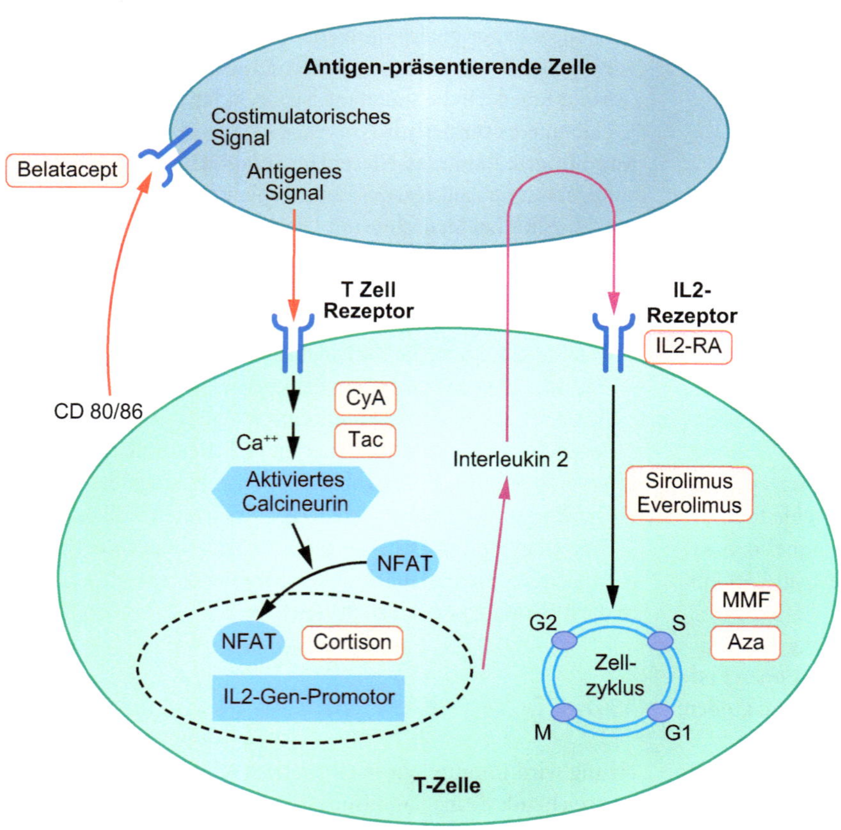

Abb. 19.1 Schematische Dastellung zum Angriffsort verschiedener Immunsuppressiva. Als wesentliche Komponenten der Alloreaktivität sind dabei anzuführen: Aktivierung der Lymphozyten durch antigenpräsentierende Zellen mittels T-Zell-Rezeptor und ein costimulatorisches Signal (z.B. CD 80/86), Aktivierung von Calcineurin, Translokation von NFAT in den Zellkern (gestrichelt) und Steigerung der Interleukin-2 (IL-2)-Expression, Freisetzung von IL-2, Stimulation von Lymphozyten durch IL-2 mittels Bindung an den lymphozytären IL-2-Rezeptor, Aktivierung des Zellzyklus, Eintritt in die S-Phase und Proliferation. [P1011/L231]

Zielspiegel variieren nach immunologischem Risiko. Orientierend gelten bei Tac ein Vollblut-Talspiegel von 4–15 ng/ml, bei CyA von 50–300 ng/ml. Bei beiden CNI treten insbesondere bei hoher Exposition Tremor und Transaminasenerhöhung als Nebenwirkungen auf. Unter Tac weitaus häufiger ist die Entwicklung oder Rezidiv eines Diabetres mellitus nach Transplantation, unter CyA wird häufiger eine Hyperurikämie bis hin zur Gicht beobachtet.

Antimetaboliten

Als Antimetaboliten werden **Mycophenolat-Mofetil** (MMF, typischerweise 1500–2000 mg Tagesdosis) und Mycophenolat-Natrium (typischerweise 720–1440 mg Tagesdosis) eingesetzt. Das früher verwendete **Azathioprin** (Aza, ca. 1–1,5 mg/kg) ist nur in Ausnahmefällen, z.B. Schwangerschaft oder Therapie einer begleitenden chronischen Darmentzündung, vorteilhaft. Häufige Nebenwirkungen sind gastrointestinale Beschwerden und Knochenmarksuppression.

mTOR-Inhibitoren

Die mTOR-Inhibitoren **Sirolimus** und **Everolimus** können alternativ zu Antimetaboliten in der immunsuppressiven Kombinationstherapie eingesetzt werden. Als Vorteile der mTOR-Inhibitoren gelten das verminderte Auftreten von soliden Malignomen und CMV-Infektionen (➤ Kap. 19.5.2). Andererseits limitieren vermehrt auftretende Wundheilungsstörungen, Knochenmarksuppression und Hypercholesterinämie den Einsatz.

Steroide

Viele Zentren empfehlen eine niedrig dosierte Dauertherapie, z.B. 2,5 mg/d Prednisolon. Eine Steroidfreiheit weist i.d.R. wenige Vorteile bei potenziell höherem Risiko für Abstoßungsreaktionen oder Rezidiv der Grunderkrankung auf. Ausnahme sind Kinder, bei denen unter Steroidtherapie das Längenwachstum beeinträchtigt wird. Auch eine Steroidpsychose kann in Einzelfällen für einen Steroidentzug sprechen. Ein Steroidentzug sollte ggf. früh, d.h. innerhalb des ersten Jahres nach Transplantation erfolgen.

Belatacept

Belatacept steht als einziger **Co-Stimulationsinhibitor** zur Verfügung. Die i.v. Gabe muss unmittelbar vor Transplantation begonnen werden. Während der ersten 4 Wo. nach NTX erfolgt eine etwa wöchentliche Gabe zur Aufsättigung mit anschließender Notwendigkeit der Infusion alle 4 Wo. Die Behandlung ermöglicht die Vermeidung von CNI, wird aber mit Mycophenolat und ggf. Steroid kombiniert. Insbesondere Transplantate mit eingeschränkter GFR, z.B. bei marginalen Spendern, zeigen unter Belatacept eine deutlich bessere eGFR nach 1 J.

Tab. 19.3 Interaktionen von Calcineurin-Inhibitoren mit anderen Pharmaka

Mechanismus	Substanzen mit Interaktionspotenzial
CYP-Inhibition	• Statine (Simvastatin > Pravastatin > Atorvastatin, Fluvastatin) • Makrolid-Antibiotika (Clarithromycin, Erythromycin > Azithromycin > Roxiothromycin) • Antimykotische Therapie (Itraconazol > Fluconazol > Voriconazol) • Kalzium-Antagonisten (Verapamil, Diltiazem) • Virustatika (Paritaprevir >> Sofosbuvir) • NOAK (Apixaban > Rivaroxaban) • Nahrungsmittel (Grapefruit)
CYP-Induktion	• Rifampicin • Phenytoin • Phytotherapeutika (Johanniskraut)
Resorptionshemmung	• Octreotid

Als Problem ist die Entwicklung von Lymphomen anzuführen, weshalb der Einsatz bei durch das Transplantat neu EBV-exponierten Empfängern strikt zu vermeiden ist.

19.2.2 Medikamenteninteraktionen

Calcineurin-Inhibitoren, mTOR-Inhibitoren

Die Metabolisierung von CNI erfolgt durch CYP, insbesondere **CYP3A4.** Dementsprechend sind Interaktionen mit Inhibitoren und Aktivatoren des CYP-Systems häufig und resultieren rasch in potenziell fataler Über- oder Unterdosierung des CNIm (➤ Tab. 19.3). Gleichermaßen werden mTOR-Inhibitoren metabolisiert, sodass hier nahezu identische Wechselwirkungen auftreten. Bei Unklarheit sollte 2–3 d nach An- oder Absetzen eines neuen Pharmakons eine Kontrolle des Talspiegels erfolgen.

MERKE

! Insbesondere bei Calcineurin- und mTOR-Inhibitoren besteht ein großes Interaktionpotenzial mit allen anderen Pharmaka, welche ebenso über das CYP3A4- System metabolisiert werden. Dramatische Über- und Unterexpositionen der Immunsuppressiva können aus solchen Interaktionen resultieren.

Antimetabolite

Bei **Azathioprin** ist regelhaft eine schwerwiegende Interaktion mit Xanthinoxidase-Inhibitoren **(Allopurinol, Febuxostat)** zu erwarten. Typischerweise tritt eine Myelosuppression zeitversetzt um ca. 4–6 Wo. ein und kann unerkannt bis zu tödlichen Agranulozytosen führen.

Mycophenolat-Mofetil ist ein Pro-Drug und wird durch Magensäure aktiviert. Eine relevante Reduktion der MMF-Wirkung ist bei Medikation mit **Protonenpumpeninhibitoren** beschrieben.

MERKE
Bei Therapie mit Azathioprin führt die gleichzeitige Gabe von Allopurinol oder Febuxostat zu schweren Panzytopenien.

19.2.3 Transplantation und Kinderwunsch

Bei Beratungen zu Kinderwunsch ist zu differenzieren, ob es sich um eine Empfängerin oder einen Empfänger, also potenziellen Vater, handelt. Die Kenntnisse zu Teratogenität verschiedener Immunsuppressiva sind letztlich nur für die In-utero-Exposition abschätzbar. Ein Analogieschluss für Männer kann u.U. zur inadäquten Umstellung der Therapie ohne hinreichenden Nutzen bei Gefahr der Unterimmunsuppression führen.

Bei Patientinnen ist darauf hinzuweisen, dass umfangreiche Erfahrung zu Schwangerschaft bei Transplantationsempfängerinnen vorhanden ist. Die Rate an Lebendgeburten beträgt ca. 85%. Es handelt sich immer um Risikoschwangerschaften mit einem erhöhten Risiko für Frühgeburtlichkeit von Kindern. Die Patientinnen leiden mittelfristig häufiger an Hypertonie. Bei ca. 10% tritt innerhalb eines Jahres nach Entbindung eine Verschlechterung der Transplantatfunktion auf.

Besonderheiten der Immunsuppression in der Schwangerschaft

In der Schwangerschaft sind Mycophenolat und mTOR-Inhibitoren wegen der damit verbundenen **Teratogenität** strikt zu vermeiden. Andererseits liegen für CNI, Azathioprin und Steroide (≤ 10 mg/d) umfangreiche Informationen aus mehr als 4000 Schwangerschaften bei transplantierten Frauen vor. Als Besonderheit ist die zusätzliche Metabolisierung von CNI ab dem 2. Trimenon durch den Föten anzuführen, die dann eine engmaschige Spiegelkontrolle zur Dosisanpassung und Vermeidung einer **Unterimmunsuppression** erforderlich macht.

MERKE
! Eine Schwangerschaft ist bei stabiler Transplantatfunktion nach dem ersten Jahr nach der Transplantation möglich.

19.3 Differenzialdiagnose der Transplantatdysfunktion

19.3.1 Kreatininanstieg und Proteinurie

Typischerweise fallen Veränderungen der Transplantatfunktion als asymptomatische Erhöhung bei Serum-Kreatinin oder Proteinurie auf. Generelle Zeichen der Inflammation oder ein Diureserückgang stellen unter immunsuppressiver Kombinationstherapie eher seltene klinische Bilder dar. Wie bei jedem Nierenversagen ist zwischen post-, intra- und prärenalen Ursachen zu differenzieren. Folgende häufige Ursachen unterscheiden sich hinsichtlich Häufigkeit, klinischer Präsentation oder Therapie zu nicht transplantieren Patienten (➤ Tab. 19.4).

Sowohl postrenale Ursachen wie eine Transplantatartereienstenose lassen sich meist rasch (duplex-)sonographisch klären, sodass die Sonographie typischerweise am Anfang der Diagnostik steht.

Tab. 19.4 Häufige Differenzialdiagnosen bei Transplantatdysfunktion

Postrenal	• Harnstau • Ureterovesikale Anastomose • Lymphozele mit Ureterkompression • Subvesikale Abflussbehinderung
Prärenal	• Volumenmangel • Transplantatarterienstenose • Funktionell durch CNI-vermittelte Konstriktion der afferenten Arteriole
Intrarenal	• Abstoßungsreaktion • Polyomainfektion (BKVN) • (rekurrente) Glomerulonephritis

19.3.2 Postrenale Störungen

Insgesamt sind Stenosen oder auch Reflux an der **ureterovesikalen Anastomose** nicht selten. Insbesondere nach Entfernung einer Harnleiterschiene ist an eine Stenose mit Harnflussbehinderung zu denken.

Als Besonderheit gilt die Kompression des Transplantatharnleiters durch eine Ansammlung von Lymphflüssigkeit um das Transplantat **(Lymphozele)** als Folge der Durchtrennung periarteriell verlaufender Lymphgefäße bei der Transplantation. Differenzialdiagnostisch hilfreich ist in diesem Fall die Entleerung der Lymphozele durch perkutane Punktion. Meist treten rasch Entstauung und Besserung der Transplantatfunktion ein. Oftmals erfordern jedoch Rezidive eine permanente Sanierung durch laparoskopische Fensterung des die Lymphozele begrenzenden Peritoneums

Eine relevante Protstatahyperplasie kann bei Dialysepatienten wegen der oftmals bestehenden Anurie asymptomatisch bleiben und erst nach Transplantation durch eine **subvesikale Obstrukton** auffallen. Auch Infektionen der Prostata können zur Obstruktion beitragen.

19.3.3 Prärenale Ursachen

In ca. 1–2% der Fälle sind **Transplantatarterienstenosen** Ursache einer Transplantatdysfunktion. Ein erster klinischer Verdacht entsteht durch die Kombination der Nierenfunktionsstörung mit einer fortschreitenden Hypertonie und einem auskultierbaren Strömungsgeräusch über der Iliakalarterie bzw. dem Transplantat. Die Diagnosesicherung gelingt bei meist guter Darstellbarkeit mittels Duplexsonographie deutlich leichter als an den Eigennieren. Eine Intervention ist im Rahmen einer Funktionsverschlechterung des Transplantats als funktionelle Einzelniere angezeigt.

MERKE
Bei Kombination aus Funktionsverschlechterung und Hypertonie an Transplantatarterienstenose denken.

Funktionell kann eine präglomeruläre **Vasokonstriktion durch CNI** dosisabhängig auftreten. Die Diagnose ergibt sich meist als Ausschlussdiagnose und Zeichen der Minderperfusion in der Transplantatbiopsie.

19.3.4 Intrarenale Ursachen

Intrarenale Ursachen einer Transplantatdysfunktion sind nur mittels Biopsie sicher zu differenzieren. Abstoßungsreaktionen stellen eine wichtige Ursache dar. Sie sind sowohl hinsichtlich Genese, d.h. zelluläre oder humorale Ursache, Ausmaß der aktuen Schädigung, als auch hinsichtlich chronischer Fibrose und damit Prognose nur mittels Biopsie gut einzuordnen.

Darüber hinaus sichert die Biopsie häufige und relevante andere Ursachen, z.B. Infektion mit Polyomaviren als sog. BK-Nephropathie oder glomeruläre Erkrankungen bei Rezidiv der Grunderkrankung oder De-novo-Glomerulonephritis.

Die Transplantatbiospsie wird wegen der Positionierung des Organs in der Fossa iliaca von ventral durchgeführt, ist technisch einfacher und durch weniger Komplikationen im Vergleich zur Eigennierenbiopsie gekennzeichnet. Relevante Blutungskomplikationen treten bei ca. 1% der Biopsien auf, auch intrarenale arterieovenöse Fisteln sind post punctionem möglich.

MERKE

! Eine Abstoßungsreaktion sollte zur genaueren Klassifikation und Prognoseabschätzung bioptisch gesichert werden!

19.4 Immunologie/Rejektion/Immunsuppressiva

19.4.1 Klassifizierung von Rejektionsepisoden

Mittels Biopsie werden Abstoßungsreaktionen nach internationalem Konsens eingeteilt, der Banff-Klassifikation (> Tab. 19.5). Die Klassifikation beeinflusst auch das therapeutische Vorgehen.

19.4.2 Rejektionen im ersten Jahr nach Transplantation

Je nach Intensität der Induktions- und Erhaltungstherapie treten im ersten Jahr nach Transplantation bei ca. 7–20% der Empfänger akute Abstoßungsreaktionen auf. Bei rascher Diagnostik und Therapie ist eine vollständige Remission wahrscheinlich. Die häufigeren zellulären Rejektionen (Banff 3 und 4.1) werden mit Steroidbolus (z.B. 250–1000 mg /d für 3 d) oder, im Falle schwerwiegender vaskulärer Rejektionen (Banff 4.2), mit Antilymphozytenserum (ATG oder ALG für 5–15 d) behandelt. Bei unzureichender klinischer Besserung ist ggf. eine Rebiopsie zur Frage der Therapieeskalation bzw. -verlängerung indiziert.

Bei akuten antikörpervermittelten Rejektionen (Banff 3) ist eine Therapie mit Plasmaseparation, Rituximab und hoch dosierten Immunglobulinen mit besserer Kontrolle verbunden. Generell ist zu bedenken, dass bei derart intensivierter Immunsuppression auch eine Anpassung der Prophylaxen gegen opportunistische Infektionen erfolgen sollte (> Kap. 19.5.2). Im Anschluss an die Akuttherapie ist die Erhaltungstherapie zu intensivieren, z.B. durch Anstreben höherer Talspiegel der CNI, Dosiserhöhung beim Antimetaoliten oder der Steroiddosis.

Tab. 19.5 Einteilung von Rejektionen nach Banff

Klassifikation	Charakteristika
Klasse 1	Normale Biopsie
Klasse 2	Antikörpervermittelte (humorale) Abstoßungsreaktion
Klasse 3	Grenzwertig für eine zelluläre Abstoßungsreaktion (Borderline)
Klasse 4 • 1 • 2	Zelluläre Abstoßungsreaktion • Beteiligung der Tubuli • Beteiligung der Arterien
Klasse 5	Interstitielle Fibrose u. tubuläre Atrophie (IFTA)
Klasse 6	Andere Veränderungen (keine Rejektion)

19.4.3 Rejektionen später als ein Jahr nach Transplantation

Pathophysiologisch unterscheiden sich Abstoßungsreaktionen > 1 J. nach Transplantation. Dann überwiegen chronische, antikörpervermittelte Rejektionen. Ursächlich ist meist eine schleichende Immunisierung gegen das Transplantat mit Ausbildung von T- und B-Gedächtniszellen und schleichender Antikörperbildung. Hier existieren bislang keine erfolgreichen Therapiekonzepte, auch wenn bei Überwiegen der akuten zellulären Infiltration im Transplantat viele Zentren analog zur akuten Rejektion eine Steroidbolustherapie erwägen. In den bislang wenigen klinischen Studien bei diesem Kollektiv ergab sich kein Nutzen einer Plasmapherse oder Rituximabtherapie.

19.5 Infektionen/Impfungen

19.5.1 Bakterielle Infektionen

Je nach Intensität der Immunsuppression können nach Transplantation typische bakterielle Erkrankungen auftreten, dann oft mit schwerwiegenderem Verlauf, oder atypische Infektionen mit opportunistischen Erregern. > Abb. 19.2 gibt einen orientierenden Überblick über häufige Infektionen nach Transplantation in Abhängigkeit vom Abstand zur Transplantation.

Als relevante und bedrohliche typische Infektionen sind **Pneumonien** anzuführen. Bei der oft praktizierten Therapie mit Makrolidantibiotika ist auf Interaktionen zu achten.

Auch Harnwegsinfektionen, oftmals als **Transplantatpyelonephritis** verlaufend, treten vermehrt auf. Bei Transplantatpyelonephritiden ist die Identifizierung des Erregers und Resistenzspektrums erforderlich, um eine adäquate Therapie durchzuführen. Die Therapiedauer sollte 14–21 d betragen.

19.5.2 Atypische Infektionen/Reaktivierung

Bei allen vorbestehenden Infektionen mit **Viren der Herpesgruppe,** also Herpes-simplex-Virus (HSV), Varizella-Zoster-Viren (VZV),

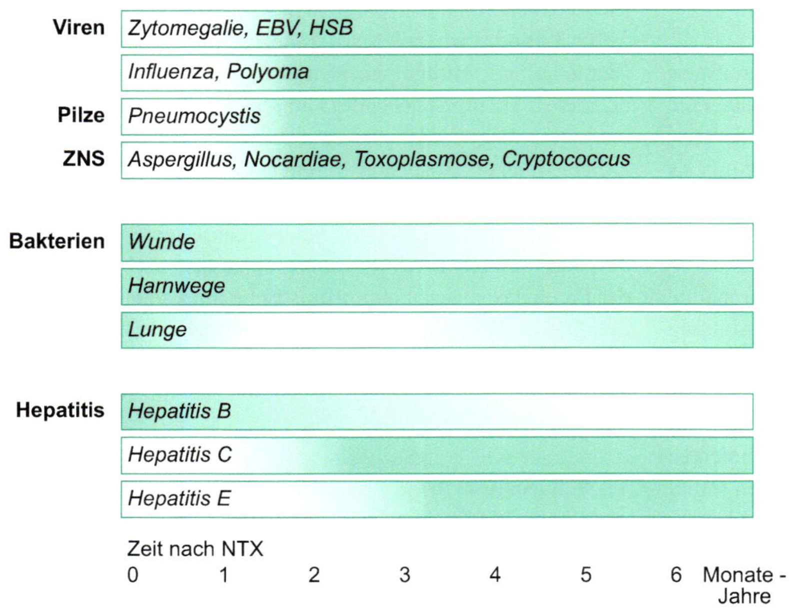

Abb. 19.2 Häufige Infektionserreger nach Abstand zur Transplantation. Zunehmende Grauschattierung zeigt erhöhte Infekthäufigkeit an. [P1011/L231]

Zytomegalievirus (CMV) und Epstein-Barr-Virus (EBV) besteht die Gefahr einer Reaktivierung. Bei CMV und EBV sind durch die Transplantation auch Erstinfektionen möglich, die dann potenziell schwerwiegender verlaufen können. CMV-Reaktivierung wie auch Erstinfektion sind mit Valganciclovir zu behandeln.

Atypische Infektionen sind ebenso durch **Pneumocystis** jirovecii (Pneumonie), **Nocardiae** (Pneumonie, Hirnabszess), **Toxoplasmen** (Hirnabszess) und **Aspergillen** (invasive Aspergillose) möglich.

Standardisiert werden als **Prophylaxen** Cotrimoxazol (2–3 ×/Wo. für mind. 3 Mon.) und Valganciclovir (für 100 d, bei CMV-Erstinfektion für 200 d; Dosisanpassung nach Nierenfunktion) verordnet. Nach ausgeheiklter Tuberkulose ist die prophylaktische Gabe von Isoniazid für 3 Mon. empfohlen.

MERKE
Alle vorbestehenden Infektionen mit Viren der Herpesgruppe (HSV, VZV, CMV, EBV) können unter Immunsuppression reaktivieren.

19.5.3 Impfungen

Die allgemeinen Empfehlungen der STIKO zu Impfungen gelten auch für transplantierte Patienten. Als Besonderheiten sind anzuführen, dass keine Impfungen innerhalb der ersten 3–6 Mon. nach NTX (fehlende Wirksamkeit) erfolgen sollen. Generell ist auch nach diesem Zeitraum die Antikörperentwicklung niedriger, oftmals besteht klinisch dennoch ein Schutz (u.U. durch spezifische T-zelluläre Immunität). Eine VZV-Impfung zur Prophylaxe des Zoster ist ≥ 50. Lj. empfohlen. Hinweise auf eine Auslösung von Abstoßungsreaktionen durch Impfungen liegen nicht vor. Andererseits gehen Influenzainfektionen nach NTX mit vermehrtem Organverlust einher.

Impfungen mit Lebendimpfstoffen (MMR, Gelbfieber) sind nach NTX kontraindiziert und sollten möglichst vor NTX erfolgen.

19.6 Tumorerkrankungen/Vorsorgeuntersuchungen

19.6.1 Tumorerkrankungen mit erhöhter Inzidenz nach Transplantation

Nach Transplantation treten vermehrt Postransplantationslymphome (PTLD), Melanom, Nierenzellkarzinom (RCC), Spinaliome und Basaliome (NMSC) auf. Ursächlich für die z.T. substanziell erhöhten Inzidenzen sind vermehrte Tumorgenese durch Virusreaktivierung (EBV – PTLD), karzinogene Immunsuppressiva (Azathioprin – NMSC), vermehrtes Tumorwachstum durch VEGF (RCC, NMSC – CyA) oder verminderte immunologische Tumorkontrolle als Folge verminderter costimulatorischer Aktivierung von T-Lymphozyten (Melanom, RCC).

Für Karzinome in Mamma, Prostata, Magen oder Kolon sind keine relevant erhöhten Tumorinzidenzen beschrieben.

19.6.2 Vorsorgeuntersuchungen

Zur Tumorvorsorge gelten die allgemeinen, geschlechts- und altersspezifischen Empfehlungen. Ebenso wird die regelmäßige (Selbst-)Inspektion der Haut empfohlen. Da bei ca. 5% der Transplantatempfänger Karzinome in den Eigennieren auftreten, wird oftmals eine regelmäßige Sonographie der Eigennieren durchgeführt. Dieses Vorgehen ist im Stellenwert hinsichtlich Mortalität nicht validiert und technisch durch die schwierige Darstellbarkeit der Eigennieren kompliziert.

19.7 Kardiovaskuläre Erkrankungen

Kardiovaskuläre Erkrankungen sind bei allen Patienten mit eingeschränkter Nierenfunktion gehäuft. Dies gilt auch nach erfolgreicher Nierentransplantation, zumal die erzielte eGFR oftmals < 60 ml/Min. liegt. Als wichtige Therapieziele gelten die Kontrolle des arteriellen Blutdrucks, des Lipidstoffwechsels und einer ggf. bestehenden diabetischen Stoffwechsellage.

19.7.1 Besonderheiten bei Transplantatempfängern

Wenngleich das Vorgehen dem bei nicht transplantierten Patienten entspricht, ist auf einige Besonderheiten hinzuweisen. Zu bedenken sind

- Interaktionen der **Statine** und CNI, bis hin zur Rhabdomyolyse, bevorzugt werden deshalb Fluvastatin und Pravastatin.
- unter dualer Aggregationshemmung **(DAPT),** z.B. nach Stenting, dass OP oder Biopsie nicht möglich sind.
- beim Einsatz direkter Antikoagulanzien **(DOAK)** nach NTX, dass eine Wechselwirkung mit CNI möglich ist. Beim Einsatz von DOAK vor NTX wird zur OP eine Antagonisierung notwendig.
- bei Tacrolimus-induziertem **Diabetes mellitus,** dass der Vorteil eines Wechsels zu Cyclosporin und der daraus resultierenden besseren Stoffwechsellage durch vermehrte Rejektionen aufgehoben wird.

19.8 Lebendnierenspende

19.8.1 Allgemeine Voraussetzungen zur Lebendnierenspende

Dabei sind als **medizinische Voraussetzungen** orientierend eine exzellente Nierenfunktion (eGFR > 80 ml/Min., keine Mikroalbuminurie), die Freiheit von übertragbaren Erkrankungen (Virusinfektion, Tumoren wie z.B. Melanom) und ein minimales Operationsrisiko (keine kardiovaskuläre oder pulmonalen Erkrankungen) und eine adäquat kontrollierte Stoffwechsellage (kein Diabetes mellitus, allenfalls geringe Hypertonie und Hypercholesterinämie) anzuführen. Eine vorbestehende HLA-Immunisierung auf den Spender schließt eine Transplantation meist aus. Zur detaillierten Auflistung der Vorbereitungsuntersuchungen siehe KDIGO (2017). Bei Blutgruppeninkompatibilität ist nur im Fall der Lebendnierenspende eine Transplantation möglich. Nach Vorbehandlung mit Rituximab und Adsorption der gegen das Blutgruppenmerkmal des Spenders gerichteten Isoagglutinine ca. 2 Mon. vor der Transplantation wird in ca. 95% der Fälle eine Transplantation möglich.

Davon abzugrenzen sind die **rechtlichen Voraussetzungen.** Eine Lebendspende ist nur bei enger emotionaler Verbindung von Spender und Empfänger möglich. Diese wird, wie die Freiwilligkeit und Unentgeltlichkeit der Spende, durch eine psycholgische Beurteilung und Befragung durch die Ethikkommission des jeweiligen Transplantationszentrums überprüft.

19.8.2 Potenzielle Risiken einer Lebendnierenspende

Auch ideal voruntersuchte Lebendnierenspender sind im Laufe der Jahre nach Nierenspende nicht frei von **Risiken.** Der GFR-Verlust wird z.T. durch Hyperfiltration kompensiert und liegt bei ca. 75% des Ausgangswerts. Dieser kann aber z.T. < 60 ml/Min. liegen und damit formal einer Niereninsuffizienz im Stadium G3 nach KDIGO entsprechen. Eine fortschreitende Niereninsuffizienz bis hin zur Dialysepflichtigkeit tritt bei ca. 33 von 10.000 Nierenspendern zwar seltenener auf als in der Allgemeinbevölkerung, aber denoch häufiger als in einem Kollektiv mit vergleichbar gesunden Menschen ohne Nierenspende. Eine Abschätzung des individuellen Risiko einer Dialysepflichtigkeit gelingt mittels Onlinekalkulator (www.transplantmodels.com). Mehrere Jahre nach Lebendnierenspende werden vermehrt therapiebedürftige arterielle Hypertonie und damit verbunden ein erhöhtes kardiovaskuläres Risiko beschrieben. Ebenso wurde auch, z.T. mehrere Jahre nach Spende, ein chronisches Fatigue-Syndrom beschrieben.

Essentials für die Hausarztpraxis

- **Transplantation vom Lebendnierenspender** mit Beginn der Dialysepflichtigkeit möglich.
- **Immunsuppressive Therapie** typischerweise als Kombination aus **Calcineurin-Inhibitor, Antimetabolit und Steroid.**
- **Vorsicht vor Medikamenteninteraktionen** mit der Immunsuppression.
- Bei **Verschlechterung der Transplantatfunktion** differenzialdiagnostische Abklärung erforderlich.
- An **atypische/opportunistische Infektionen** denken.

LITERATUR

Berger GN et al.: Infections in the Adult Solid Organ Transplant Recipient. Primary Care of the Solid Organ Transplant Recipient Sep 3 (2020) 153–196.
Jeong HJ: Diagnosis of renal transplant rejection: Banff classification and beyond. Kidney Res Clin Pract Mar 31; 39(1) (2020) 17–31.
Kidney Disease: Improving Global Outcomes (KDIGO) Living Kidney Donor-Work Group: KDIGO Clinical Practice Guideline on the Evaluation and Care of Living Kidney Donors. Transplantation 101(Suppl 8S) (2017) S1–S109
Kidney Disease: Improving Global Outcomes (KDIGO) Transplant Work Group: KDIGO clinical practice guideline for the care of kidney transplant recipients. American Journal of Transplantation 9(Suppl 3) (2009) S1–S157.
The European Renal Best Practice (ERBP) Transplantation guideline development group: Guideline. Nephrology Dialysis Transplantation 28 (Suppl 2) (2013) ii1–ii71.
www.transplantmodels.com.

Nina Kubiak, Isabelle Jordans und Dominik Müller[1]

KAPITEL 20 Chronische Niereninsuffizienz – Psychologische und sozialmedizinische Betreuung von Kindern und Jugendlichen

Kernaussagen

- Zur **Bewältigung der Belastungen** von chronisch nierenkranken Kindern und Jugendlichen und deren Familien ist **eine psychosoziale Versorgung für die gesamte Familie notwendig.** Eine frühzeitige Kontaktvermittlung an eine regionale Selbsthilfegruppe oder an Patientenbegleiter ist für die Patienten, die Geschwister und Eltern häufig eine große Hilfe.
- Bei **Säuglingen und Kleinkindern** führt die Erkrankung zu einer hohen Belastung der gesamten Familie, insbesondere der meist primär versorgenden Person. Auch **Schulkinder und Jugendliche** erleben eine **hohe psychische Belastung** mit der Gefahr sozialer Isolierung.
- Die **Behandlung mit Peritonealdialyse** führt zu geringeren sozialen Beeinträchtigungen, ist aber wegen der hohen Anforderungen an die Mitarbeit der Familien nicht immer möglich.
- Das **entscheidende Therapieziel** ist i.d.R. die **Nierentransplantation**. Jedoch ist bei Jugendlichen die Adhärenz oft problematisch und führt **nicht selten** bis zur **Funktionseinschränkung des Transplantates oder gar zum Transplantatverlust. Wichtig** ist das ausführliche und regelmäßige **Gespräch der Psychologen/Sozialpädagogen mit dem Patienten und den Eltern.**
- Für die psychosoziale **Betreuung** sind neben psychodiagnostischen und psychotherapeutischen Kompetenzen **ausführliche sozialrechtliche Kenntnisse erforderlich**. Dies erfordert die Mitarbeit von Psychologen und Sozialpädagogen.
- Die **Transition in die Erwachsenenmedizin** bringt große Umstellungen für Patienten und deren Familien mit sich, daher muss dieser Übergang strukturiert und geplant ablaufen.
- **Ziel der Re-Integration** von Kindern und Jugendlichen mit chronischer Niereninsuffizienz ist es, eine **gesellschaftliche Teilhabe zu ermöglichen.**

20.1 Vorbemerkungen

Die **chronische Niereninsuffizienz**, die kurz- bzw. langfristig zur Dialysebehandlung führt, bringt für die betroffenen Kinder und Jugendlichen und ihre Familien **zahlreiche krankheits- und altersspezifische Belastungen**.

- Zur Bewältigung der vielfachen Belastungen ist **zwingend eine psychosoziale Versorgung notwendig.**
- **Grad und Ausmaß** der psychosozialen Betreuung hängen vom Lebensalter und den spezifischen Bedürfnissen der Patienten und ihrer Familien ab. **Ziel** ist die weitgehende **schulische, berufliche und sozial-integrierende Rehabilitation**.

20.1.1 Besondere psychologische und soziale Probleme

Säuglinge und Kleinkinder

Bei Säuglingen und Kleinkindern besteht schon in der Phase der chronischen Niereninsuffizienz durch Appetitlosigkeit und Erbrechen eine **Ernährungsstörung mit mangelhaftem Gedeihen**. Eine Versorgung mittels perkutaner Enterogastrostomie (PEG) oder einer Erweiterung in Duodenum (PEG-PJ) ist oft eine hilfreiche Maßnahme zur Applikation von Nahrung und Medikamenten. In diesem Stadium ist eine psychologische Begleitung der Eltern wesentlich für eine erfolgreiche

[1] Autor der Vorauflage: Wolfgang Rascher

Therapie. Ein erster Schritt ist das Erreichen der Akzeptanz der Erkrankung und der erforderlichen Eingriffe insbesondere hinsichtlich der Ernährung mit PEG.

Cave

Nur nach **Schulung und Anleitung der Eltern** ist eine Entlassung in die Häuslichkeit möglich. Ein dauerhafter Kontakt zur psychologischen und sozialen Betreuung (ambulanter und stationärer Sektor) ist unabdingbar.

! Der große pflegerische Aufwand, die hohe Verantwortung der Eltern für die Therapie, aber auch die Ängste der Eltern um die Gesundheit und das Überleben des Kindes führen zu einer **extremen Belastung der Familie, insbesondere der primär versorgenden Person**.

! Dies führt in vielen Fällen zu Schwierigkeiten in der elterlichen Partnerschaft und Benachteiligung der gesunden Geschwister.

! Oft entwickeln sich nierenkranke Kleinkinder langsamer als gesunde Kinder – u.a. infolge von Essstörungen, häufigen Infektionen, geringerer körperlicher Belastbarkeit sowie langen und häufigen Krankenhausaufenthalten.

Schulkinder

Mit Beginn der Dialyse sind **die Hauptgründe für die psychosoziale Belastung** bei Schulkindern die Einschränkung der Freizeit mit relativer sozialer Isolierung, diätetische Restriktionen und die aufwendige medikamentöse Therapie.

- Eine gute konservative Therapie der chronischen Niereninsuffizienz und die medikamentöse Therapie während der Dialysebehandlung haben dazu geführt, dass eine verminderte körperliche Leistungsfähigkeit sowie eine mangelnde körperliche Entwicklung heute eine untergeordnete Rolle spielen.
- Die chronische Niereninsuffizienz führt nicht grundsätzlich zu einer Beeinträchtigung der Intelligenzentwicklung, jedoch ist eine **zusätzliche Förderung der nierenkranken Kinder insbesondere bei objektivem Entwicklungsrückstand** erforderlich. Etwa 30% der Kinder haben zusätzlich neurologische, sensorische, kognitive oder motorische Einschränkungen. Kinder mit chronischer Niereninsuffizienz versäumen häufig bis zu 40% des regulären Unterrichts. Im Durchschnitt benötigen nierenkranke Kinder 1–2 J. länger bis zum Schulabschluss.
- Bestimmte Phänomene des Verhaltens und Erlebens chronisch (nieren-)kranker Kinder können sich zeigen wie z.B. emotionale Störungen bzw. Verhaltensauffälligkeiten (Ängstlichkeit, Depressivität, Hyperaktivität) sowie Störungen im Sozialkontakt mit Gleichaltrigen.

Jugendliche

Bei gesunden Jugendlichen ist der Weg der seelischen Reifung und Lösung vom Elternhaus oft dornenreich. Umso schwerer tut sich hier ein junger Mensch mit einer schweren chronischen Erkrankung und einer restriktiven Behandlung.

- Die Angst der Familien vor Komplikationen und Transplantatverlust führt oft zu einer Überfürsorglichkeit und verstärkter Kontrolle, die die Autonomieentwicklung des Jugendlichen behindern kann. Die soziale und emotionale Entwicklung wird häufig beeinflusst von der Sonderrolle in der Familie.
- Die **Patienten** selbst sind dem **Normendruck gesunder Gleichaltriger** ausgesetzt, wenn sich die terminale Niereninsuffizienz erst im Jugendalter manifestiert. Die routinemäßigen Dialysebehandlungen, drastische diätetische Restriktionen und die aufwendige medikamentöse Therapie machen es schwer, den normalen Alltagspflichten nachzugehen und es zu ertragen, anders zu sein als die anderen. Der **Konformitätsdruck** ist für einige Jugendliche hoch.
- **Jugendliche, die seit früher Kindheit nierenkrank sind,** haben die Probleme des Konformitätsdrucks weitaus weniger. Sie haben sich an ihre besondere Situation bereits angepasst und entwickeln sich in der Pubertät deutlich langsamer.
- Aufgrund eines möglicherweise **geringen Selbstbewusstseins** können die Jugendlichen unsicher im sozialen Kontakt zu Gleichaltrigen sein. Ebenso kann die Entwicklung eines körperlichen Identitätsgefühls beeinträchtigt sein. Aber auch Schulprobleme sind Ausdruck dafür, dass oft eine altersentsprechende Bewältigung der Entwicklung nicht oder nur schwer erreicht wird. Auf der anderen Seite haben nierenkranke Kinder oft auch eine besondere emotionale und soziale Reife, da sie mehr existentielle Erfahrungen machen als gesunde Gleichaltrige.

20.1.2 Psychische Belastung durch medizinische Maßnahmen

Dialysetherapie

ALS FAUSTREGEL GILT

Die **Peritonealdialyse** in Form der **kontinuierlichen ambulanten Peritonealdialyse** (CAPD) bzw. heute als **kontinuierliche Cycler-Peritonealdialyse** (CCPD) ist im Vergleich zur Hämodialyse (HD) **das Verfahren der Wahl für Kinder im 1. Lebensjahrzehnt. Jugendliche entscheiden sich meist für die Hämodialyse.**

- Für das betroffene Kind und seine Familie ergibt sich bei der automatisierten Peritonealdialyse eine größere Unabhängigkeit vom Krankenhaus.

! Durch den **hohen Dialyseaufwand zu Hause** sind hingegen der psychische Stress, die Angst und die Verunsicherung bei Kindern und Eltern häufig genauso groß wie bei der Hämodialysetherapie im Zentrum. Kinder und Jugendliche mit Dialyse sind durch die Erkrankung mehr als Gleichaltrige von den Eltern abhängig.

! Kinder und Jugendliche haben **während der Hämodialyse Anspruch auf einen adäquaten Schulunterricht**. Eine Anpassung der Dialysezeiten an den Stundenplan sollte hinsichtlich der schulischen und sozialen Ziele vorgesehen werden (z.B. Spätdialyse oder Nachtdialyse). Bei Tagdialyse sollte Unterricht angeboten und der Kontakt zu den Stammschulen hergestellt werden.

! Die Behandlung mit Peritonealdialyse führt häufig zu geringeren sozialen Beeinträchtigungen der Patienten und zu einer höheren Lebensqualität der Familie, ist aber wegen der **hohen Anforderungen an die Mitarbeit der Familien** nicht immer praktikabel.

Nierentransplantation

Eine **entscheidende Entlastung** ist eine erfolgreiche Nierentransplantation, da die gravierende Erkrankung zwar nicht beseitigt wird, aber i.d.R. weniger belastend ist. Das tägliche Leben wird einfacher, das Sozialverhalten und die emotionale Anpassung gelingen besser. Neben einer **besseren sozialen Adaptation** verbessert sich das körperliche Wachstum, und die Pubertät verläuft normal. Dietätische Restriktionen entfallen und die Menge an Medikamenten verringert sich signifikant.

Cave

! In dieser **Phase des Selbstständigwerdens** ist die **Non-Adhärenz** ein großes Problem.

Bei Non-Adhärenz hinsichtlich der Einnahme von Immunsuppressiva ist das Risiko für eine akute Transplantatabstoßungsreaktion erhöht. Der Häufigkeitsgipfel für Nierentransplantatverluste liegt im Alter zwischen 19 und 21 J. Werden die Hürden für eine adäquate Adhärenz bei der Medikation frühzeitig identifiziert, können spezifische Interventionen eingeleitet werden. Eine strukturierte, geplante Überleitung in die Betreuung durch einen internistischen Nephrologen (Transition) ist nicht nur bei Dialysebehandlung, sondern auch bei chronischer Niereninsuffizienz und nach Nierentransplantation unerlässlich. Als Modellbeispiele zur Unterstützung der Transition in Deutschland sind z.B. das Endlich-Erwachsen-Programm des Kuratoriums für Dialyse und Nierentransplantation e.V. (KfH) für niereninsuffiziente und nierentransplantierte junge Erwachsene (www.endlich-erwachsen.de/home) sowie das Berliner Transitions-Programm (BTP) zu nennen.

20.2 Psychosoziale Therapie

Die Behandlung der chronischen Niereninsuffizienz von Kindern und Jugendlichen erfordert obligat ein **professionelles psychosoziales Präventions- und Rehabilitationsangebot**. In pädiatrisch-nephrologischen Zentren ist die Mitarbeit von Psychologen und Sozialpädagogen essenziell. **Kernstück** der psychosozialen Behandlung ist das **persönliche Gespräch** zwischen Patienten, Eltern und den psychosozialen Mitarbeitern in ruhiger Atmosphäre. Es erfolgt in enger Absprache mit den behandelnden Ärzten und den Pflegekräften. In der Komplexität der **Anforderung** (Entwicklungs- und Psychodiagnostik, Interventionen) begründet sich eine frühe und kontinuierliche Betreuung.

ALS FAUSTREGEL GILT

Oberstes Ziel der psychosozialen Rehabilitation von Kindern und Jugendlichen mit chronischer Niereninsuffizienz ist es, eine **Teilhabe am gesellschaftlichen Leben zu ermöglichen**. Insbesondere sind im Rahmen der psychosozialen Betreuung neben psychodiagnostischen und psychotherapeutischen Kompetenzen ausführliche sozialrechtliche Kenntnisse erforderlich.

Die Behandlung sollte auf einer detaillierten Diagnostik bzw. Analyse der spezifischen Probleme und auch Ressourcen der betroffenen Kinder und Jugendlichen sowie ihrer Familien basieren.

- So muss in der Betreuung von **Säuglingen und Kleinkindern** i.d.R. eine **Frühförderung durch heilpädagogische, physio- und ergotherapeutische Maßnahmen** ergänzt werden, dies auch durch Organisation einer wohnortnahen kontinuierlichen Behandlung.
- Die meisten chronisch kranken niereninsuffizienten **Schulkinder** können **Regelschulen** besuchen, jedoch muss die Schule auf die Besonderheiten und Probleme der Patienten und die potenziell hohen Versäumnisse des Unterrichts durch krankheitsbedingte Fehlzeiten hingewiesen werden. Für manche Kinder bieten Schulen mit spezifischem Förderschwerpunkt (z. B. für körperliche und motorische Entwicklung, Lernen) bessere Bedingungen. Schul- und Einzelfallhelfer können ebenfalls hilfreich sein.
- Die dauerhafte und zuverlässige **Einhaltung medizinischer Behandlungsaufgaben** ist eine schwierige Aufgabe, die nicht immer von den Familien umgesetzt werden kann. Kinder und Eltern, oft auch die Geschwister benötigen **einen kontinuierlichen Ansprechpartner,** um immer wieder über eine Vielzahl ihrer Sorgen und Gedanken sprechen zu können.
- Ein Schwerpunkt in der psychosozialen Betreuung besteht in der **Beratung von Familien hinsichtlich sozialrechtlicher Belange,** wie z.B.
  - bei finanziellen Hilfen (Schwerbehindertenausweis, Pflegegeld, Kostenerstattungen durch die Krankenkassen),
  - bei familienentlastenden Hilfen (Pflegedienst, sozialmedizinische Nachsorge, Verhinderungspflege, Einzelfallhilfe oder sozialpädagogische Familienhilfe durch das Jugendamt),
  - bei der Gewährung von schulischen Fördermaßnahmen bzw. Nachteilsausgleichen oder
  - bei besonderen Hilfen (z.B. Wohnraumbeschaffung, um eine Heimdialyse zu ermöglichen).
- Bei **emotionalen Störungen oder Verhaltensauffälligkeiten** der Patienten wird eine kinderpsychotherapeutische bzw. kinderpsychiatrische Versorgung vermittelt.
- Zur Unterstützung der betroffenen Familien untereinander bestehen deutschlandweit **Elternvereine** in den jeweiligen

Nierenzentren. Angeboten werden außerdem Maßnahmen zur Erholung wie z.B. Gruppen- und Ferienfreizeiten für Familien mit nierenkranken Kindern und Jugendlichen sowie eine spezifische stationäre Rehabilitation bspw. im Rehabilitationszentrum Ederhof in Österreich für Kinder, Jugendliche und Familien vor und nach Organtransplantation.

- Da zunehmend nierenkranke Kinder und Jugendliche aus **Familien mit Fluchthintergrund** sowie **unbegleitete minderjährige Flüchtlinge** in deutschen Zentren behandelt werden, ist der Einsatz von geschulten medizinischen Dolmetschern lohnenswert, um sprachliche bzw. kulturelle Barrieren sowie fehlendes Wissen über das deutsche Gesundheitssystem zu überwinden und ggf. den Versicherungsstatus zu klären.
- Die **Familie steht im Fokus** der psychosozialen Behandlung, um eine psychische Überlastung der Familien zu vermeiden und damit auch das Risiko zu senken, dass aus Überforderung medizinisch dringend notwendige Therapieaufgaben nicht erfüllt werden (z.B. bei Heimdialyse). Nur so können langwierige Folgebehandlungen abgewendet werden.

MERKE

Die **psychosoziale Behandlung** ist ein **aktives und präventives Angebot.** Der Erfolg ist ganz wesentlich abhängig von der Einbindung von Psychologen, Diätassistenten, Sozialarbeitern und Pädagogen in das medizinische Behandlungsteam. Wichtig ist das aktive Zugehen auf die Familien, da nicht alle Eltern und Patienten das Angebot von psychosozialer Unterstützung von sich aus in Anspruch nehmen.

Essentials für die Hausarztpraxis

- Neben der **medizinischen Behandlung** ist eine **altersgerechte umfassende psychosoziale Betreuung der Patienten und der Familien** unerlässlich und trägt entscheidend zum Therapieerfolg bei.
- Die **psychosoziale Betreuung** wird meist nur in **spezialisierten Zentren** vorgehalten.

LITERATUR

Brandl EJ, Schreiter S, Schouler-Ocak M: Are trained medical interpreters worth the cost? A review of the current literature on cost and cost-effectiveness. Journal of immigrant and minority health 22 (2020) 175–181.

Foster BJ: Heightened graft failure risk during emerging adulthood and transition to adult care. Pediatr Nephrol 30 (2015) 567–576.

Freedman AL: The broader burden of end-stage renal disease on children and their families. Kidney Int 70 (2006) 1893–1894.

Goldstein SL, Gerson AC Furth S: Health-related quality of life for children with chronic kidney disease. Adv Chronic Kidney Disn 14 (2007) 364–369.

Heath J, Mackinlay D, Watson AR et al.: Self-reported quality of life in children and young people with chronic kidney disease. Pediatr Nephrol 26 (2011) 767–773.

Hirte I, Müller D: Chronische Niereninsuffizienz. In: Lohaus A, Heinrichs N (Hrsg.), Chronische Erkrankungen im Kindes- und Jugendalter. Weinheim, Basel: Beltz (2013.) 103–118.

Hysing M, Elgen I, Gillberg C et al.: Chronic physical illness and mental health in children. Results from a large-scale population study. Journal of child psychology and psychiatry 48(8) (2007) 785–792.

McKenna AM, Keating LE, Vigneux A et al.: Quality of life in children with chronic kidney disease – patient and caregiver assessments. Nephrol Dial Transplant 21 (2006) 1899–1905.

Müther S, Odkhafer M, Siegmund B: Transitionsmedizin - strukturelle Lösungsansätze. Internist 59 (2018) 1128–1132.

Park KS, Hwang YJ, Cho MH et al.: Quality of life in children with end-stage renal disease based on a PEdsQL ESRD module. Pediatr Nephrol 27 (2012) 2293–2300.

Reichwald-Klugger E. Psychosoziale Begleitung von chronisch nierenkranken Kindern und Jugendlichen. Nieren- und Hochdruckkrankheiten 7 (2011) 281–290.

Reichwald-Klugger E, Rosenkranz J, Bethe D: Lebenszufriedenheit erwachsener Patienten bei seit dem Kindesalter bestehender chronischer Niereninsuffizienz. Nieren- und Hochdruckkrankheiten 30 (2001) 101–103.

Rianthavorn P, Ettenger RB: Medication non-adherence in the adolescent renal transplant recipient: a clinician's viewpoint. Pediatr Transplant 9 (2005) 398–407.

Rosenkranz J, Reichwald-Klugger E: Psychosoziale Rehabilitation chronisch nierenkranker Kinder und Jugendlicher in Deutschland. Monatszeitschrift für Kinder 30 (2000) 2002–2003.

Rosenkranz J et al.: Cognitive development in children with chronic renal disease. Vortrag auf dem 14. Congress of the International Pediatric Nephrology Association, Budapest (2007).

Tsai TC, Liu SI, Tsai JD, Chou LH: Psychosocial effects on caregivers for children on chronic peritoneal dialysis. Kidney Int 70 (2006) 1983–1987.

Watson AR: Problems and pitfalls of transition from paediatric to adult renal care. Pediatr Nephrol 20 (2005) 113–117.

Wiedebusch S, Konrad M, Foppe H et al.: Health-related quality of life, psychosocial strains and coping in parents of children with chronic renal failure. Pediatr Nephrol 25 (2010) 1477–1485.

Wightman A: Caregiver burden in pediatric dialysis. Pediat Nephrol 35 (2020) 1575–1583.

Varnell Jr CD, Rich KL, Zhang B et al.: Predicting acute rejection in children, adolescents and young adults with a kidney transplant by assessing barriers to taking medication. Pediatric Nephrol 36 (2021) 2453–2461.

Register